妇科超声检查
要点与技巧

Gynaecological
Ultrasound Scanning
Tips and Tricks

主　编　Kanna Jayaprakasan
　　　　Lukasz Polanski
　　　　Kamal Ojha

主　译　黄　瑛

副主译　王鑫璐

译　者（以姓氏汉语拼音为序）

董　梦	中国医科大学附属盛京医院	史婧文	中国医科大学附属盛京医院
黄　瑛	中国医科大学附属盛京医院	王　博	中国医科大学附属盛京医院
景文达	中国医科大学附属盛京医院	王鑫璐	中国医科大学附属盛京医院
林忠英	中国医科大学附属盛京医院	张　浩	中国医科大学附属盛京医院
刘　艳	大连市妇女儿童医疗中心（集团）	朱天彤	中国医科大学附属盛京医院

人民卫生出版社
·北京·

版权所有，侵权必究！

图书在版编目（CIP）数据

妇科超声检查要点与技巧/（英）康纳·贾亚普拉卡萨（Kanna Jayaprakasan），（英）卢卡斯·波兰斯基（Lukasz Polanski），（英）卡莫尔·欧嘉（Kamal Ojha）主编；黄瑛主译. —北京：人民卫生出版社，2023.5

ISBN 978-7-117-34737-2

Ⅰ.①妇…　Ⅱ.①康…②卢…③卡…④黄…　Ⅲ.①妇科病-超声波诊断　Ⅳ.①R711.04

中国国家版本馆 CIP 数据核字（2023）第 066686 号

人卫智网	www.ipmph.com	医学教育、学术、考试、健康，购书智慧智能综合服务平台
人卫官网	www.pmph.com	人卫官方资讯发布平台

图字：01-2021-0530 号

妇科超声检查要点与技巧
Fuke Chaosheng Jiancha Yaodian yu Jiqiao

主　　译：黄　瑛
出版发行：人民卫生出版社（中继线 010-59780011）
地　　址：北京市朝阳区潘家园南里 19 号
邮　　编：100021
E - mail：pmph @ pmph. com
购书热线：010-59787592　010-59787584　010-65264830
印　　刷：北京汇林印务有限公司
经　　销：新华书店
开　　本：787×1092　1/16　　印张：14.5
字　　数：334 千字
版　　次：2023 年 5 月第 1 版
印　　次：2023 年 5 月第 1 次印刷
标准书号：ISBN 978-7-117-34737-2
定　　价：139.00 元

打击盗版举报电话：010-59787491　E - mail：WQ @ pmph. com
质量问题联系电话：010-59787234　E - mail：zhiliang @ pmph. com
数字融合服务电话：4001118166　E - mail：zengzhi @ pmph. com

编者名单

Miriam Baumgarten
Department of Obstetrics and Gynaecology, Cambridge University Hospitals NHS Foundation Trust, Cambridge, UK

Rafael Bernabeu Pérez
Instituto Bernabeu, Centre for Assisted Reproduction and Gynaecology, Alicante, Spain

Walter C. Borges
Department of Obstetrics and Gynecology, Ribeirão Preto Medical School, University of São Paulo, Ribeirão Preto, Brazil

Victor P. Campos
Department of Obstetrics and Gynecology, Ribeirão Preto Medical School, University of São Paulo, Ribeirão Preto, Brazil

Mamata Deenadayal
Mamata Fertility Hospital, Infertility Institute and Research Centre, Hyderabad, India

Aarti Deenadayal Tolani
Mamata Fertility Hospital, Infertility Institute and Research Centre, Hyderabad, India

Tarek Elshamy
Department of Maternity & Gynaecology, Royal Derby Hospital, Derby, UK

Tom Holland
Department of Obstetrics and Gynaecology, Guy's and St Thomas' NHS Foundation Trust, London, UK

Uchechukwu N. Ijeneme
Department of Maternity & Gynaecology, Royal Derby Hospital, Derby, UK

Kanna Jayaprakasan
Derby Fertility Unit, Department of Maternity & Gynaecology, Royal Derby Hospital, Derby and University of Nottingham, Nottingham, UK

Anita Jeyaraj
Department of Obstetrics and Gynaecology, St George's University Hospital, London, UK

Ligita Jokubkiene
Department of Obstetrics and Gynaecology, Skane University Hospital, Lund University, Malmo, Sweden

Shilpa Kolhe
Department of Maternity & Gynaecology, Royal Derby Hospital, Derby, UK

Tin-Chiu Li
Assisted Reproductive Technology Unit, Department of Obstetrics & Gynaecology, Prince of Wales Hospital, The Chinese University of Hong Kong, Hong Kong

Wellington P. Martins
Department of Obstetrics and Gynecology, Ribeirão Preto Medical School, University of São Paulo, Ribeirão Preto, Brazil
SEMEAR Fertilidade, Reproductive Medicine, Ribeirão Preto, Brazil

Belén Moliner Renau
Instituto Bernabeu, Centre for Assisted Reproduction and Gynaecology, Alicante, Spain

Chaitanya Nagori
Dr. Nagori's Institute for Infertility and IVF, Ahmedabad, India

Kamal Ojha
Department of Obstetrics and Gynaecology, St George's University Hospital, London, UK

Sonal Panchal
Dr. Nagori's Institute for Infertility and IVF, Ahmedabad, India

Lukasz Polanski
Assisted Conception Unit, Guy's Hospital, Great Maze Pond, London, UK

Shama Puri
Department of Radiology, Royal Derby Hospital, Derby, UK

Sheila Radhakrishnan
Department of Gynaecology, Royal Free London NHS Foundation Trust, London, UK

Sotirios H. Saravelos
IVF Unit, Hammersmith Hospital, Imperial College, London, UK

Francisco Sellers López
Instituto Bernabeu, Centre for Assisted Reproduction and Gynaecology, Alicante, Spain

Thierry Van den Bosch
Department of Obstetrics and Gynaecology, University Hospitals Leuven, Leuven, Belgium

中文版序

通读此书,作为一名工作多年的超声医学工作者,仍然从中获益良多。本书包含大量的图像,可以帮助读者熟悉正常解剖结构和常见妇科疾病,此外尚有如下的一些特点,特向读者推荐。

(1) 全面:本书内容系统、广泛,涵盖了妇科基本操作原则、仪器设备的调节、超声报告的书写规范和常见及复杂妇科疾病等各方面内容。从基础到临床,从图像到机制,结合丰富的实践经验,教初学者如何优化图像质量,如何能在具有挑战性的妇科超声检查中为临床提供最有用的信息。

(2) 实用:无论是原著作者还是本书的译者们,均是妇科超声领域的权威临床专家或一线技术骨干,熟悉妇科超声的操作及诊断,使得本书更加贴近临床实际,适用于初学者、超声科医师、生殖医学从业者及任何水平的妇科医师。

(3) 新颖:本书对近年来妇科超声领域的新进展和新技术均有介绍,采用了"要点与技巧"的新颖方法进行讲述,并重点突出其临床应用效果,同时文中的总结部分和基于疾病的病例展示也为评估病情和病变提供了有价值的参考。

希望开卷有益,为进一步加大妇科超声的人才培养,提升妇科超声扫查技术及诊断水平贡献作者的绵薄之力。

任卫东

中国医科大学附属盛京医院

2023 年 5 月

目录

第1章 了解你的机器和扫查环境

Kamal Ojha

本章是为了向那些刚开始学习超声扫查,尤其是学习经阴道超声扫查的学员解释妇科超声检查的基本准则。这些准则也有益于那些想要提高自身扫查技能的超声医师。在这一章中,我们首先将重点放在超声机本身,然后是扫查技术,无论你是初学者还是为了提高自身扫查能力者都将从中受益。第3章将重点放在棘手的或困难的临床实际情况上。

妇科扫查(盆腔扫查)应采用系统的扫查方法。可以先纵向扫查,再横向扫查。根据解剖位置应首先扫查子宫,然后扫查两侧卵巢和附件。学员们(尤其是那些处于培训初始阶段的学员)可能会在开始检查时被首先发现的卵巢大囊肿吸引而忘记扫查其他盆腔结构,而且这种情况并不少见。系统的扫查方法将避免出现这种不必要的遗漏。

妇科检查的超声设备

仪器和键盘

无论是初学者还是有经验的操作者,在使用一台新的超声机之前,都应充分了解你的机器。打开现代超声机有点像打开笔记本电脑或计算机,而比较陈旧的超声机,开/关按键在机器一侧。超声机通常基于 Windows® 环境,开机后可能需要一到两分钟才能启动。利用这个时间,你可以仔细观察超声机的键盘和屏幕。超声机的键盘可能会让初学者望而却步,建议在开始扫查之前先识别几个重要的按钮(图 1.1A),例如:①冻结,用来捕获所需图像;②频率;③测量和设置按钮(允许进行额外的测量);④灰度/增益;⑤深度;⑥焦点;⑦左/右和上/下屏幕显示按钮;⑧保存和打印选项;⑨多普勒和3D

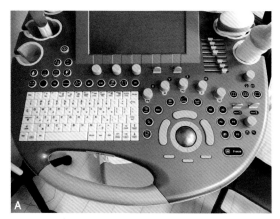
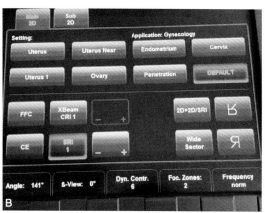

图 1.1　A.具有触摸屏的超声机键盘。B.触摸屏提供不同器官设置的选项。频率、角度、聚焦区、上/下和右/左扫查模式都是对初学者有用的基本功能。触摸屏是动态的,可以在检查过程中更改合适的设置

1

扫查功能。

　　一些超声机既有键盘也有触摸屏（图1.1B 和图 1.2）。这些触摸屏都是动态的，显示屏能进一步显示每个功能选项。例如，在轻触屏幕时，频率将显示三个选项：常规模式、高分辨率模式和穿透模式。穿透模式是一种较低频率的设置，可以让我们看到更深层次的结构，如大的肌瘤。高频通常有利于观察更微小的结构，但只有设计为变频的探头才能选择适当的频率。因此，了解每个功能的潜在选项可以确保设备的充分利用。已经掌握了基本扫查技能的人可能想更加熟悉键盘上的多普勒和 3D 扫查功能。可以请一位熟练的操作者或工程师来演示这些功能的使用。有些超声机允许保存个人常用的设置，尤其是在同一台机器有多个使用

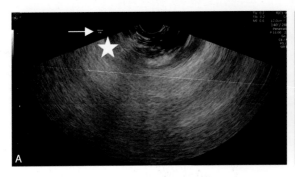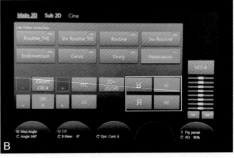

图 1.2（A 和 B）　A 显示屏幕左侧的标记（箭头），指示扫查方向的相应标记处于非活动状态（B 上的矩形）。这是首选的扫查方式，本书中的大多数图像都是以这种方式显示的。★ 表示膀胱所处的方位

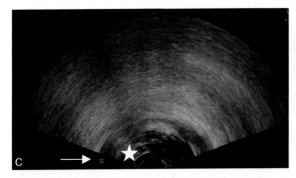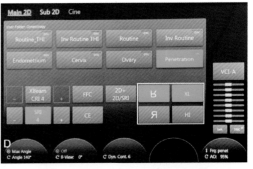

图 1.2（C 和 D）　激活其中一个按钮（D 中白框内的绿色高亮显示的部分）将屏幕上显示的图像翻转 180°。请注意屏幕左下角的标记（C 中的箭头）

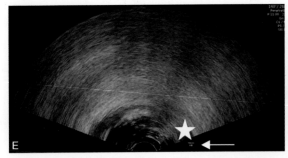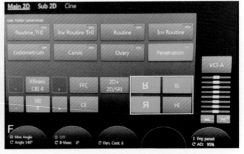

图 1.2（E 和 F）　活两个标记（框内的绿色）会将图像翻转 180°，且左右方向对调。注意屏幕上的标记（E 中的箭头）

者的情况下,这样可以根据自己的习惯选择预设好的设置。超声机也有特定器官的设置,例如在妇科模式里有子宫、子宫内膜和卵巢的设置,产科模式也有类似的选项,检查开始前有这些设置能够节省时间。所有超声机的软件都提供箭头或光标,在向患者解释屏幕上的扫查结果时这些箭头或光标非常有用。轨迹球类似于电脑的鼠标,移动轨迹球可以移动光标和测量点。

超声检查技术和步骤

应该了解超声检查时探头的移动方向。纵向扫查时,探头需要从左向右移动或从右向左移动;横向扫查时,探头需要上下移动。确保探头移动时被扫查的器官始终保持在视野的中央,否则扫查未结束时器官已偏离屏幕。探头需要从被扫查器官的一端移到另一端,并要超出被扫查器官结构的范围直到结构在屏幕上完全消失。横向扫查时也要重复此过程,避免漏诊子宫畸形和子宫浆膜下肌瘤。

想象一下您的手掌和伸直的手指是超声探头,拇指用来指示方向。当拇指朝上时,探头保持纵向扫查,而当拇指指向患者的右侧时,则为横向扫查(图1.3和图1.4)。将探头放置于被检查结构的表面或放入阴道内,移动手腕来带动探头从右向左或从左向右移动,直到您在纵切面/矢状面上将被检查结构扫查完全。横向扫查时,手腕带动探头上下移动。请注意,探头的任何轴向移动(旋转)都会使被检查结构真实轴线的确认变得困难,这是那些正在学习扫查的人常犯的错误(扫描胎儿长骨时例外,因为探头的轴向旋转可以帮助识别骨骼的实际长度)。

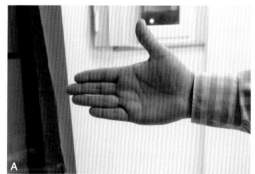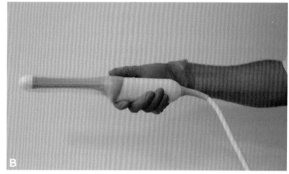

图1.3 A.拇指向上的手掌代表探头的纵轴方向,通过腕关节的运动使探头侧向移动。B.正确持握探头,拇指朝上,获得纵切面图像

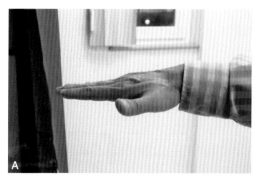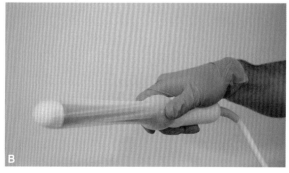

图1.4 A.拇指指向患者右侧,手掌进行垂直方向上下移动是横向扫查。B.正确持握探头,拇指朝向患者的右侧,获得横切面图像

总之，在进行扫查时，探头与组织保持良好的接触才能获得高质量的图像，探头应该缓慢移动，以便对被扫描的结构进行全面彻底的检查。不熟悉检查结构的解剖，探头与被检查结构接触不良和探头的偏移，是大多数初学者难以获得高质量图像的主要原因。

经阴道超声探头和扫查

超声机开机后，下一步就是识别连接在机器上的探头。在键盘或者面板上，有探头选择的标志，展示可供使用的探头。几乎所有的超声机都配备可用于妇科扫查的 2D 经阴道探头和 2D 腹部探头。3D 探头需要单独配置，而且外形上要更加庞大，尤其是 3D 腹部探头。当更换探头时，要按冻结键激活探头。如果选择经阴道探头，屏幕上会呈现一个半圆形的图像。这个半圆形是经阴道超声探头扫查所见图像的范围，角度可达 180°（扫查角度）并可进行调节。探头的广角可以同时观察感兴趣结构及其周围的组织，而小角度可以聚焦特定的区域。这在评估移动目标时尤其重要，尤其是孕早期胎儿的心跳，因为广角的屏幕帧频低［以赫兹（Hz）为单位，在屏幕上显示］。缩小角度能够提高帧频，可以更好地识别胎儿心跳。腹部探头表面呈弧形，超声屏幕上图像的上缘呈小曲率的弧形。因此，仅通过查看屏幕就可以识别正在使用哪个探头，并且可以适当地切换探头。

持握探头

正确持握探头的第一步是识别探头手柄上的凹槽或凹陷。经阴道超声扫查时，拇指应放在探头的凹陷或凹槽上（图 1.5）。扫查时正确持握探头是重要的一步。拇指朝上时是对扫查结构进行纵切成像（图 1.3），拇指朝向患者右侧时是对扫查结构进行横切成像（图 1.4）。拇指朝向患者左侧或下方的扫查方式可能会弄错结构的位置（图

1.6）。接下来的重要步骤是在屏幕上找准图像的顶部和底部以及左右两侧。屏幕上的图像有标识（也可能是超声机所属公司的徽标）帮助指示方向，横切扫查时标识的位置代表右侧，纵切扫查时标识的位置代表头侧（图 1.7）。通过键盘上的相应按钮，可以翻转或倒置此标记（图 1.2）。所有正在学习扫查的人都必须要记住：扫查过程中要遵循一定原则。每一次进行扫查时都应适当调整键盘上的翻转按钮和左右按钮，确保标记都处于相同的位置。为保持一致性，本章中的所有描述均是将标记设置于屏幕的左上方（图 1.2A）。无论初始设置是什么，在开始扫查之前都需要进行相应的更改。

在屏幕上，图像的右侧和顶部对应患者（而不是操作人员）的右侧和顶部。记住这一点可以避免搞错方向和位置（右侧/左侧卵巢囊肿或腹部扫查中的臀位/头位）。可以用下面的方法来验证：手握探头呈纵向扫查姿势（拇指向上，如图 1.3 所示），在探头插入阴道之前将少量耦合剂放在探头顶部一侧，屏幕上能显示有耦合剂的部分；耦合剂位于探头上方则显示在屏幕的左侧（图 1.5）。超声纵向扫查器官时出现在屏幕左侧的部分，经腹部扫查表示的是器官的头侧，经阴道扫查表示的是器官的前方；反之，出现在屏幕右侧的，经腹部扫查表示的是器官的尾侧，经阴道扫查表示的是器官的后方。例如，前倾位子宫纵向扫查时，子宫底在屏幕左侧显示，子宫颈在屏幕的右侧显示；而后倾位子宫则相反，子宫颈显示在屏幕的左侧，子宫底显示在屏幕的右侧（图 1.7）。

在超声物理学方面，超声换能器含有压电晶体，它既能发射超声波，又能接收超声波。换能器发射声波进入被扫查组织，发生反射后返回到换能器，被压电晶体接收。接收到这些声波信号后，超声波被转换成电信号，通过电缆光纤传输到机器，机器内的软件将这些输入信号转换成图像显示在屏幕

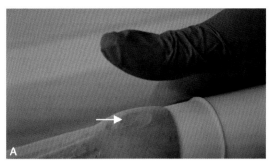

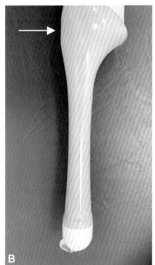

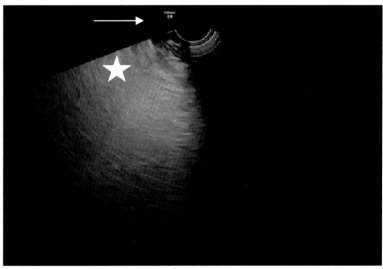

图 1.5 A. 拇指应放在经阴道超声探头的凹槽(箭头)上。B. 将超声耦合剂涂到凹槽侧换能器表面(箭头)时,屏幕上对应图像在左侧标记处显示。这是首选的扫查方式,本书中的大多数图像都是以这种方式显示的。★表示膀胱所处的方位

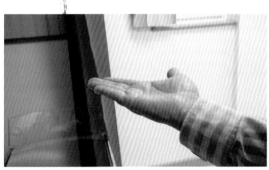

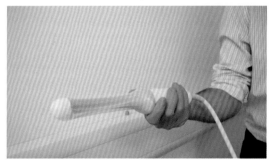

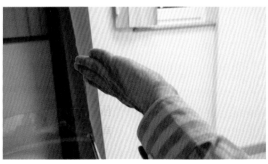

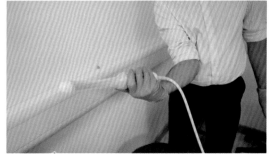

图 1.6 在经阴道扫查时,不能采用拇指朝向左侧或者下方的姿势

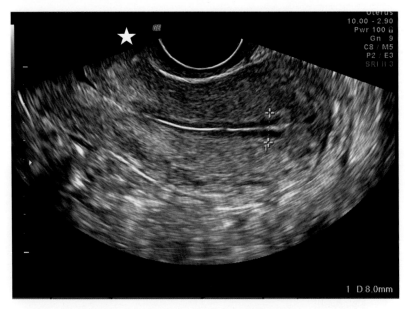

图 1.7　后倾子宫:经阴道扫查,标记(★)位于屏幕左侧。纵向扫查时,
子宫颈显示在屏幕的左侧,子宫底显示在屏幕的右侧

上。声波的反射和穿透程度随结构密度的不同而不同。软组织允许超声波穿透结构并向远处传播,只反射回一小部分。而像骨骼等更致密的结构,不允许超声波穿透,将声波全部反射或散射,因此在后方产生声影。羊水或尿液允许超声波自由传播,分别作为孕早期胎儿扫查和妇科经腹扫查子宫、卵巢的透声窗。经阴道检查不需要充盈膀胱,反而建议排空膀胱。经阴道扫查时膀胱充盈会导致患者不适,并可能使子宫移位导致无法清晰观察子宫内膜或子宫底。

　　在扫查过程中连续发射超声波,随着探头的移动产生多个组织图像,被接收并显示在屏幕上,从而使我们能够实时观察 2D 图像。扫查时了解这一原则非常重要。因此,扫查时缓慢移动探头,给予机器发射和接收超声波的时间,每一幅图像都代表被扫查器官的一个切面。缓慢移动探头还使操作人员有时间查看和理解这些图像。快速移动探头除了会给患者带来疼痛和不适以外,还会使探头无法向被扫查器官发射声波及接收反射声波。快速移动探头会增

加接收图像的速度,导致难以及时解析图像,或者导致遗漏微小的病灶。慢速扫查组织有两个好处:一是可以动作轻柔地检查患者(当扫查结构敏感难以看清时,患者也会允许你进行详细检查);二是有时间正确解读屏幕上显示的图像。当检查移动的结构或使用实时 2D 扫描时,例如移动的胎儿或胎儿心脏,观察血流、肠管运动或对比显像时,探头需要保持静止并朝向移动的结构。

扫查原则

纵切图像

　　盆腔系统扫查时,应先进行纵向扫查再进行横向扫查。探头套的内部和外部都涂有超声耦合剂。探头套内面涂耦合剂是获得良好超声图像所必需的,因为这样能使超声波从换能器不间断地传输到组织。若没有耦合剂,气泡会使图像质量变差或者导致根本没有图像。探头外面的耦合剂使探头放入更容易,尤其是患者觉得检查不舒服的时候。如上所述握住阴道探头,拇指放在凹

槽处并朝上,将探头插入阴道。当探头刚过阴道口时,就应该开始看屏幕,而不是盲目地向前推送(这类似于内镜手术,屏幕上识别解剖标志有助于指导探头的继续放入)。此时尿道(前面)和肠道(后面)等重要的解剖标志可以清晰显示(图1.8)。同样,可以

看见气体线,这是前后阴道壁及其中间的气体所形成的。有时也可以看到膀胱。探头沿着气体线方向继续深入就可以看到子宫颈(图1.8和图1.9)。这时显示的是子宫颈的长度。如果子宫前倾,你的手向下使探头的顶端向上指向子宫体。后倾位子宫的情况

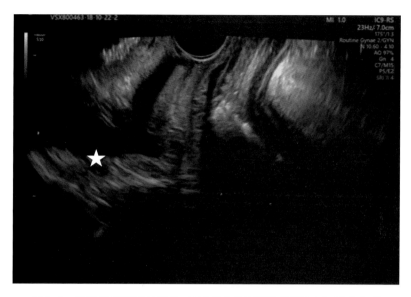

图1.8 探头置于阴道口图像,显示前方为尿道和膀胱(★),后方为直肠,中间为阴道。阴道走行方向是探头进入的方向,最终探头在子宫膀胱交界处下方接触到子宫颈

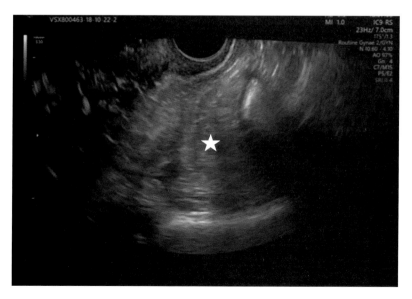

图1.9 探头错误地置于远离子宫颈的阴道后穹窿,直肠子宫陷凹处有肠管显示(★)。此时最好撤出探头,当探头达到阴道口后重新放入探头并寻找正文中描述的解剖标志

正好相反,即前臂向上使探头的顶端向下指向子宫体。如果不采用系统的扫查方法,可能会忽略子宫颈或膀胱子宫陷凹等标志物,探头直接超出子宫颈指向直肠子宫陷凹,此时图像显示的是肠道而不是子宫(图 1.9)。遇到这种情况,最好将探头从阴道内撤回,再重新放入开始扫查。扫查任何器官时,探头与该器官良好的接触才能保证获得高质量的图像。相反,探头与组织接触不良会导致图像模糊。良好的接触和广角能帮助获得高质量的子宫图像。一旦在纵切面上确定了子宫中线,探头向两侧移动完成对子宫的纵向扫查。

按所述方式(拇指向上)纵向扫查可以识别子宫前倾或后倾,而横向扫查可识别病变是在右侧还是左侧。横向扫查有助于记录肌瘤位置。

横切图像

识别卵巢主要通过横向扫查。对于初学者来说,寻找卵巢可能非常困难。但是在大多数情况下,遵循一些基本步骤都能将卵巢找到。完成纵向扫查后,探头与子宫保持良好接触,在子宫底下方旋转探头,拇指指向患者的右侧。此时开始横向扫查。先完成子宫底到子宫颈的横向扫查。此步骤可以记录肌瘤的位置和识别子宫畸形的类型(如纵隔子宫或双角子宫)。

寻找卵巢的第一个标志是从子宫底开始,在子宫底可以看到输卵管间质部(图 1.11)。在同一平面朝向右侧附件移动探头应该至少能看到部分卵巢;多数情况下,在此基础上缓慢地上下移动探头即可看到整个卵巢。第二个有用的定位标志是盆壁上的髂血管,通过血管搏动和丰富的彩色多普勒信号很容易识别它们。通常卵巢位于卵巢窝(髂总血管分为髂外血管和髂内血管的分叉处的下内侧)。有时卵巢可能被肠管包围,用探头轻微挤压可将肠管移走,便于观察卵巢。保持探头稳定,能够看到肠管蠕动,而卵巢和源自卵巢的结构则保持静止。这有助于鉴别肠管和卵巢,尤其是鉴别像皮样囊肿那样混合回声的卵巢肿块。左手按压患者腹部,右手持探头在阴道右穹隆位置,这种双合诊操作有助于推开肠管,更容易定位卵巢。一旦确定了卵巢,就将图像放大,并缓慢地上下移动探头完成对卵巢的全面检查。检查左侧卵巢时重复此过程。在检查对侧卵巢时,按照上述方法从子宫底下方的位置开始扫查,将探头沿同一平面指向左侧附件。探头还是相同的方向,拇指朝向患者的右侧。只有这样才能正确区别是哪一侧卵巢(或卵巢内的病灶)。保存图像时标记左、右侧卵巢,以便于未来回顾图像。将探头移向左侧附件时,探头仍保持在同一水平(或平面),减轻施加在探头上的压力,这样可以避免引起患者的不适。通常双侧卵巢处于同一水平,因此,在识别出一侧卵巢后,识别另一侧也较容易。

关于子宫系统扫查的更多信息,请参见第 14 章。

腹部探头与超声图像

一个重要的提示:在开始扫查之前,在腹部探头上涂抹耦合剂并移动它,这有助于在纵向扫查时区分头侧和尾侧,在横向扫查时区分右侧和左侧。这个原则同样适用于经阴道扫查。充盈的膀胱为声波的传播提供了液体透声窗,为观察膀胱后方的结构提供了良好的视野(图 1.12)。纵切面上膀胱呈三角形,其顶点在屏幕的右侧,而在横切面上膀胱的形状几乎呈矩形。腹部探头应与腹壁完全贴合。探头与腹壁不贴合会产生黑影。将探头轻压腹壁可以避免探头与腹壁不贴合,改善图像质量。开始检查时探头垂直放置在耻骨联合上方的腹部中线处。除非子宫明显增大,否则子宫一般位于盆腔内,探头应朝向尾侧。保持中线作为轴平面,不要移动探头,而是将探头向左右两侧倾斜。这样扫查的范围足以包含子宫和附件在内的整个盆腔,偶尔需要横向放置探头。探头很少需要从轴平面移开,除非观察的结构很大或者位于非常靠边的位置。经腹部扫查时,应该遵循与经阴道扫查相同的系统扫查方法。在产科,腹部纵向扫查可以确定胎头的位置以排除臀位,并定位胎盘位置以排除前置胎盘。腹部横向扫查时,旋转探头使拇指指向患者的右侧。

工效学

一旦在实时扫查中获得了理想的图像,"冻结"并捕捉图像。这里简要介绍超声扫查的工效学方面内容。大多数操作人员都必须技术娴熟,能用双手操作。重要的是要靠近机器,这样身体不用向机器倾斜,左手就能使用键盘,并尽量减少持握探头的右手的移动。这将减少背部和肩部肌肉的紧张程度,并确保感兴趣的图像不会丢失。大多数操作人员喜欢坐着,所以一定要调整机器的高度、患者床的高度及操作者椅子的高度,操作者检查时应使用带轮子和高度可调的椅子。至于扫查时坐的位置,一些操作人员喜欢坐在患者一侧靠近机器的位置,或者当患者半截石位躺着时,坐在患者两腿之间的位置(图 1.13)。一旦获得图像并进行测量,确保右手放松,从而缓解手臂和肩部肌肉的紧张。如上所述,调整床和机器之间的距离,适当调整床的高度,放松右手,这样有助于减少工作带来的伤病(特别是在患者较多的单位)。对于工作强度大的操作人员,与超声有关的常见损伤包括背部、颈部和前臂的肌肉骨骼损伤。机器的首选位置在操作人员左侧,而患者在右侧。

测量和计算

冻结按钮可帮助捕获最佳图像,然后完成测量。通常有两种类型的测量键。一种是从 A 到 B 简单的距离测量,另一种是器官特有的测量,例如测量卵巢或子宫的尺寸。如需获得卵巢囊肿或卵巢的体积,测量三个方向径线后仪器自动得到其面积或体积。可以测量三条径线大小,包括长度(纵切面的最大长径)、厚度(纵切面的最大前后径)和宽度(横切面的横径)(图 1.14),机器根据三条径线的值自动计算体积。同样,在进行孕早期扫查时需要确定孕周,大多数超声机都配备相应的软件,进入预先设定的测量模式,测量头臀长(crown-rump length,CRL)大小(测量光标放在头顶和臀部),仪器将其与内置的胎儿生长曲线进行比较,然后可以确定胎龄。这将在接下来的章节中更详细地描述。

深度

建议调整视野深度,以确保感兴趣的器官占据屏幕的大部分。调整视野深度可以通过机器控制面板上相应的开关或旋钮来完成。调整视野深度是确保获得高质量图像和详细评估器官细节的重要步骤。应先使用较大的深度观察周围结构,然后减小深度以重点观察感兴趣的器官。深度太浅会导致对组织或器官评估的不完整而漏诊(图 1.15)。放大功能也能起到类似的作用,可以放大整个图像或选定的局部进行详细评估(图 1.12),这在孕早期测量颈部透明层厚度时最常用。

焦点

适当调节控制面板上按钮可以调整焦点的深度,便于得到最佳分辨率。通常情况下,焦点深度用屏幕边上的一个三角形表示(图 1.10)。一般最多可以有三个焦点,不能通过调整焦点的位置来提高整体图像分辨率。为了获得最佳图像效果,焦点应该放在感兴趣区域或略低于感兴趣区域水平。

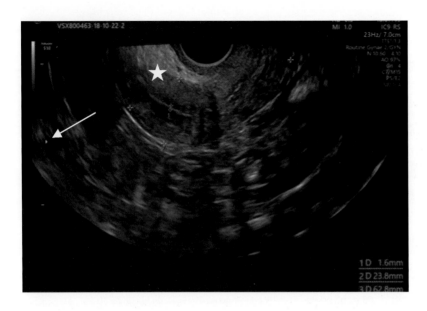

图 1.10　图中显示一位绝经后妇女的前倾子宫。探头置于膀胱子宫陷凹（★）下方并紧邻子宫颈。子宫已经萎缩、内膜变薄。焦点在屏幕左侧中间位置（箭头）

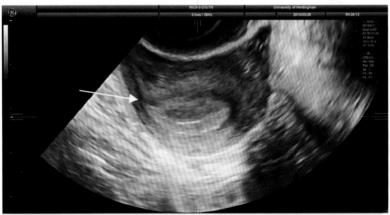

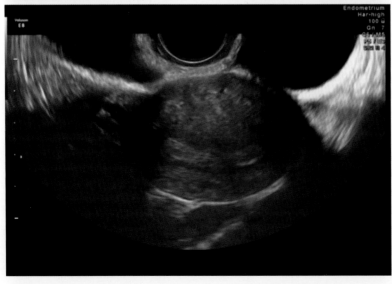

图 1.11　输卵管间质部（箭头）离开子宫内膜复合体（上图）。可沿着子宫动脉侧向分支起始部水平向外（图中是向患者的右侧）寻找和定位右侧卵巢

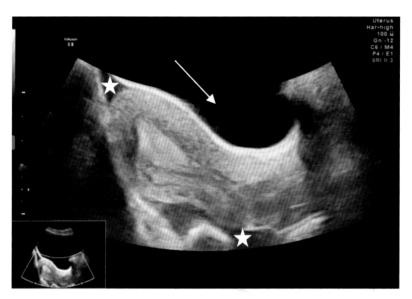

图 1.12　前倾子宫的经腹图像。E8 标记在屏幕的左侧(子宫底也在左侧)。充盈的膀胱(箭头)有利于显示子宫内膜的详细情况。直肠子宫陷凹和子宫底上方发现了一些游离液体(★)。这张图片是左下角那张更大的图局部放大所得。放大功能可以得到此种类型的放大图像

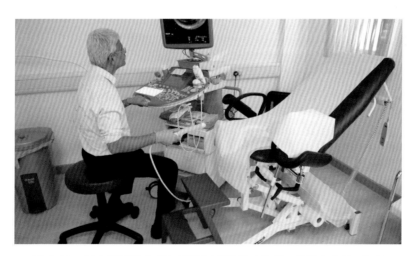

图 1.13　图中所示检查者与机器和床的相对位置。机器在左边,患者的床在右边。调整床、机器和椅子的高度,以避免不必要的劳累

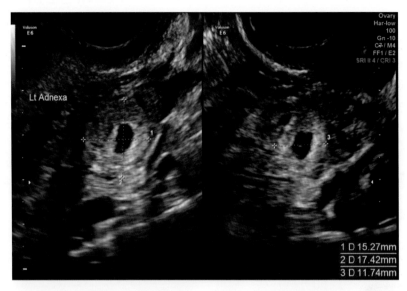

图 1.14　左侧输卵管妊娠的测量。测量在三个正交平面中进行，三条径线测量依次从 1 到 3 编号

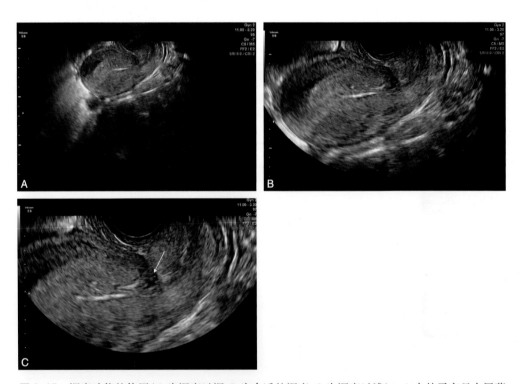

图 1.15　深度功能的使用（A 为深度过深，B 为合适的深度，C 为深度过浅）。A 中的子宫只占屏幕空间的一小部分，因此很难评估细节。然而，此时可以评估周围的结构以及子宫与这些结构的关系。C 中深度定得太表浅，导致一部分子宫底图像未显示。这可能导致遗漏子宫底病变（如子宫底肌瘤）。B 中声波聚焦于子宫，此时深度选择最为恰当，可作为标准图像范例。箭头表示剖宫产留下的瘢痕

灰阶

调整灰度能改变图像的显示效果。大多数超声图像为浅灰色，或深灰色。每个人都有自己喜欢的特定灰度级。可以通过旋转 2D 旋钮来调节整幅图像的灰度（图 1.16），或者调节控制面板上的滑钮（时间深度增益滑钮）改变屏幕局部的灰度（图

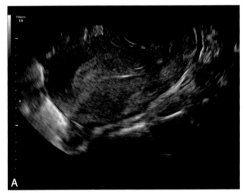

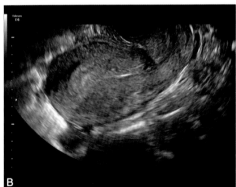

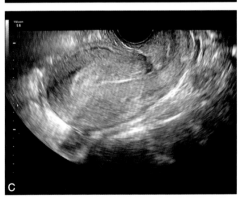

图 1.16　不同的增益设置以及屏幕上子宫图像的相应亮度/暗度（A 为低增益，B 为中等增益，C 为高增益）。过度明亮的增益设置（C）会导致子宫内膜与肌层交界处显示不清晰

1.17）。图像看起来是暗的还是亮的，这是个人选择的问题。然而，一般情况下，较暗的图像可以增加扫查时不同结构间的对比度。当使用对比剂进行输卵管通畅性检查，即子宫输卵管超声造影（hystero-contrast sono-salpingography，HyCoSy）时，稍微暗一点的背景图像可以提供更多的信息。3D 扫查时调整增益也非常有用。在获得 3D 容积图像后，可以进行一定的更改。3D 能量多普勒扫查也可以更改，而且多普勒对增益的变化更敏感。

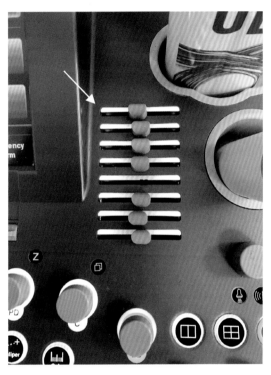

图 1.17　屏幕局部增益调整可以通过滑动控制面板上的滑钮（箭头）控制。图像总体增益是通过旋转 2D 旋钮来控制增加或减少的

频率

探头的频率是换能器每秒发出的振动次数，用赫兹（Hz）表示。有三种预设的频率模式：常规模式、穿透模式和高分辨率模式。一般来说，经阴道超声探头的频率（5~8MHz 甚至 11MHz，分辨率更高）高于腹部探头，经阴道探头可以观察到更微小的结构，而且探头和组织更接近。"穿透模式"设置为换能

器发射较低的频率,适用于器官体积较大、患者肥胖或多发肌瘤导致子宫增大的情况。低频超声波具有传播更远的能力,但其图像分辨率低。"高分辨率模式"设置为换能器发射较高的频率,适用于观察距离换能器表面比较近的结构,并且图像分辨率高,距离换能器表面比较远的结构则显示不清。"常规模式"介于两者之间,用于常规妇科扫查。

其他有用的设置

彩色多普勒、能量多普勒和 M 型模式都是利用超声波的多普勒效应,对器官的血流量和血管阻力进行详细研究。这一点将在后续章节中进一步阐述。

如果有 3D/4D 模式,它配备在专门的经阴道和腹部探头上,这种探头比相应的标准 2D 探头要大得多。启动 3D 扫描时,探头内的移动式压电传感器阵列按照预定角度扫描,发射和接收超声数据。纵切面和横切面同时扫描,超声软件将冠状面(三维)重建并显示为静态图像。4D 扫描利用 3D 原理,但它是实时的,允许实时观察(移动的)3D 结构。进行 3D 扫查时,最重要的就是在 3D 数据采集过程中保持探头静止。检查者和患者同时保持静止,因为运动伪影可能会严重扭曲图像。关于 3D 超声在妇科的应用将在第 5 章介绍。

扫描时需要注意的另一个重要方面是保存重建的图像。这对于将来回顾分析病例或出具报告都非常有用。在开始扫查之前,在软件中输入和核对正确的患者详细信息,以便于后续跟踪和识别图像,然后可以将图像保存在机器上或传输到在线报告系统。建议以数字化方式保存图像,如果患者愿意,可以提供一份打印副本给他们。如果没有数字化存储图像的设备,这些图像需要打印并存储在患者的纸质记录中。用于打印和保存图像的按钮在超声机上有所不同,通常是分开的或可定制的。

一旦你掌握了操作超声机的基本技能,

你就可以开始扫查了。你可能还需要了解其他方面,但上述内容会让你有一个良好的开端。

感染控制

为了最大限度地减少经探头传播感染原的风险,应遵循基本的感染控制原则,包括洗手和戴手套。在两个病例之间,超声探头应用消毒湿巾擦拭,或使用适合在超声机上使用的消毒喷雾消毒(如 Tristel Duo)。在消毒之前,建议先将探头表面的耦合剂擦拭干净。消毒剂应直接涂抹在探头上,必须确保覆盖整个探头表面,可以用纸巾擦干或风干。

Tristel Duo ULT 具有 30 秒内杀灭孢子菌、分枝杆菌、病毒、真菌和细菌的作用。二氧化氯已经在世界权威实验室进行了检测,证明其能够抑制超声检查中令人担忧的微生物,例如:

- 卡氏棘阿米巴
- 多瘤病毒 SV40[人乳头瘤病毒(HPV)替代者]
- 白念珠菌
- 阴道加德纳菌
- 淋病奈瑟球菌
- 腺病毒
- 金黄色葡萄球菌
- 无乳链球菌
- 人类免疫缺陷病毒
- 乙型肝炎病毒
- 丙型肝炎病毒
- 单纯疱疹病毒

手术室和胚胎移植室的超声探头

如果明显受到污染,探头将按上述方法进行清洗和风干。用含有安全无毒消毒剂的手巾擦拭超声探头。

采购超声设备

购买超声机时,需要牢记以下要点:

①超声机的主要用途是什么？②什么专业的人来使用这台超声机？

　　除非有购买的需要以及具备使用 3D 软件的专业知识，否则不应购买 3D 超声机。大多数现代的"基础"超声机非常适合孕早期和妇科急诊室的日常工作。购买时还要考虑成本问题。

要点与技巧

- 在第一次扫查之前了解您的超声机。对设备的不熟悉会给操作者和患者带来不必要的焦虑。
- 设置您的设备以获得最高质量的图像。
- 制定自己的扫查方式，并始终遵循它。这使得扫查系统化，不会遗漏任何一步。
- 首先确定自己的方位：把手指放在探头上，将实际结构与图像联系起来。
- 经阴道扫查：始终以拇指（和相应的凹槽）朝上开始扫查。经腹部扫查：始终以凹槽朝向患者的头部方向开始扫查。
- 经阴道超声扫查动作要轻柔，移动幅度要小。
- 扫查任何器官（如子宫、卵巢）时，一定要扇形扫查整个器官，保证其在纵切和横切图像上从无到有，再到无。

- 扫查时要注意使操作者自身感到舒适。当图像冻结并进行测量时，请放松。这样能最大限度地降低劳损的风险。
- 调整深度，使感兴趣的区域占据屏幕的大部分；也可以使用放大功能来实现这一点。
- 为了获得最佳分辨率，焦点放置在感兴趣区域或略低于感兴趣区域水平。
- 根据扫查对象调整频率：对于离探头很近的组织，使用高频模式；对于离探头较远的组织，使用低频模式。
- 多普勒检查有助于将血管与其他迂曲管状结构区分开。
- 始终坚持控制感染原则：在两次扫查之间清洁探头和您的手。

（林忠英　译　王鑫璐　校）

参考书目

1. Abramowicz JS, Evans DH, Fowlkes BJ, Maršal K, terHaar G. Guidelines for cleaning transvaginal ultrasound transducers between patients on behalf of the WFUMB Safety Committee. *Ultrasound* 2017;**43**:1076-9.

2. Society and College of Radiographers and British Medical Ultrasound Society, *BMUS Guidelines for Professional Ultrasound Practice*, Revision 2, December 2017.

第2章

女性盆腔超声评价基准

Lukasz Polanski   Kanna Jayaprakasan

引言

超声是最常规的医学检查之一,其结果是临床决策的主要依据。由于盆腔器官相对接近腹部表面,而且可以通过阴道途径进行扫查,每个妇科医师的医疗室里都应该开展妇科超声检查。像妇科其他检查一样,要注意保护超声检查过程中的私密性,应向患者解释以减轻患者的焦虑并获得知情同意。在进行检查时,应该让患者感到安全和舒适,这涉及检查室的设备、有无陪护人以及检查室的安全性。在这一章中,我们将讨论超声评估正常女性盆腔的准则。

扫查指征

像每一项检查一样,超声检查需要明确的临床目的。临时检查常能偶然发现临床上无关紧要的病变,这会增加患者的焦虑,导致不必要的干预。而有人认为这样的发现可以挽救生命,因为它可以及早发现潜伏的恶变病灶(如卵巢癌)。只要医疗系统能够支持这一做法,可以每年进行一次妇科超声检查。

在英国,绝大多数妇科超声检查是因为患者有妇科症状或手术指征才进行。因此,有明确临床指征才进行超声检查。这种方法允许以症状为重点进行扫查。然而在扫查时,超声医师不能只关注与症状相关的问题,还必须对盆腔器官进行彻底完整的评估。

在大多数情况下,应采用经腹部和经阴道超声联合检查。有些病例中肿块过大或肿块位置过高超出盆腔范围,单纯经阴道超声检查容易遗漏。

经阴道扫查前的准备

经阴道超声检查应在有陪护人的安全环境中并征得女患者同意后进行。应核实患者对乳胶是否过敏,据此选择使用有乳胶或无乳胶的探头套。采取适当的控制感染措施并用消毒湿巾清洁探头。在探头套上涂抹适量的超声耦合剂后,应在探头套的外表面涂抹一些水基润滑剂。适量的润滑剂有利于超声波的传导,并在信号到达组织之前将信号损失降至最低。探头放置在阴道口时开始观察屏幕,以确定阴道的方向(图2.1)。探头应该沿着阴道插入直至阴道穹窿,这样可以更平稳、无痛。探头顶端在检查之初应放在前穹窿。如果在检查开始时不能做到这一点,应该将探头回撤几厘米,上扬探头,重新插入,直至阴道穹窿。每次扫查时都要系统地观察如连于膀胱底的尿道、前穹窿、子宫颈和子宫颈管等标志物,这有助于扫查顺利、准确地进行。

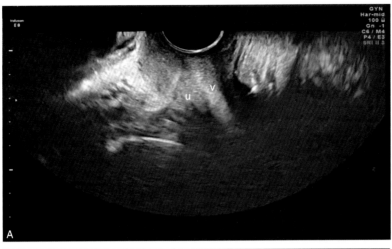

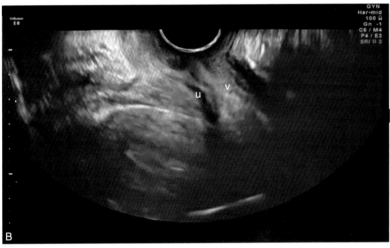

图 2.1　探头放置于阴道口（A），显示阴道（v）伴线状阴道气体线回声。尿道（u）显示为线状声影。探头向阴道（B）进一步插入，直至在前穹隆处与子宫颈相邻

子宫

探头一进入阴道前穹隆，就可看到子宫颈。将探头做小角度旋转和移动，便能看到子宫颈管，以此判断出子宫矢状面的位置。超声探头与组织要始终保持良好的接触。子宫需位于屏幕中央。应放大图像以降低噪声，如位于直肠子宫陷凹的肠管和脂肪组织，并优化图像以进行分析和描述（图 2.2）。

子宫测量应包括子宫颈长度和子宫体的三维测量。子宫颈肌层表现为肌性均匀等回声。子宫颈管正常腺体为高回声，并随着月经周期变化而变化。在增生期，子宫颈管内可以看到低回声的水状黏液。未生育女性的子宫总长度约为 7cm，多产妇的子宫长度可增加为 9cm 以上。在同样的女性群体中，未育女性和多产妇子宫颈长度分别约为（2.9±0.5）cm 和（3.7±0.6）cm[1]（图 2.3）。

子宫前壁和后壁的径线及回声均相似。彩色多普勒显示从子宫肌层到子宫内膜血管是均匀分布的（图 2.4）。施加适度的压力可以显示滑动征，并可以识别明显的盆腔粘连。

当观察子宫内膜腔时，子宫应占据屏幕的约三分之二。子宫内膜厚度应在内膜腔的上三分之一和下三分之二相交处或最厚处测量。测量图标应置于内膜的边缘且垂直于子宫长轴（图 2.5）。完成测量后，应对子宫内膜类型进行评估。子宫内膜的类型

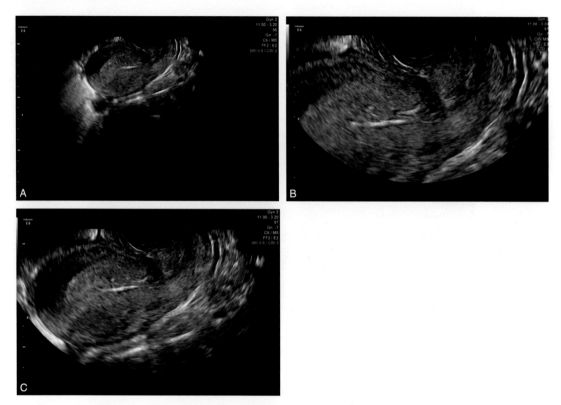

图 2.2　图像优化。A. 子宫占据屏幕的三分之一，此时难以观察细节。B. 图像过大，部分子宫底未显示，因此无法评估整个子宫。C. 最佳图像显示，子宫占据屏幕的大部分，而且可以看到直肠子宫陷凹

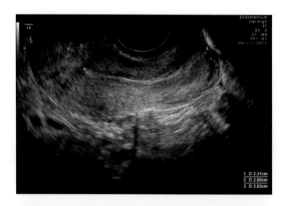

图 2.3　子宫矢状面显示子宫颈、子宫内膜腔和子宫底的测量。注意子宫底肌层的不规则外观，伴有线状条纹（阴影），可能提示子宫腺肌瘤改变

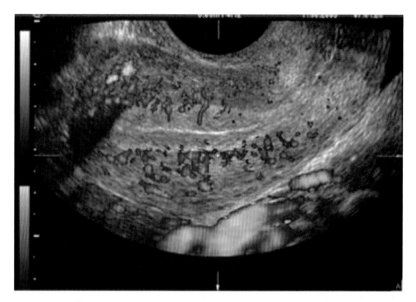

图 2.4　多普勒信号显示子宫的血管分布

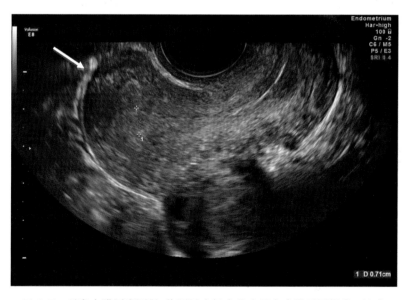

图 2.5　子宫内膜厚度测量:将测量光标定位在子宫内膜最厚部分。注意内膜-肌层交界处不规则,伴肌层混合回声(箭头),提示子宫腺肌病。有一个大的后壁子宫浆膜下肌瘤

对应相应的月经周期,辅助生殖过程中子宫内膜类型为评估子宫内膜容受性提供重要信息。

在月经期,子宫内膜薄(<5mm)且回声比肌层高,代表基底层(图2.6)。子宫腔内可见血液和脱落的子宫内膜。密切、静态地观察子宫腔可见到子宫内膜活动性收缩以及内容物的运动,这有助于排出内容物。使用能量多普勒可以区分月经内容物与子宫腔病变。当子宫腔存在肌瘤或息肉时,病变内可检出多普勒信号,而月经脱落物内没有血管显示(图2.7)。

月经停止后,子宫内膜逐渐增厚,回声逐渐变成等回声(与子宫肌层相比)。大约在月经周期的第8天(28天周期),子宫内膜前叶和后叶间出现一条细的高回声线。随着时间推移,高回声线变得越来越明显。子宫内膜基底层和中线的回声是高回声,加上低回声功能层,使排卵期子宫内膜呈三线征(图2.6C)[2]。排卵后不久孕酮水平升高引起子宫内膜分泌期改变。 与细胞内糖原储

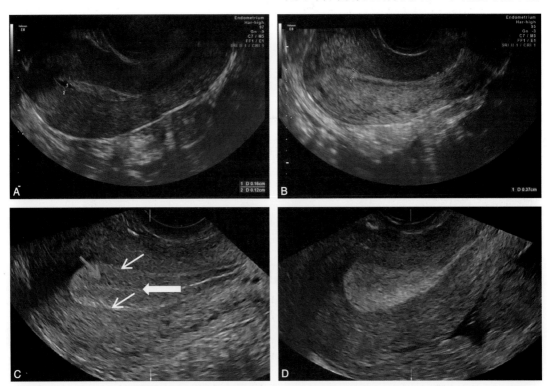

图2.6　月经周期不同阶段子宫内膜的声像图表现。A.月经期内膜:条带状高回声内膜,内含有细胞碎片形成的混合回声和可能为经血的无回声(黑色)液体。B.卵泡早期的子宫内膜呈条状等回声。C.排卵期子宫内膜呈三线征:小箭头为高回声基底层,红色箭头为功能层,大箭头为两层子宫内膜表面间的界面。D.黄体期子宫内膜呈高回声

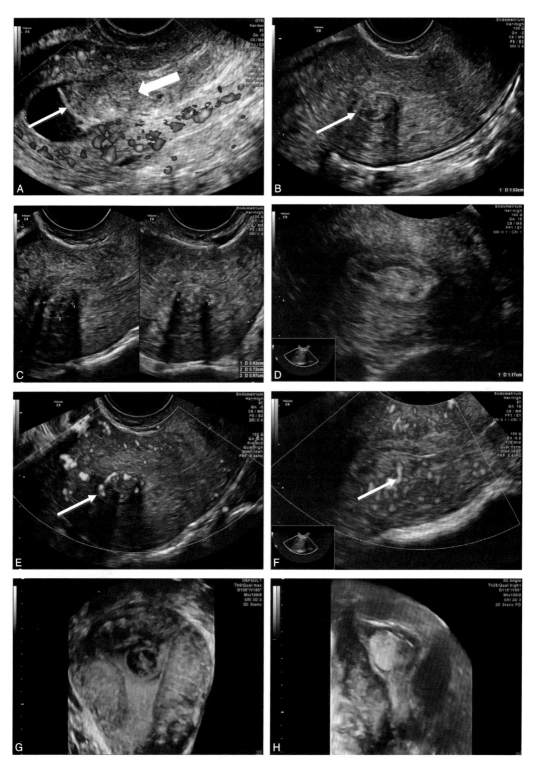

图 2.7　子宫内膜获得性和先天性病变。A. 流产时的血块及受孕产物,子宫腔内可见液平面(细箭头),子宫腔及子宫颈管内可见没有血流信号的内容物(大箭头)。B、C. 子宫的矢状面和横切面显示子宫腔内有小的 0 型肌瘤(箭头),注意肌瘤的异质结构和由致密组织引起的声影。D. 子宫内膜小息肉。图中可见回声均匀的团块并导致中线回声变形,团块没有声影。E. 小型 0 型肌瘤(箭头),周围有血流信号。F. 子宫内膜息肉,可见来自后壁的滋养血管(箭头)。G、H. 子宫内膜冠状面 3D 图像,0 型肌瘤(G)和息肉(H)。应注意这些病变的回声差异

存增加有关的变化导致子宫内膜从外侧向内侧中线逐渐变为高回声[3-4]。在月经周期的第19天左右,完成高回声的蜕膜改变。未受孕情况下孕酮的撤退会导致螺旋动脉暂时性痉挛和扩张以及雌激素依赖性基质细胞凋亡[5]。在月经周期第26~27天,超声检查有时能看到高回声子宫内膜内混有低回声不规则团块。

在整个月经周期中,子宫内膜下的血管形态保持不变,均匀分布在子宫前壁和后壁。辅助生殖技术(assisted reproduc-tive technology,ART)后子宫内膜内可检出多普勒信号,这是预测妊娠成功的良好指征,而彩色多普勒未检出子宫内膜血流则可能与流产或未孕有关[6-7]。3D能量多普勒观察整个月经周期内膜血管变化表明,排卵前血流灌注逐渐增加,在着床的窗口期阻力达到最低点,随后多普勒信号阻力升高[8]。还可以进行子宫动脉多普勒评估,以评估血管床的阻力,并预测受孕的可能性以及可能的妊娠并发症(图2.8)。

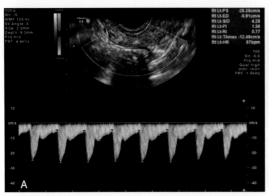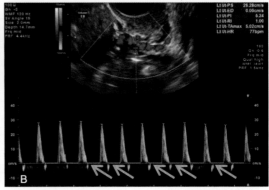

图2.8 子宫动脉多普勒速度测量。A.正常低阻力子宫动脉血流频谱形态。B.高阻力子宫动脉血流,舒张期血流消失和反向(箭头)

为了获得脉冲波多普勒最佳血流参数,应将超声探头放置在阴道穹窿。应显示子宫颈内口并将声束对准宫旁组织。激活彩色多普勒识别子宫动脉搏动的上升支。调整脉冲波多普勒取样框,使其正好位于子宫动脉管腔内(通常为2mm),声束与子宫动脉长轴角度不超过30°[9]。为了准确测量血流参数而不受其他血管的干扰,应至少包含两个完整心动周期[10]。第11章介绍了血管指数对妊娠结局预测的价值。

输卵管和卵巢

经阴道扫查过程中,识别卵巢可能是最具挑战性的一步。这与卵巢的相对活动性、大小和周围肠管的干扰有关。在肥胖患者中,过多的脂肪组织可能会妨碍一侧或双侧卵巢的识别。卵巢的评估应包括经腹部扫查和经阴道扫查。由于患者可能会提前憋尿,妇科超声检查应先经腹扫查评估。

经腹扫查先确认膀胱,子宫则位于膀胱的后方。在矢状面,探头应与左右髂窝水平呈一定角度。如果能看见卵巢,卵巢会位于膀胱边缘。评估应包括卵巢大小,是否存在病变以及卵巢整体外观(图2.9)。

随后进行经阴道超声检查评估。完成子宫评估后,应在横切面上确定子宫底。输卵管间质部位于该区域(子宫"肩部")(图2.10)。非增强超声扫查通常看不到正常的输卵管,但可以看到扩张的输卵管[11]。筛查完子宫相邻的区域后,为了识别卵巢,应将探头沿着输卵管卵巢蒂和远离子宫朝向盆壁的宫旁血管侧向移动(图2.11)。卵巢通

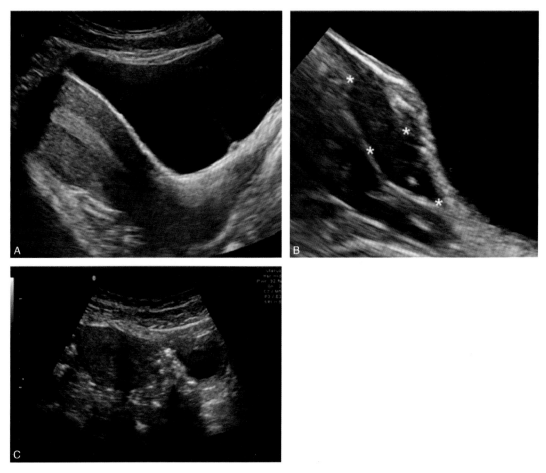

图 2.9　经腹部超声评估女性盆腔。矢状面显示子宫(A)。然后探头向髂窝侧向倾斜(不是滑动)以观察卵巢(B)。膀胱空虚(C),同时还显示子宫横切面和左侧卵巢的一个卵泡

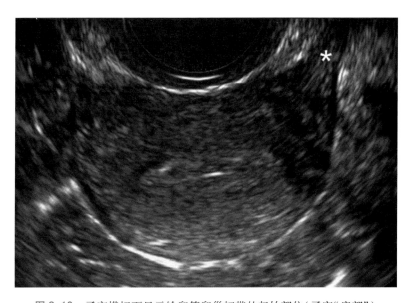

图 2.10　子宫横切面显示输卵管卵巢韧带的起始部位(子宫"肩部")

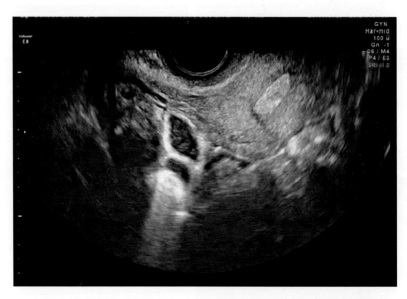

图 2.11　探头向侧方移动追踪输卵管卵巢蒂和宫旁血管以识别卵巢

常位于髂血管内侧的卵巢窝内（图 2.12）。有时卵巢也会位于其他位置，因此使用多普勒追踪卵巢血管和宫旁血管有助于定位卵巢。

当对盆腔侧壁进行了全面评估仍然不能识别出卵巢时，则应检查直肠子宫陷凹以及子宫底下后方区域。有严重的子宫内膜异位症或盆腔粘连时，卵巢可能会被固定在这些位置，而不在其正常的解剖位置。如果依然无法找到卵巢，应一只手按压腹壁以进行"双合诊"检查。向经阴道探头施加压力，使阴道壁和腹壁更接近。这可将肠管和脂肪组织推挤开，使卵巢显示出来并对其进行评估。对侧应重复这些步骤。在有些患者，即使遵循了这些原则，可能依然无法看到卵巢。如果存在囊肿或恶性肿瘤的可能，可重复超声扫查或磁共振成像（magnetic resonance imaging，MRI）扫描进行随访。

确定卵巢后，完整评估应包括大小（三个正交平面）（图 2.13），卵巢体积（设备允许，具备 3D 功能的情况下）（图 2.14），活动度（相对于相邻组织），窦卵泡的外观和数量［生育力检查设置中窦卵泡计数（antral follicle count，AFC）］以及卵巢病变

的特征。也可评估卵巢基质血管的血流特性，但目前这只是一个研究工具，没有证明其对临床有益。卵巢肿块及评估的详细信息见第 8 章。

正常卵巢长约 4cm，宽约 2cm，厚约 8mm[12]。卵巢的体积取决于所处的生殖阶段，30 岁以下女性的卵巢体积大约为（6.6±0.2）cm³，绝经后卵巢体积小于（2.6±0.01）cm³[13]。探头轻微加压，卵巢相对于盆腔结构能够滑动（滑动征阳性）。根据雄激素过多和多囊卵巢综合征（Androgen Excess and Polycystic Ovary Syndrome，AE-PCOS）学会最近的报告，描述多囊卵巢形态的临界值应为：每个卵巢 ≥25 个 2～10mm 的卵泡（用 8MHz 探头，经阴道扫查）；卵巢体积应大于 10cm³[14]。正常卵巢储备的卵泡数量的下限参考范围是 5 个，判断最佳 ART 结局时，用截断值 10 个卵泡作为预测治疗结局是否良好的标准[15]。卵泡均匀分布在整个卵巢，且大小不同，这表明卵泡发育正常。典型的多囊卵巢（polycystic ovary，PCO）表现为多个大小相似的卵泡沿卵巢周边分布（图 2.15）。与正常卵巢一样皮质与髓质回声相似[16]。

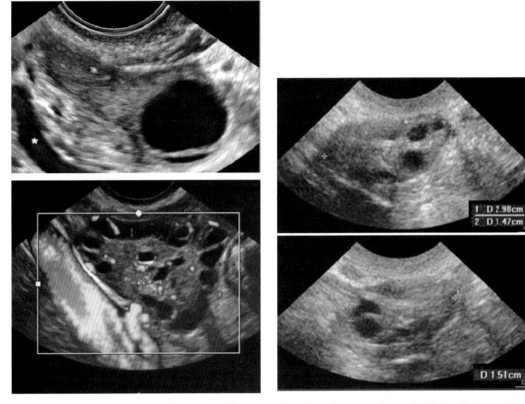

图 2.12　卵巢位于髂血管的内侧（灰阶图像和多普勒图像）

图 2.13　在三个正交切面测量（矢状面测量长径和前后径，横切面测量横径）以计算卵巢体积

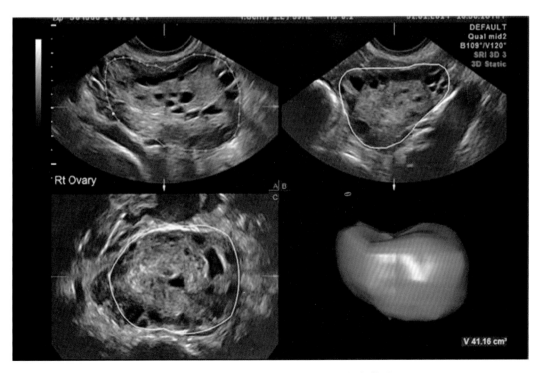

图 2.14　使用 3D 超声（VOCAL 软件）进行卵巢测量

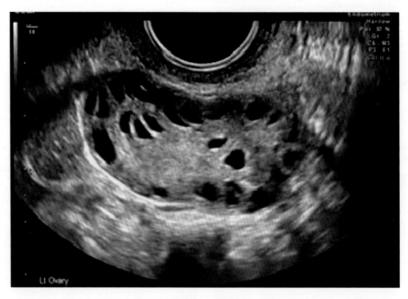

图 2.15　多囊卵巢图像表现

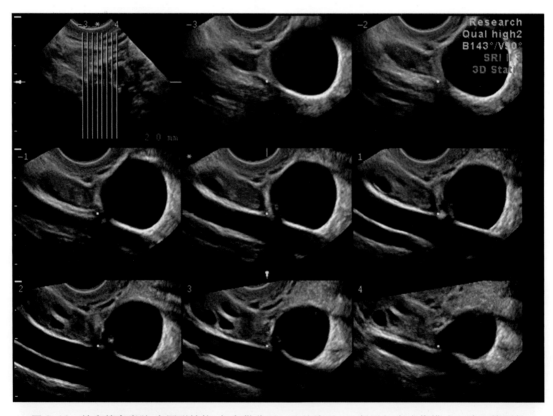

图 2.16　输卵管旁囊肿-卵圆形结构，与卵巢分开。此处演示 3D 断层超声成像模式。髂血管刚好位于卵巢和输卵管旁囊肿的外侧

卵巢病变描述应尽可能详细。需要在三个正交切面上测量病变大小。病变形态描述包括有无分隔、实性成分、积液的性状以及实性成分内有无多普勒信号等。应遵循国际卵巢肿瘤分析（International Ovarian Tumour Analysis，IOTA）组织提供的最新卵巢病变分类中的内容详细描述卵巢病变[17]。

有时可以在卵巢旁观察到大小不一的椭圆形薄壁囊肿（图2.16）。这些囊肿最常见的是输卵管伞端囊肿。这些囊肿可能消失或增大。它们很少会引起症状，但随着囊肿的增大可能会引起疼痛并需要引流。

直肠子宫陷凹

直肠子宫陷凹是位于子宫和阴道后方、直肠乙状结肠前方的腹膜襞。直肠子宫陷凹是直立位盆腔最低点，游离的腹腔积液易集聚于此并被超声观察到。生理量的积液通常在超声上不显示。月经期，经血逆行可能会导致血液在直肠子宫陷凹积聚。排卵期也可以看到游离液体。排卵形成的积液是清澈的（无颗粒），而经血逆行时积液会出现颗粒状的混合回声（图2.17）。

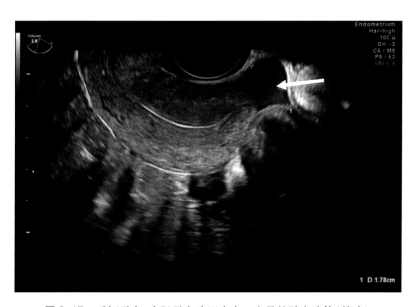

图2.17　后倾子宫，直肠子宫陷凹内有一定量的游离液体（箭头）

接受ART治疗的患者，在卵巢过度刺激期间和取卵后，直肠子宫陷凹会出现游离液体，这也是卵巢过度刺激综合征（ovarian hyperstimulation syndrome，OHSS）的特征之一。在妊娠期，如果直肠子宫陷凹存在游离液体，尤其是在未观察到宫内妊娠囊的情况下，应怀疑异位妊娠的可能。黄体出血也可能伴有腹腔积血。混合回声的团块可能是血块，直肠子宫陷凹可伴或不伴游离液体。大量的液体可能延伸到上腹部。经腹部扫查（图2.18）肝肾隐窝（肝的血管周围纤维囊与右肾肾筋膜之间的腹膜间隙），如果看见游离液体则提示腹腔内至少有670ml液体[18-19]。

除了观察有无游离液体，评估直肠子宫陷凹还可发现一些其他信息。在没有滑动征的情况下，直肠子宫陷凹内增厚的高回声提示存在粘连的可能。如果需要手术，直肠子宫陷凹内的粘连会增加手术的难度，因此术前超声详细评估直肠子宫陷凹为制订正确手术方案提供重要的信息。在子宫内膜异位症中，如果出现低回声和血流信号，提示病灶可能累及肠壁；而缺乏滑动征则提示直肠子宫陷凹闭塞，此征象具有很高的灵敏度和特异度（分别为83.3%和97.1%）[20]。

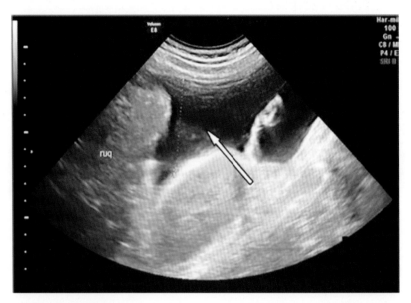

图 2.18　腹部超声检查，一名中至重度卵巢过度刺激综合征患者，其右上腹腔可见游离液体

小结

经阴道超声检查是评估女性盆腔生理变化和病理过程的重要工具。熟悉盆腔正常超声解剖学知识有助于识别盆腔异常并指导临床进行适当处理。

要点与技巧

- 培养良好的扫查习惯。
- 动作尽可能轻柔，患者出现不适时应及时停止扫查。
- 保持腹部和经阴道探头与被评估组织之间的良好接触。
- 使用足量的超声耦合剂。

- 探头顺着阴道的方向放入，可以最大限度地减少不适感。
- 子宫内膜和卵巢的超声表现可以帮助确定月经周期的阶段。
- 在探头上施加轻柔的压力有助于盆腔超声检查时获取更多的图像信息，即"超声双合诊"。
- 使用多普勒模式进行完整的盆腔器官评估。
- 仔细观察并描述直肠子宫陷凹中的游离液体。
- 应采用系统的扫查方法，扫查范围包括子宫、卵巢、附件、直肠子宫陷凹和其他盆腔器官（膀胱或直肠）。
- 在扫查结束时告知患者检查结果以消除患者的疑虑，这一点至关重要。

（林忠英 译　王鑫璐 校）

参考文献

1. Merz E, Miric-Tesanic D, Bahlmann F, Weber G, Wellek S. Sonographic size of uterus and ovaries in pre- and postmenopausal women. *Ultrasound Obstet Gynecol* 1996;7(1):38–42.

2. Sher G, Herbert C, Maassarani G, Jacobs M. Assessment of the late proliferative phase endometrium by ultrasonography in patients undergoing in-vitro fertilization and embryo transfer (IVF/ET). *Hum Reprod* 1991;6(2):232–7.

3. Fanchin R, Righini C, Olivennes F, et al. Computerized assessment of endometrial echogenicity: clues to the endometrial effects of premature progesterone elevation. *Fertil Steril* 1999;71(1):174–81.

4. Fleischer AC, Transvaginal sonography of endometrial disorders, in *Sonography in Obstetrics and Gynaecology: Principles and Practice*, A Fleischer, editor. McGraw-Hill Medical, 2011;961–78.

5. Jabbour HN, Kelly RW, Fraser HM, Critchley HO. Endocrine regulation of menstruation. *Endocr Rev* 2006;27(1):17–46.

6. Chien LW, Au HK, Chen PL, Xiao J, Tzeng CR.

Assessment of uterine receptivity by the endometrial–subendometrial blood flow distribution pattern in women undergoing in vitro fertilization-embryo transfer. *Fertil Steril* 2002;**78**(2):245–51.

7. Yuval Y, Lipitz S, Dor J, Achiron R. The relationships between endometrial thickness, and blood flow and pregnancy rates in in-vitro fertilization. *Hum Reprod* 1999;**14**(4):1067–71.

8. Raine-Fenning NJ, Campbell BK, Kendall NR, Clewes JS, Johnson IR. Quantifying the changes in endometrial vascularity throughout the normal menstrual cycle with three-dimensional power Doppler angiography. *Hum Reprod* 2004;**19**(2):330–8.

9. Raine-Fenning NJ, Campbell BK, Kendall NR, Clewes JS, Johnson IR. Endometrial and subendometrial perfusion are impaired in women with unexplained subfertility. *Hum Reprod* 2004;**19**(11):2605–14.

10. Gill RW. Measurement of blood flow by ultrasound: accuracy and sources of error. *Ultrasound Med Biol* 1985;**11**(4):625–41.

11. Merz E, *Gynaecology*, in *Ultrasound in Obstetrics and Gynaecology*, C Benson, E Bluth, editors. Thieme, 2007.

12. Gray H, Lewis WH, *Anatomy of the Human Body*. 20th ed. Lea & Febiger, 1918.

13. Pavlik EJ, DePriest PD, Gallion HH, et al. Ovarian volume related to age. *Gynecol Oncol* 2000;**77**(3):410–12.

14. Dewailly D, Lujan ME, Carmina E, et al. Definition and significance of polycystic ovarian morphology: a task force report from the Androgen Excess and Polycystic Ovary Syndrome Society. *Hum Reprod Update* 2014;**20**(3):334–52.

15. Agarwal A, Verma A, Agarwal S, et al. Antral follicle count in normal (fertility-proven) and infertile Indian women. *Indian J Radiol Imaging* 2014;**24**(3):297–302.

16. Adams J, Franks S, Polson DW, et al. Multifollicular ovaries: clinical and endocrine features and response to pulsatile gonadotropin releasing hormone. *Lancet* 1985;**2**:1375–9.

17. Timmerman D, Ameye L, Fischerova D, et al. Simple ultrasound rules to distinguish between benign and malignant adnexal masses before surgery: prospective validation by IOTA group. *BMJ* 2010;**341**:c6839.

18. Condous G, Okaro E, Bourne T. The conservative management of early pregnancy complications: a review of the literature. *Ultrasound Obstet Gynecol* 2003;**22**(4):420–30.

19. Abrams BJ, Sukumvanich P, Seibel R, Moscati R, Jehle D. Ultrasound for the detection of intraperitoneal fluid: the role of Trendelenburg positioning. *Am J Emerg Med* 1999;**17**(2):117–20.

20. Hudelist G, Fritzer N, Staettner S, et al. Uterine sliding sign: a simple sonographic predictor for presence of deep infiltrating endometriosis of the rectum. *Ultrasound Obstet Gynecol* 2013;**41**(6):692–5.

第3章

复杂的妇科超声检查

Kamal Ojha

超声检查时,图像效果有时不令人满意。本章将重点介绍这种情况,如何才能得到更好的图像。遵循第 1 章和第 2 章中所讲的基本原则对一些复杂病例是有帮助的,但是我们会结合下面的具体情况重点强调如何处理复杂图像。在书写超声报告时,需要指出超声扫查结果的局限性,因为许多临床医师只根据超声报告来诊治患者。

棘手的子宫

水平位子宫的超声显像效果不佳。水平位子宫的子宫体与探头的位置关系会导致图像失真及图像分辨率差,不能得到高质量的图像。水平位子宫可能与剖宫产瘢痕、盆腔粘连或合并大的子宫平滑肌瘤有关。子宫颈和子宫颈管通常容易扫查,图像质量好,但子宫体因为水平位甚至后屈,难以获得良好的子宫体或子宫内膜的细节图像(图 3.1)。

即使在卵泡期,水平位子宫内膜的近子宫底端也可以表现为高回声。用超声探头进行双合诊可能会有帮助。用阴道探头对子宫颈轻柔加压,子宫的移动将有助于其恢复前倾位或后倾位,从而提高图像质量。有时用探头进行的双合诊检查可以将子宫由水平位改变为前倾或后倾位,从而改善子宫体的显示效果。在此需要强调一下,应与患者进行沟通,告知她你要轻压她的腹部。这可以将患者的疼痛与不适感降到最低,保证检查的顺利进行。也可以通过要求患者憋尿使膀胱充盈来改变水平位子宫的屈曲和形态。在膀胱充盈的时候再进行检查患者可能会感觉不舒服,因此需要在此之前对所有其他的结构进行扫查。充盈的膀胱能够向后推挤水平位的子宫,使其呈后倾后屈,便于观察子宫内膜的情况。对于子宫脱垂的患者,应使用超声探头轻柔加压上推,使子宫恢复到正常位置。因粘连或大的子宫平滑肌瘤而活动受限

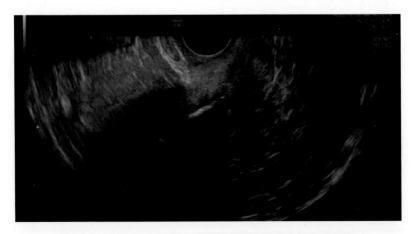

图 3.1 既往剖宫产病史,子宫纵切面可见宫内节育器影像

时,很难对子宫屈曲或形态进行完全矫正,可以对子宫的位置进行轻微的矫正以便于观察(图3.2)。即,用右手扫查时左手按压腹部来推挤子宫,从而提高图像的质量。只有在体重指数(body mass index,BMI)正常的女性和膀胱充盈良好的情况下,经腹部扫查才能很好地显示子宫和子宫内膜。

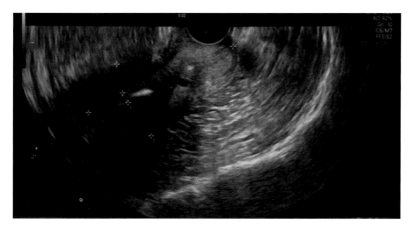

图3.2 该患者有剖宫产病史,使用阴道探头进行双合诊加压轻微矫正子宫的位置,图像可见宫内节育器声像

对于合并巨大子宫肌瘤的患者,用超声来评估子宫内膜病变是很困难的。有些病例使用常规超声很难显示子宫内膜的轮廓。可以顺着子宫颈管向上追寻子宫腔的位置(图3.3至图3.6)。使用凝胶或生理盐水进行超声造影可以观察到子宫腔及子宫腔与肌瘤的关系,甚至可以评估子宫内膜的细节(图3.7)。当有较大的肌瘤或囊肿时,适当调整深度有助于看到完整的病变(图3.8)。超声造影将在第6章详细介绍。如果手术前超声不能显示子宫内膜的细节或较大肌瘤的位置,可以进行MRI检查。

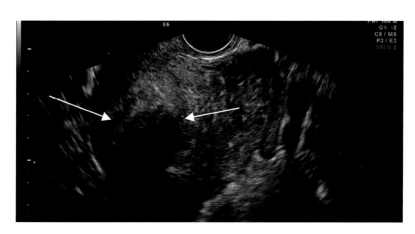

图3.3 正常频率设置下的子宫肌壁间肌瘤(箭头)

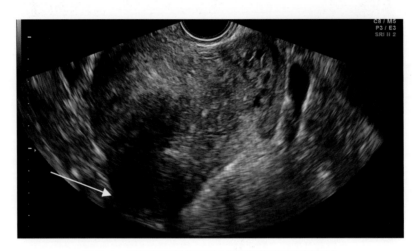

图 3.4 穿透频率设置下的子宫浆膜下肌瘤（箭头）

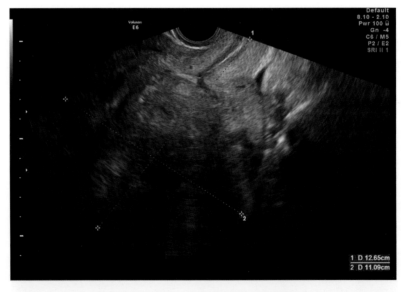

图 3.5 有巨大肌瘤的子宫颈管（测量光标），很难看到子宫腔/子宫内膜，需要盐水灌注宫腔声学造影以显示子宫内膜腔的细节

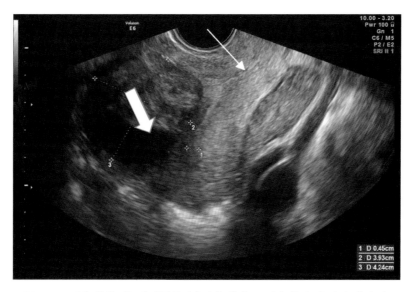

图 3.6　子宫黏膜下肌瘤(测量光标)部分位于子宫前壁,肌瘤部分有变性(低回声区,粗箭头),并明显突向子宫腔

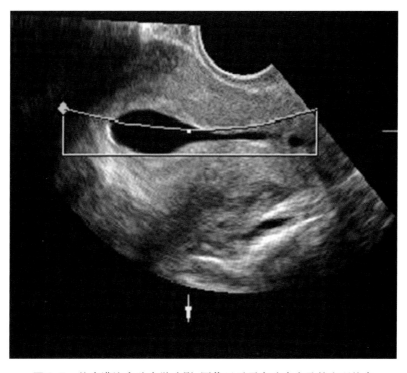

图 3.7　盐水灌注宫腔声学造影,图像显示子宫腔内充盈的生理盐水

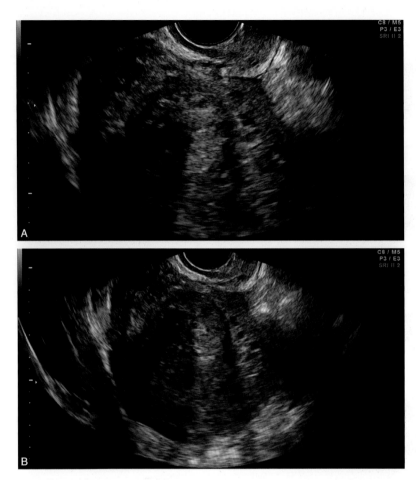

图 3.8 A.合并大子宫肌瘤的子宫在正常深度下的显示,在这种情况下需要调整图像深度。B.调整深度后可以看到完整的子宫

棘手的卵巢

遵循第 1 章所述的基本原则,超声很容易找到卵巢,特别是育龄期女性。有手术史或盆腔感染史的绝经后妇女可能合并盆腔粘连,因此难以定位卵巢。合并钙化的大的子宫肌瘤也会由于声衰减而使卵巢难以看清。根据第 2 章中的描述,从中线到髂血管区域进行全面扫查,可能会找到卵巢。但最有效的方法是双合诊检查,即左手从腹部加压,右手持经阴道探头进行扫查。一般情况下,将肠道推挤开即可看见卵巢。一旦看到卵巢,右手保持加压状态,用左手去增加深度和冻结图像。有时,放开左手可能会失去卵巢的图像,这种情况下,需要助手帮助冻

结图像,或者要求患者在扫查过程中自行按压腹部。前者是首选。

有时卵巢位于子宫后方(图 3.9)。在这种情况下,增加扫查深度获得盆腔全景,可以帮助确定卵巢的位置。当卵巢位于子宫后方且可活动,可以通过轻柔、持续的推挤使其向侧方移位以获得更好的图像(图 3.10 和图 3.11)。当有粘连时,加压可能导致疼痛或不适(图 3.12)。如果存在子宫肌瘤切除术导致的瘢痕或较大的侧壁肌瘤,会更加难以找到卵巢。此时应使用穿透力更强的频率来观察位于子宫后方的卵巢。

如果经阴道超声仍不能看到卵巢,就必须进行经腹扫查以排除位于盆腔之外的卵巢囊肿。如果仍然没有发现卵巢,并且由于

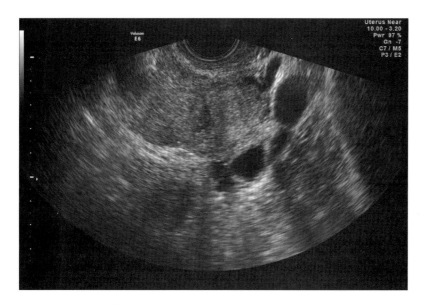

图 3.9　尽管双合诊加压，但左侧卵巢仍位于子宫后方，活动度下降

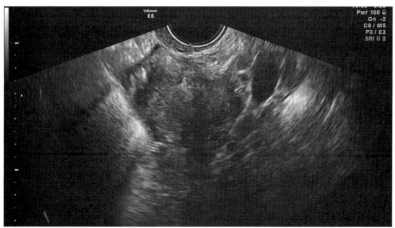

图 3.10　初次检查时未使用腹部加压，左侧卵巢位于子宫后方

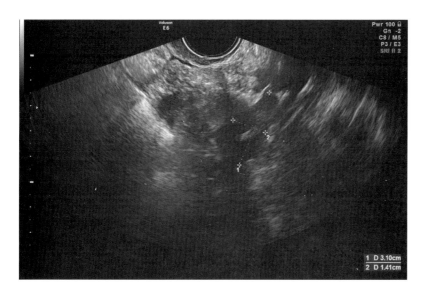

图 3.11　检查时腹部加压使位于子宫后方的左侧卵巢显示更加清晰

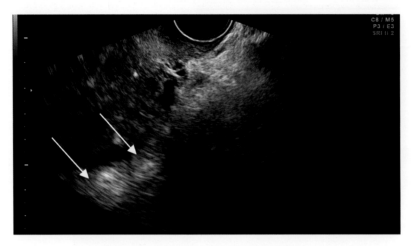

图 3.12　子宫肌瘤切除术后粘连（箭头）

临床原因必须进行卵巢评估,患者应该由更有经验的超声医师来扫查;有时也需要 MRI 来排除任何卵巢和附件的病变,特别是绝经后的妇女。尤其当患者有临床症状或糖类抗原 125（carbohydrate antigen 125,CA125）水平升高时,必须对绝经后妇女的卵巢进行识别以排除恶性肿瘤的可能性。如果没有看到卵巢,应该在影像学报告中明确记录,肿瘤标志物对围绝经期和绝经后的妇女特别有意义。

带蒂的子宫肌瘤可能与卵巢纤维瘤相混淆。因此,需重点观察病变和卵巢的关系。带蒂的子宫肌瘤通常起自子宫表面,通过能量多普勒检查可以观察到蒂内连接的血管（图 3.13）。子宫浆膜下肌瘤的蒂起源于子宫,与输卵管起源的肿物是不同的（在罕见的情况下,子宫角可能出现带蒂的子宫肌瘤）。完整系统地扫查子宫,特别是横切面扫查,这有助于确定带蒂的子宫肌瘤。

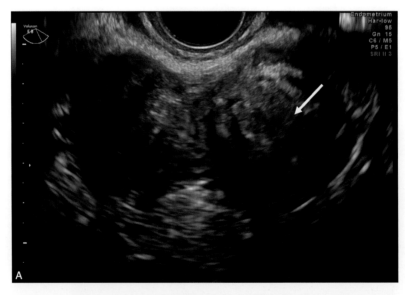

图 3.13　A.子宫底横切面显示浆膜下肌瘤（箭头）

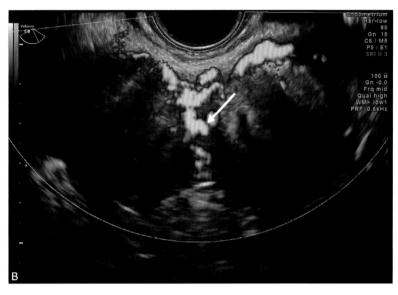

图 3.13（续） B.子宫底横切面显示浆膜下肌瘤，多普勒可以显示粗大的蒂内血管（箭头）

检查前或检查过程中要了解病史，特别是在无法定位卵巢的情况下，需要排除是否有卵巢切除术史。

手术粘连

既往盆腔手术（如剖宫产术、卵巢肿瘤切除术、子宫肌瘤切除术、异位妊娠输卵管切除术），盆腔炎性疾病（pelvic inflammatory disease，PID）（简称"盆腔炎"）或子宫内膜异位症都会导致盆腔粘连。粘连会导致盆腔解剖结构发生变化，难以得到正常图像。既往手术史或 PID 病史有助于将超声所见联系起来。粘连往往限制盆腔结构，特别是卵巢的活动度。用经阴道探头进行双合诊检查可以使图像显示更加清晰。然而紧密粘连容易产生反射回声，导致很难观察到粘连周围的器官。检查过程中可以通过减小增益来避免这个问题。在检查中应注意有无压痛，这有助于确定下一步治疗方案，特别是对于需要进行腹腔镜手术或粘连松解术的患者[1-2]。

超声诊断粘连有一定困难。对诊断粘连有帮助的关键点包括手术干预史、检查时的回声、活动受限程度及合并或不合并超声检查时压痛（图 3.12）。下面所讲述的滑动征可能有助于诊断有无活动受限。

子宫内膜异位症

子宫内膜异位症的典型超声表现在第 9 章讲解，它相对容易诊断。盆腔超声很难诊断轻度子宫内膜异位症和深部浸润型子宫内膜异位症（deep infiltrating endometriosis，DIE）。轻度子宫内膜异位症的病例中，有典型的性交困难病史伴有周期性疼痛，以及在超声检查过程中伴有局灶压痛，这些都应引起怀疑。这需要诊断性腹腔镜检查来证实。器官滑动征就是用超声探头在前倾子宫的子宫颈和后倾子宫的子宫底进行轻柔施压，这有助于显示因子宫内膜异位症导致的直肠子宫陷凹的闭塞[3]。位于肠管的深部子宫内膜异位症好发于直肠和子宫旁，重点扫查子宫颈后方的区域（子宫骶韧带）、直肠子宫陷凹和邻近的直肠。对盆腔 DIE 的完整评估还应包括前腔室（膀胱与膀胱子宫陷凹）和直肠阴道隔。扫描前进行灌肠准备有助于识别直肠和乙状结肠，可以清楚地看到任何病变。DIE 扫查方法需要花费时间才能掌握，并且受异位病灶的位置和患者的检查前准备影响。阴道超声凝胶造影术已用于诊断后盆腔 DIE。超声诊断 DIE 需要一定的经验，有时手术前需要 MRI 帮助确定 DIE 位置[3-4]。

复方口服避孕药和单纯孕激素避孕药对卵巢的影响

长期服用复方口服避孕药（combined oral contraceptive pill，COCP）的妇女能够抑制卵巢功能，没有优势卵泡。由于卵巢受到抑制，卵巢看起来会变小，而窦卵泡数以及抗米勒管激素（anti-Müllerian hormone，AMH）会减少或难以计数。停止服用避孕药时，卵泡发育恢复，如果延迟口服避孕药可导致排卵[5]。当需要评估卵巢储备功能时，作者认为在停止 COCP 之后的一个或两个月经周期再进行评估更为合适。口服 COCP 妇女的子宫内膜比较薄[5]，相当于整个月经周期中分泌期的声像（高回声）。

单纯孕激素避孕药（progestin-only contraceptive pill，POP），有植入式和注射式。在 10%~20% 的使用 POP 患者中，子宫内膜比较薄，卵巢往往合并单纯的功能性囊肿[6]。使用这些避孕药的患者经常出现经间期出血或点滴出血，因此需进一步检查以排除息肉或黏膜下肌瘤等子宫内膜病变。由于没有月经周期，因此很难将单纯卵泡囊肿与月经周期相关联。大多数情况下囊肿会自行消退，如果怀疑囊肿的性质应找其他医师会诊或在 4~6 周内复查囊肿。用于避孕的甲羟孕酮注射液每隔 12 周注射一次。这些妇女的超声检查结果表明卵巢仍有周期性变化，但子宫内膜在这一时期看起来很薄，为药物引起继发性闭经[6]。

促性腺激素释放激素激动剂

长期使用促性腺激素释放激素（gonadotropin-releasing hormone，GnRH）激动剂可导致患者保持在绝经期激素水平。超声扫查显示卵巢被抑制，没有优势卵泡并且子宫内膜很薄。这些药物通常用于子宫内膜异位症的妇女手术后抑制和缓解病情，或需要接受体外受精（in vitro fertilization，IVF）治疗的妇女下调长期被调控卵巢的功能。

盆腔血管充血和子宫阔韧带血管

子宫阔韧带中部分血管扩张并不少见。当血管扩张明显并伴有明显的疼痛时，需要超声检查。子宫浆膜下血管也可发生扩张（图 3.14）。

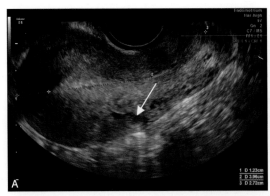
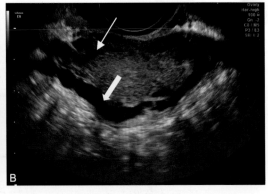

图 3.14　A. 前倾子宫正中矢状面，后壁多发低回声区（箭头），为扩张的血管。B. 同一子宫横切面，血管显示更清晰（粗箭头），同时累及子宫前壁（细箭头）

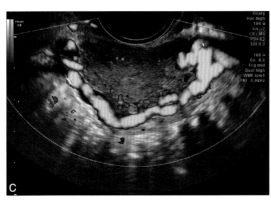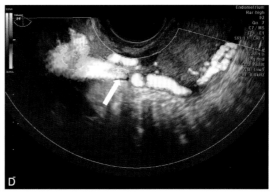

图 3.14(续) C.应用能量多普勒显示迂曲的管状结构内有血流,为扩张血管。D.扩张的血管穿过子宫阔韧带(箭头)延伸到骨盆侧壁。使用彩色多普勒观察盆腔充血血管时影响正常卵巢的显影

肥胖患者

当评估盆腔器官时,肥胖可以影响诊断结果。大网膜和肠脂垂的脂肪组织可以加大探头与感兴趣的器官之间的距离,导致图像质量差。经腹部扫查时,大量的皮下脂肪组织也导致同样的困难。此时经阴道扫查是首选途径,与经腹部扫查相比,它能提供更好的图像质量。加压和双合诊可以使活动的子宫和卵巢更接近探头,进一步提高图像质量。患者取截石位检查时,可以使她在操作过程中更舒适和放松。有时也可调整超声波设置(如增益、穿透和深度)来帮助提高图像质量。

对于既往手术(如子宫肌瘤切除术或剖腹产术)导致盆腔粘连的肥胖患者,即使采取以上方法,图像质量仍不能明显改善。

性生活不活跃的女性

对于从未有过性行为的女性,或者由于阴道狭窄或阴道痉挛而不能忍受经阴道超声检查的女性,在膀胱充盈良好的情况下经腹部扫查可以清楚地观察盆腔器官。对于肥胖女性,患者能够接受的情况下可以进行经直肠扫查(图 3.15)。上述女性如果超声无法显示盆腔器官,则需要 MRI 扫描,因为 MRI 是唯一能够对女性盆腔器官进行详细评估的影像学方法。

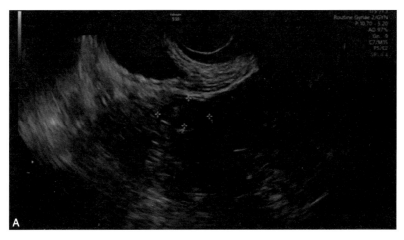

图 3.15 A.拒绝经阴道超声检查的女性经直肠扫查,纵切面可以显示子宫及膀胱

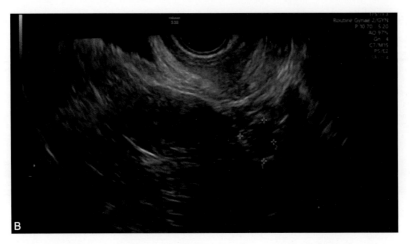

图 3.15(续)　B.经直肠扫查,横切面可以显示子宫及左侧卵巢,同时还可以看到膀胱(拒绝经阴道超声检查)

要点与技巧

- 在膀胱适度充盈时经腹扫查子宫矢状面图像效果较好。
- 评估合并大的子宫肌瘤的子宫内膜时,应使用超声宫腔声学造影检查。
- 髂血管是定位卵巢的一个重要标志。
- 器官滑动征可提示盆腔粘连。

- 在进行超声检查前了解病史,这可以避免费力寻找已摘除的卵巢。
- 对于疑难病例,必须采取系统的扫查方法。
- 应该结合其他医师的意见。
- 对于肥胖患者,即使应用上述的技巧仍难全面评估盆腔。

（张浩 译　王鑫璐 校）

参考文献

1. Guerriero S, Ajossa S, Lai MP, et al. Transvaginal ultrasonography in the diagnosis of pelvic adhesions. *Hum Reprod* 1997;**12**:2649–53.

2. Okaro E, Condous G, Khalid A, et al. The use of ultrasound-based 'soft markers' for the prediction of pelvic pathology in women with chronic pelvic pain: can we reduce the need for laparoscopy? *BJOG* 2006;**113**:251–6.

3. Guerriero S, Condous G, van den Bosch T, et al. Systematic approach to sonographic evaluation of the pelvis in women with suspected endometriosis, including terms, definitions and measurements: a consensus opinion from the International Deep Endometriosis Analysis (IDEA) group. *Ultrasound Obstet Gynecol* 2016;**48**:318–32.

4. Reid S, Lu C, Hardy N, et al. Office gel sonovaginography for the prediction of posterior deep infiltrating endometriosis: a multicenter prospective observational study. *Ultrasound Obstet Gynecol* 2014;**44**:710–18.

5. Killick SR, Bancroft K, Oelbaum S, Morris J, Elstein M. Extending the duration of the pill-free interval during combined oral contraception. *Adv Contracept* 1990;**6**(1):33–40.

6. Tayob Y, Adams J, Jacobs HS, Guillebaud J. Ultrasound demonstration of increased frequency of functional ovarian cysts in women using progestogen-only oral contraception. *Br J Obstet Gynaecol* 1985;**92**(10):1003–9.

第4章

子宫肌瘤及子宫腺肌病的超声评估

Francisco Sellers López Belén Moliner Renau Rafael Bernabeu Pérez

引言

子宫平滑肌瘤,简称子宫肌瘤,是妇科最常见的良性肿瘤,由子宫平滑肌细胞和纤维结缔组织形成。大部分的子宫肌瘤无症状,一些子宫肌瘤会引起疼痛、压迫症状,子宫不规则出血或由着床失败、流产、早产、产后出血导致的不孕。子宫肌瘤可以单发或多发,大小和位置差异较大,可能会发生各种变性,良性变性包括萎缩、玻璃样变性、钙化、感染和坏死。恶性肉瘤样变非常罕见,不超过 0.2%[1]。

子宫腺肌病是指子宫内膜腺体和间质浸润到子宫肌层的一种良性病变。在未生育过的女性中,痛经和异常子宫出血是最常见的症状。有研究表明,子宫腺肌病与不孕有关,但是确切的机制尚不清晰[2-8]。另外子宫腺肌病和多种产科疾病相关,例如早产、生长迟缓、反复出血等[9]。超声检查(包括二维超声、能量多普勒超声、三维超声)有助于明确诊断,制订下一步诊疗计划。超声与其他检查方式相比,成本低、普及广泛、可耐受性较高、侵入性小,是首选的诊断工具[10]。

本章的目的是概述子宫肌瘤及子宫腺肌病的超声诊断,包括典型和非典型病例的超声声像图表现,提供疑难病例的诊断指导。

子宫肌瘤

经阴道超声采用高频腔内探头,可广角采集图像,是诊断子宫肌瘤的最佳方式。对体积较大的子宫肌瘤,经腹部超声可以提供更多的细节,腹部低频探头可以扩大扫查范围,因此需结合两种方式来进行详尽的扫查(图 4.1)。必要时用另一只手配合按压腹部,这可以使肌瘤靠近阴道探头,从而对肌瘤和周围组织进行更全面的扫查。

超声诊断仪内置有预先设定的经阴道妇科超声检查程序。一般情况下,设置好的参数不需要过多调节。二维超声模式的参数包括频率、能量、增益、动态范围和灰阶。能量多普勒模式包括壁滤波(wall motion filter,WMF)和脉冲重复频率(pulse repetition frequency,PRF)。三维或四维模式包括取样模式、容积角度、图像质量和图像显示模式(如多平面和渲染模式)。然而,在一些病例中,受患者个人特质(包括 BMI、子宫位置、子宫大小)、特殊的检查类型和检查者的偏好的影响,这些设置需要进行适当的调节。由于声束穿过子宫肌瘤时会发生衰减,尤其是多发肌瘤引起子宫增大的病例,需使用"穿透模式"(频率低、深度大,但是分辨率降低)。

子宫肌瘤的超声特征为边界清晰的圆形、卵圆形包块,相对于周边肌层组织呈均匀低回声。有一些子宫肌瘤呈极低回声,表现为子宫肌层的小囊性包块(图 4.2)。子宫肌瘤的回声主要与纤维结缔组织的数量、血管分布及变性有关。由于平滑肌纤维及结缔组织按照向心性分布,有时可以观察到内部的纤维螺旋结构。检查者应仔细观察正常肌层和环绕肌瘤的假包膜界面,这有助于鉴别子宫肌瘤和子宫腺肌病。

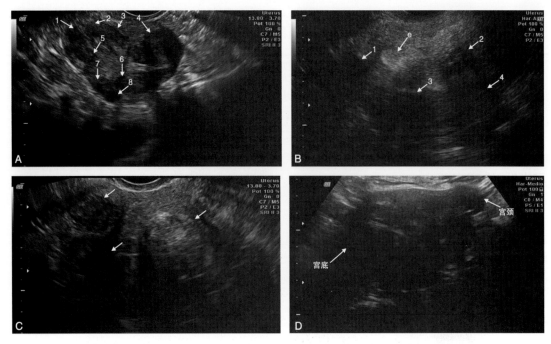

图 4.1　经阴道超声显示两例多发子宫肌瘤病例(箭头)。A.多发子宫肌瘤(8 个)。B.多发子宫肌瘤(4 个),可显示子宫内膜。C.经阴道超声显示子宫增大伴多发子宫肌瘤,只有部分可见。D.经腹部超声可以进行完整的观察和测量

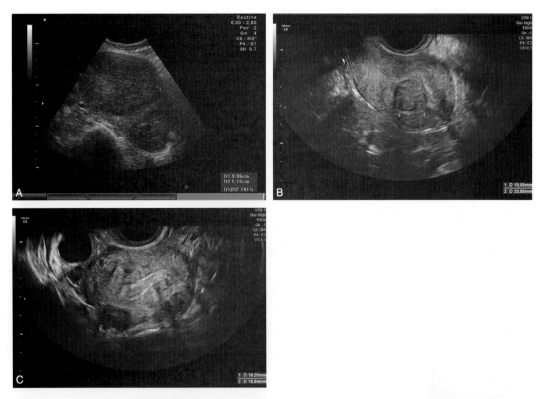

图 4.2　子宫肌瘤的不同超声表现。A.边界清晰的结节样包块。B.与周边子宫肌层相比呈等回声。C.增厚的子宫肌层内小的低回声包块

对肌瘤进行全面评估时,首先应确定肌瘤的位置和大小[11]。在子宫的纵切面和横切面进行扫查,确定肌瘤与前壁、后壁、右侧壁、左侧壁及子宫腔的关系,进而在三条径线对肌瘤进行测量。对于多发子宫肌瘤引起子宫增大的病例,肌瘤的定位存在一定的困难,尤其是对计划手术的病例,对标志性结构(如膀胱和子宫颈管)的系统扫查和识别有助于确定肌瘤的分布。评估应系统地遵循沿着子宫内膜腔从子宫颈管到子宫底的顺序扫查(反之亦然),并对肌瘤进行定位。横向扫查应从一侧到另一侧进行(操作者决定起始点在子宫的右侧还是左侧)。当定位多个肌瘤时,应以图形表示肌瘤的确切位置,并将图示与文字叙述相结合。

根据子宫肌瘤与子宫肌壁的关系,可以分为子宫肌壁间肌瘤(位于子宫肌层)、子宫浆膜下肌瘤(一半以上的肌瘤组织突出于浆膜面)和子宫黏膜下肌瘤(改变子宫腔形态)。不同类型的肌瘤可以同时存在(图 4.3 至图 4.9),子宫肌壁间肌瘤如果持续生长,可以突入子宫内膜层或突出于子宫浆膜层,进而分别成为子宫黏膜下肌瘤和子宫浆膜下肌瘤。肌瘤也可以位于韧带内(如子宫阔韧带),韧带肌瘤一般带蒂,位于子宫颈或子宫角(图 4.3 至图 4.9)。

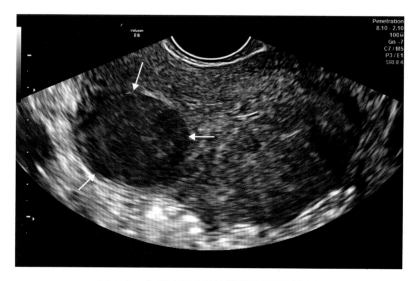

图 4.3　位于子宫后壁的浆膜下肌瘤(箭头)

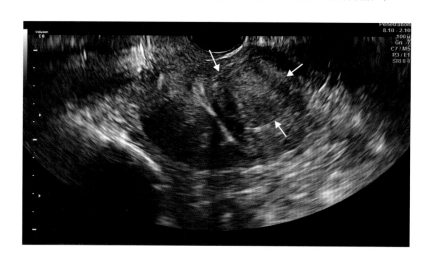

图 4.4　位于子宫肌层的肌壁间肌瘤(箭头),没有到达子宫内膜或者导致子宫腔变形(子宫内膜为位于肌瘤左下方的亮带)

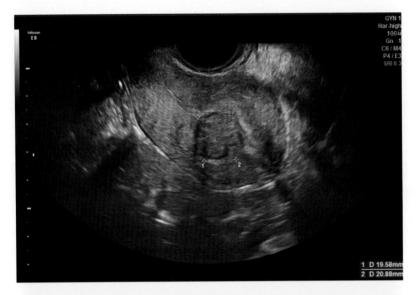

图 4.5　清晰的子宫黏膜下肌瘤及两条径线的测量

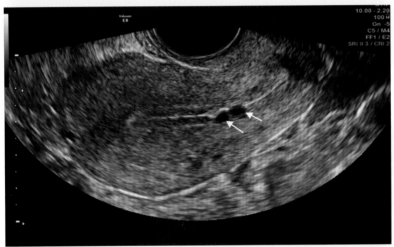

图 4.6　位于近子宫颈内口的两个小的黏膜下肌瘤

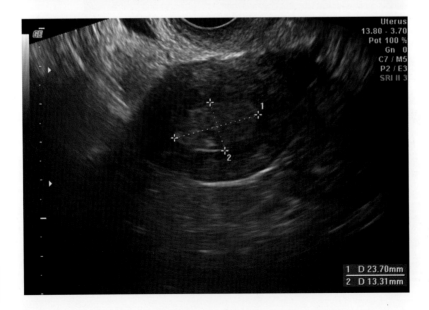

图 4.7　大的黏膜下肌瘤,占据整个子宫腔

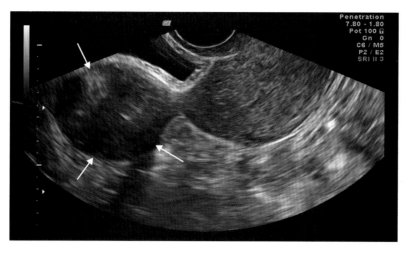

图 4.8 位于子宫右侧的带蒂的浆膜下肌瘤

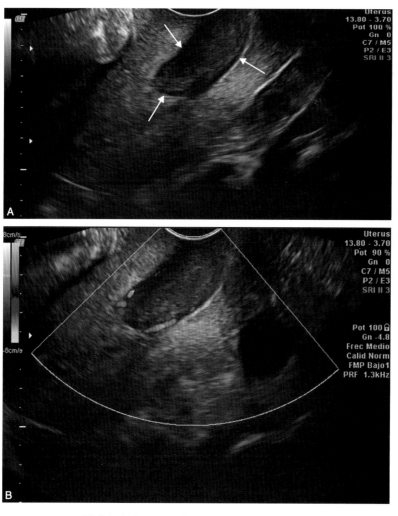

图 4.9 A. 经阴道超声检查显示脱入子宫颈部肌瘤（箭头）。B. 彩色多普勒超声有助于与息肉或宫颈黏液鉴别

子宫浆膜下肌瘤可以改变子宫形态。在韧带肌瘤和带蒂子宫肌瘤中，如包块与子宫之间有血管连接，可以确认其来源于子宫，避免与附件包块混淆。与之鉴别的另一个方法是应用阴道探头对肌瘤轻轻加压，如果包块与子宫同步运动，同样可以确认其来源于子宫。对于子宫肌壁间肌瘤，扫查时能够清晰显示肌瘤周边的肌层组织，便于与子宫内膜层和子宫浆膜层区分。大的子宫肌壁间肌瘤可以使子宫腔或子宫的形态发生改变。

子宫黏膜下肌瘤需要与子宫内膜息肉相鉴别，尽管子宫内膜息肉一般回声较高，并且应用多普勒超声可以观察到一支滋养血管，二者仍容易混淆。尤其从生育角度考虑，描述肌瘤与子宫腔的关系以及突入子宫腔的程度非常重要。Wamsteker 和 Blok 提出了子宫黏膜下肌瘤的经典分型，现在已被欧洲妇科内镜学会（European Society for Gynaecological Endoscopy，ESGE）采纳[12]，主要分为：0 型（100% 位于子宫腔内），1 型（50% 以上位于子宫腔内），2 型（50% 以下位于子宫腔内）。有学者为了预测宫腔镜手术难易程度，使用 STEPW 参数修改此分类，这些参数包括肌瘤大小、肌瘤在子宫腔的位置、肌瘤基底部占子宫壁的比例、肌瘤向子宫肌层扩张的深度、肌瘤是否在子宫侧壁[13]。根据预先定义的标准，将每个参数打分为 0、1、2 分。在对 465 例子宫黏膜下肌瘤的多中心研究中，评分 ≤4 分的肌瘤进行完全切除，灵敏度达 100%（95% CI 89.4% ~ 100%），特异度74.1%（95% CI 69.7% ~ 78.1%），而采用ESGE 分类方式，将 1 型作为临界值时，灵敏度 36.4%（95% CI 20.4% ~ 54.9%），特异度 84%（95% CI 80.2% ~ 87.3%）[13]。

宫腔声学造影或盐水灌注宫腔声学造影（saline infusion sonography，SIS）有助于对子宫黏膜下肌瘤进行确切的诊断，而且可以评估肌瘤突入子宫腔的程度[14]（图 4.10）。对于所有类型的子宫肌瘤，都需要测量在三个正交切面的三条径线，特别大的子宫肌瘤需要测量至少两条主要的相互垂直的径线（图 4.11 至图 4.13）。

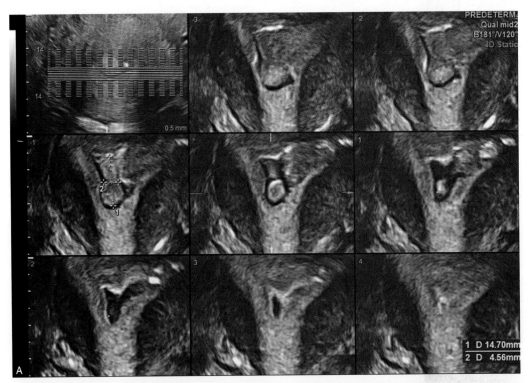

图 4.10　黏膜下肌瘤宫腔声学造影图像。三维超声的两种成像模式有助于清晰显示肌瘤的轮廓：断层超声成像（A）和冠状面重建（B）

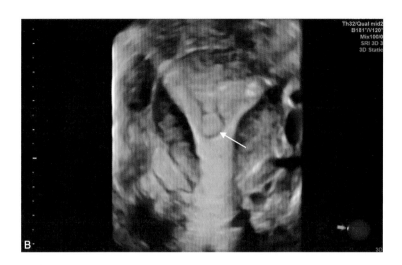

图 4.10(续)

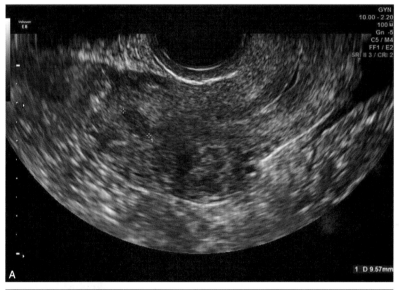

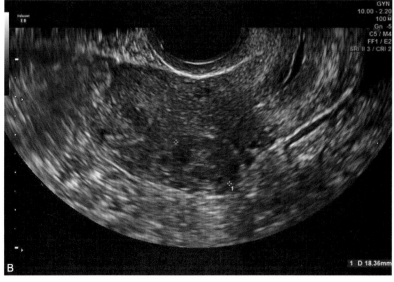

图 4.11　A. 对于小子宫肌壁间肌瘤的测量，在小而规则的子宫肌瘤病例中，测量一条单独的径线即可。B. 子宫浆膜下肌瘤的测量

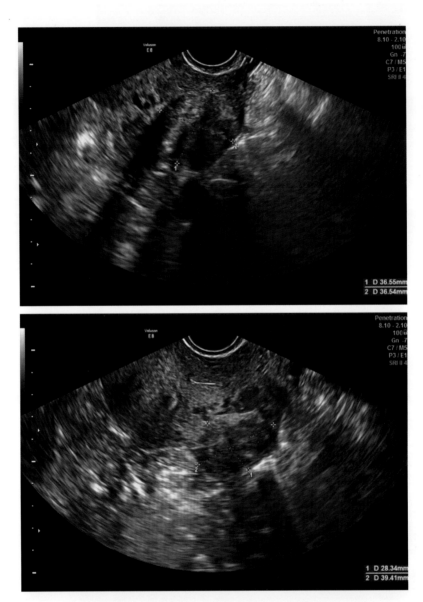

图 4.12　较大的子宫肌瘤需测量至少两条径线

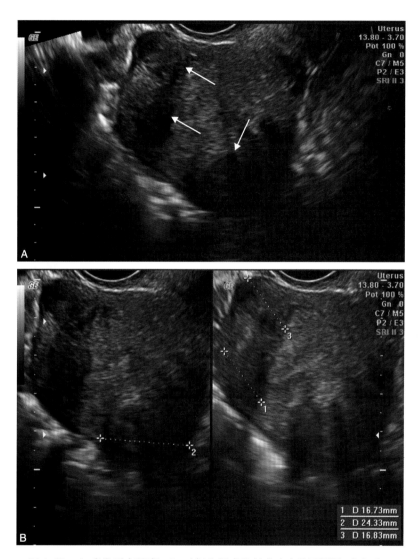

图 4.13　A. 多发子宫肌瘤。B. 对每个肌瘤进行准确定位及测量,这有助于监测或评估治疗效果

值得注意的是,子宫肌瘤可以发生变性,不同变性肌瘤的回声会有所不同。长期存在的肌瘤可以为高回声,周围明显的声影提示伴有钙化,可表现为小的孤立钙化灶或围绕肌瘤的完整钙化,也可表现为介于两者之间(图 4.14 和图 4.15)。

当血供不足时,可以导致肌瘤缺血坏死。在孕早期,肌瘤可以迅速增大,导致整个肌瘤广泛坏死,引起突发且剧烈的疼痛,这种情况被称为子宫肌瘤红色变性。子宫肌瘤红色变性在超声声像图上表现为低回声,与血管或子宫内膜异位囊肿不易鉴别。了解肌瘤病史和肌瘤的位置对诊断有所帮助。应用能量多普勒超声或弹性成像有助于对病灶进行鉴别。彩色血流信号的检出可以提示血管的存在,弹性成像显示红色轮廓,则提示病灶为高密度结构。在孕早期,非必要时尽量避免使用多普勒超声。

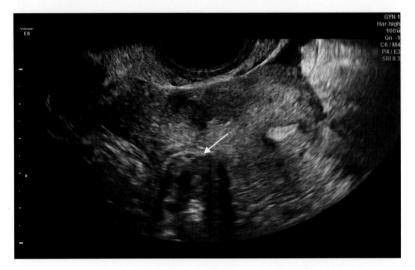

图 4.14　后壁子宫肌瘤伴钙化,可观察到声影

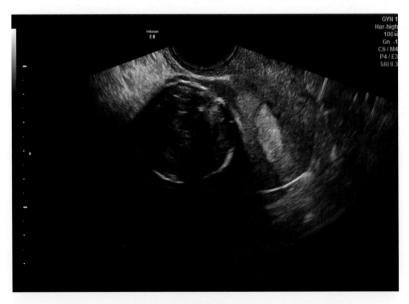

图 4.15　右壁的较大肌瘤伴完整环形钙化及明显的声影

当肌瘤血供逐渐减少,肌瘤可以发生玻璃样变性、囊性变、脂肪变或黏液样变。此时,超声表现复杂多样,可呈现出无声影的均匀的高回声病变,或者偶尔出现后方回声增强,脂肪变可以表现为肌瘤内不规则的高回声,黏液样变可以表现为无回声区。玻璃样变性最常见且表现为肌瘤内出现无回声区(图4.16)。

子宫肌瘤需要与子宫肌层的另外两种病变进行鉴别:子宫腺肌病(本章后面会进行详述)和子宫肉瘤。子宫肉瘤好发于绝经期妇女,子宫肌瘤可以发生在任何年龄段。当超声声像图表现为位于子宫肌层的肿物,且导致子宫形态改变、肿物呈混合回声、中心坏死、血管呈不规则分布、脉冲波多普勒呈低阻力改变等,应提示子宫肉瘤的可能(图4.17)。若子宫肌瘤迅速增大,同样应怀疑恶变可能,此时,与之前的声像图进行对比有助于诊断。

子宫肌瘤的肌纤维呈向心性排列,这种组织学结构决定了其特殊的血管结构,多普勒超声显示为周边血管模式,内部可见少量血供。这种血管模式有助于与子宫腺肌瘤进行鉴别,子宫腺肌瘤由局限性异位的子宫内膜组成,内部有密集且扭曲的血管散在分布,血管方向一般与子宫内膜垂直。如果子宫肌瘤内出现明显的中心型血供,则提示肉瘤样变的可能。

经阴道三维超声的应用可以显示子宫的冠状面,这个切面可以确切显示子宫肌瘤的位置及其与子宫腔的关系,从而很好地评估子宫腔形变的程度。当子宫肌瘤大到一定程度的时候,肌瘤通常会引起子宫轴向旋转,给观察内膜造成困难,但是应用三维成像进行图像处理会更好地对子宫腔进行评估(图4.18和图4.19)。彩色或能量多普勒可以辅助疑难病例进行诊断,将肌瘤定位并显示其血供,监测血供有助于评估非手术治疗的效果[15](图4.20和图4.21)、手术切除的完整性以及预测复发的可能性。

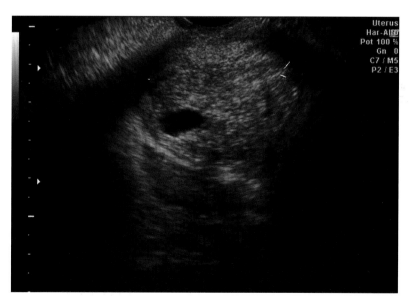

图4.16　子宫肌瘤玻璃样变性(椭圆形低回声区)

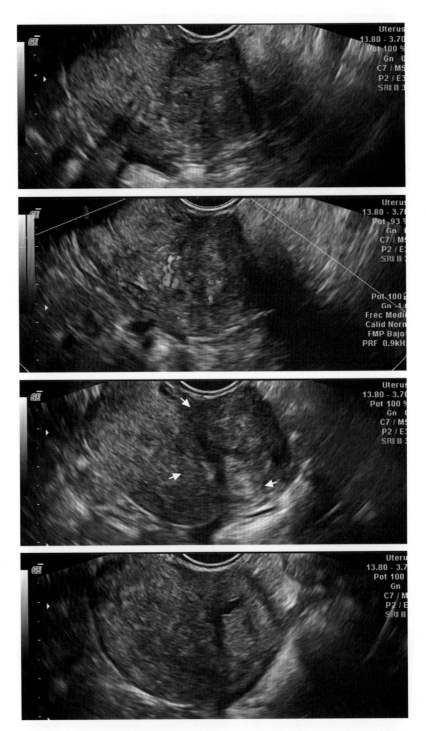

图 4.17　子宫肉瘤病例：整个子宫增大，被边界不清晰的肿物占据，肿物中心坏死伴大量不规则血管

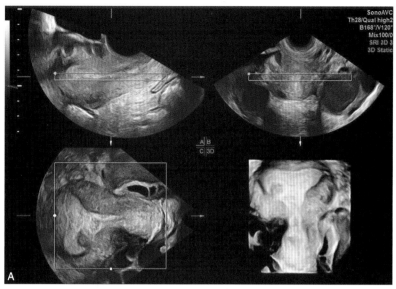

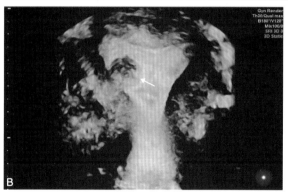

图 4.18　A. 三维超声多平面模式,三维超声显示子宫黏膜下肌瘤。B. HDLive 模式下的子宫冠状面,可清晰显示子宫黏膜下肌瘤的边界

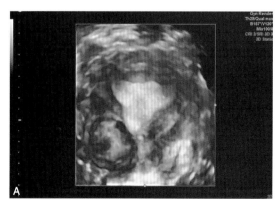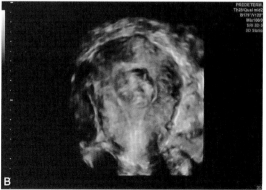

图 4.19　三维超声下的子宫肌瘤。A. 子宫肌壁间肌瘤,位于子宫颈附近。B. 子宫黏膜下肌瘤,占据大部分子宫腔

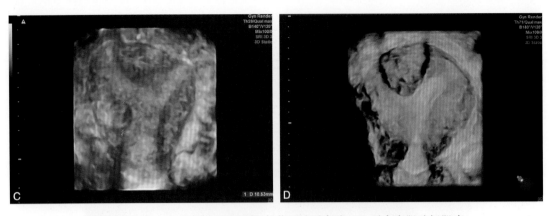

图 4.19(续)　C.子宫肌壁间肌瘤,部分压迫子宫腔。D.子宫底肌壁间肌瘤

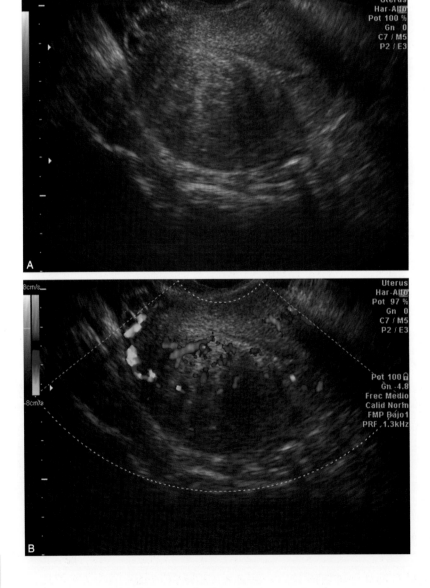

图 4.20　A.边界不清晰的子宫肌壁间肌瘤。B.多普勒超声显示周边分布的血管,有助于更准确定位肌瘤,以及与子宫腺肌病鉴别

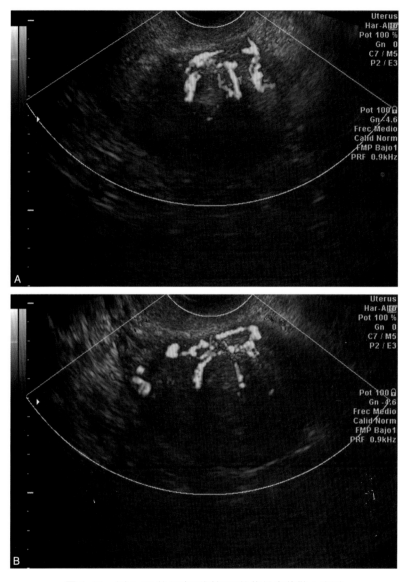

图 4.21 图 4.20 的肌瘤不同切面的能量多普勒血流图

计算机辅助虚拟脏器分析(virtual organ computer-aided analysis,VOCAL)可以对每个肌瘤的体积进行精准的测量(图 4.22),但是目前并没有在临床进行常规应用。三维超声的断层超声成像(tomographic ultrasound imaging,TUI)可以在一幅图像上显示子宫的多个断层切面,有助于找到肌瘤最精确的轮廓(图 4.23 和图 4.24)。不同于计算机体层成像(computed tomography,CT)按顺序分层显示解剖学结构的方式,TUI 可以设置不同的厚度、方向、层数,能够精准地评估肌瘤与周边解剖学标志物的关系。

孕期对子宫肌瘤的监测至关重要,包括对肌瘤大小及位置的准确描述[16]。大的子宫肌瘤会引起以下的产科并发症:肌瘤快速生长导致子宫肌瘤红色变性而引起剧烈疼痛、足月胎先露异常、产道阻塞、产后出血。这些并发症可能与肌瘤引起的子宫腔形态扭曲以及胎盘种植到肌瘤上引起血管改变有关。如前文所述,在孕期(尤其在孕早期)肌瘤体积会增大,但在孕中期(特别是在产后)可能会保持不变,或者体积减小[17](图 4.25 至图 4.27)。

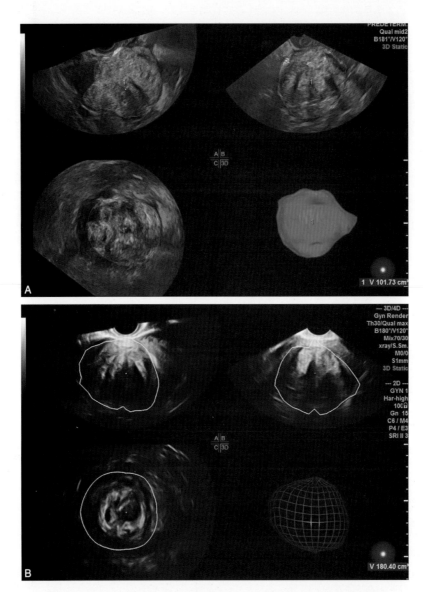

图 4.22　多平面模式显示,应用 VOCAL 程序测量子宫肌瘤的体积

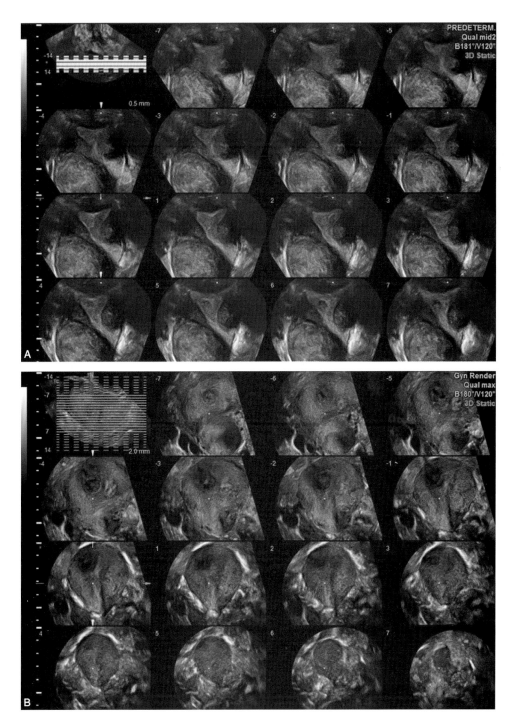

图 4.23　TUI 模式可以对子宫进行多断层成像,可以清晰显示子宫肌壁间肌瘤与子宫内膜的关系(分别展示 4 个不同病例)

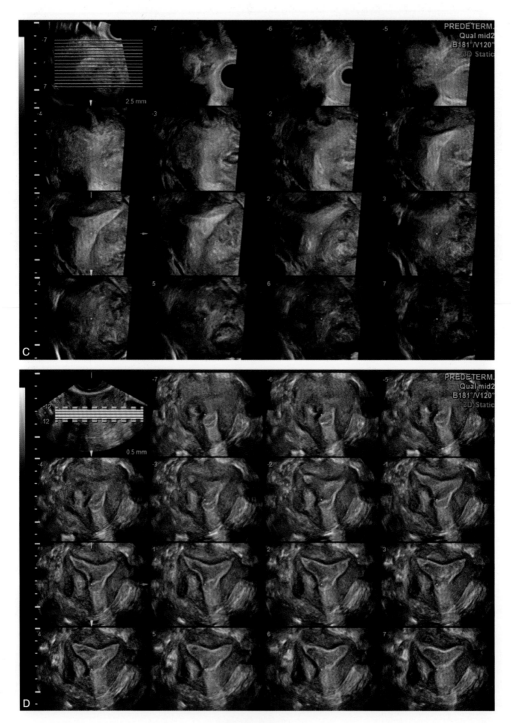

图 4.23(续)

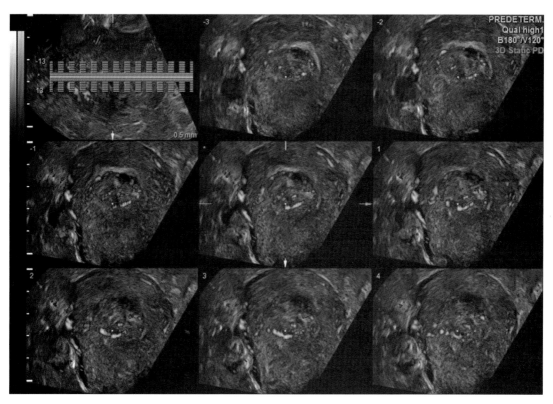

图 4.24　多种三维成像模式相结合,例如三维能量多普勒和 TUI 模式结合显示子宫黏膜下肌瘤,可清晰显示其周边血供

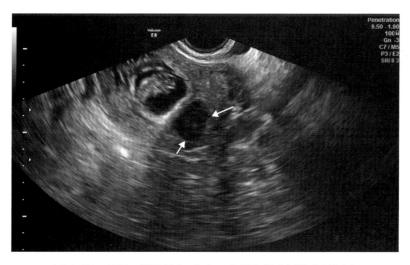

图 4.25　妊娠 9 周的子宫,伴有一个子宫肌壁间肌瘤(箭头)

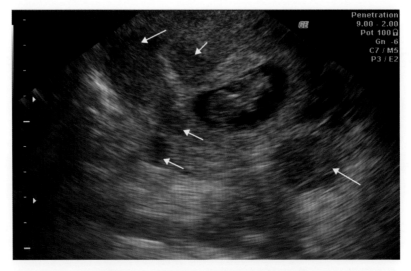

图 4.26　妊娠 9 周子宫伴多发子宫肌瘤

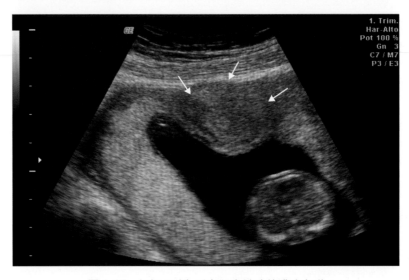

图 4.27　妊娠 14 周，子宫肌瘤导致羊膜腔变形

子宫腺肌病

子宫腺肌病是子宫内膜腺体异位子宫肌层引起周围平滑肌增生的子宫病变[18]。子宫腺肌病的诊断需要结合临床表现和影像学表现，确诊依靠组织学诊断。过去，MRI 作为一种非侵入性检查工具，被认为是子宫腺肌病诊断的"金标准"。超声检查耐受性高、价格低廉、应用广泛，尤其是随着分辨率的提高及三维超声的应用，超声已经成为子宫腺肌病主要的诊断工具。子宫腺肌病的诊断仍存在

着挑战，子宫内膜-肌层结合带（junctional zone，JZ）增厚可以确定诊断。子宫腺肌病其他特征性的超声表现包括非子宫肌瘤引起的JZ 弥漫性或不对称增厚、子宫肌层扭曲且回声不均匀增高、子宫肌层内伴无回声的囊性区、子宫内膜下的线性条纹伴放射状或平行的声影、子宫腺肌瘤（边界不清、结节样、回声不均的子宫肌层包块）[19-20]（图 4.28）。

上述超声表现（尤其是子宫肌层的高回声区）在月经周期的后半程会因组织的内分泌变化而更加显著（图 4.29），能量多普勒可

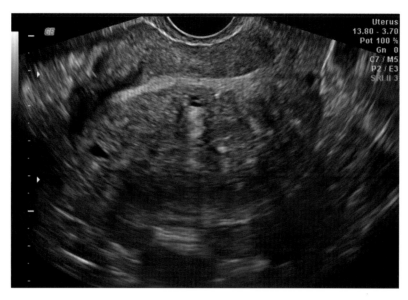

图 4.28　子宫腺肌病的二维超声典型表现：子宫内膜-肌层结合带消失，子宫肌层不均匀增厚，呈不均匀低回声，伴无回声区及内膜样回声

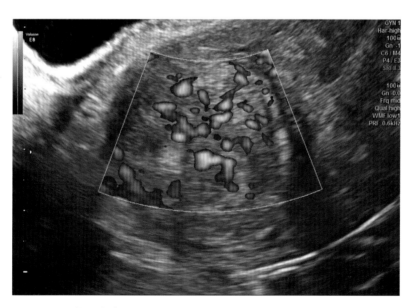

图 4.29　能量多普勒显示子宫腺肌病连续性血管模式，分布略不规则，没有形成典型的垂直于子宫内膜方向的血管模式

以显示出平直地穿过子宫肌层的血管，血管方向与子宫内膜垂直，可以与子宫肌瘤的周边血管模式进行鉴别。局灶性子宫腺肌病（或子宫腺肌瘤）表现为位于子宫肌层内的包块，子宫不对称增大，包块边界模糊，呈混合回声，黄体期伴有的高回声病灶代表异位的子宫内膜。多普勒超声可显示穿过包块的血管（图 4.30 和图 4.31）。

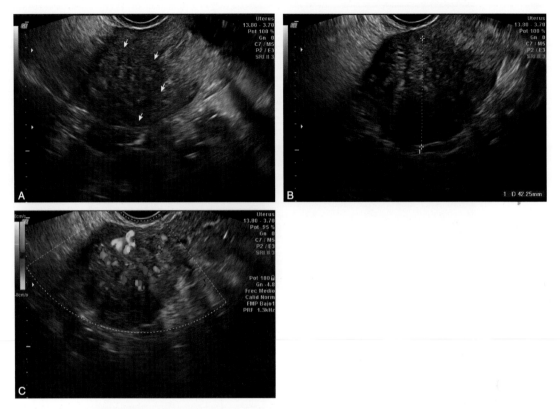

图 4.30　A. 子宫腺肌瘤:箭头显示边界不清。B. 常位于子宫底。C. 多普勒超声有助于与子宫肌瘤鉴别

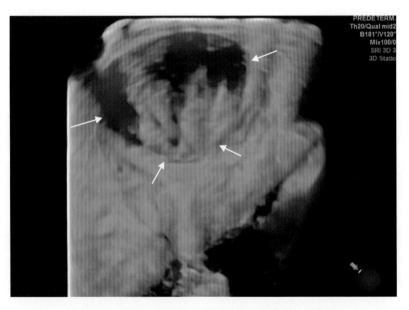

图 4.31　HDLive 显示位于子宫底的子宫腺肌瘤(箭头)

三维超声可以通过脱机分析重建不同的解剖切面,尤其是子宫的冠状面,以此提高对子宫腺肌病的诊断效能,其独特的视图可以对 JZ 进行主观和客观的评估[21-23]。三维超声的多平面视图或三维重建图像所显示的 JZ 增厚(≥8mm)、分界不清、JZ 内有内膜样高回声,是典型的子宫腺肌病的表现(图4.32)。

笔者提出应用 GE 公司(Zipf,Austria)最新的超声诊断仪的 HDLive 新技术,将一个新的声像图特点作为子宫腺肌病的诊断标志。三维图像的获取和其他三维容积图像相似,需获取子宫内膜腔的冠状面(三维图像的获得会在第5章详述)。

建立冠状面后,激活"Edit Light"功能,可以从不同的角度穿透需要观察的对象。对于严重的子宫腺肌病病例,笔者观察到"大树征"(tree sign),子宫颈管和子宫腔下段类似"树干",形态不规则 JZ 内的垂直血管及低回声区构成了完整的"大树"图像(图 4.33 和图 4.34)。关于"大树征"的可重复性及可靠性,以及其与生殖功能的关系的研究正在进行中。

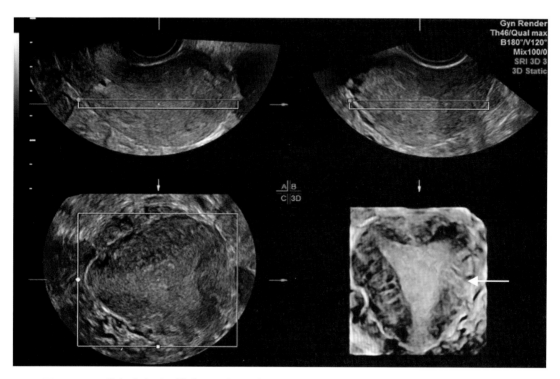

图 4.32　三维超声多平面模式显示位于左侧壁的子宫腺肌病:JZ 消失,向子宫肌层浸润(箭头)

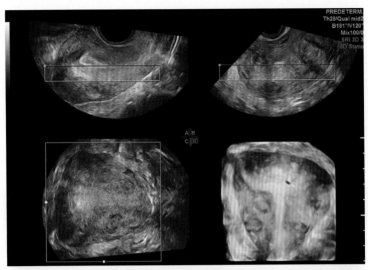

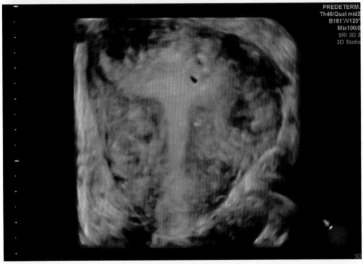

图 4.33　三维超声多平面模式及 HDLive 进行图像重建。三个子宫腺肌病的病例及"大树征"的显示。图像的右下角显示了光线的方向。树干由子宫颈管和子宫腔下段构成,树的其他部分由剩下的子宫腔及带有供血血管的子宫腺肌瘤组成

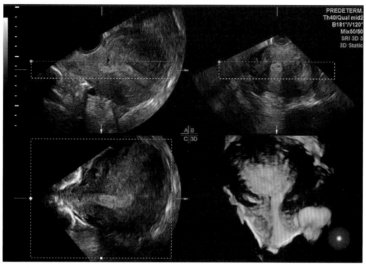

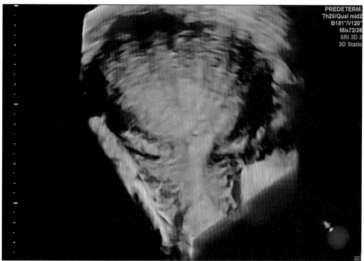

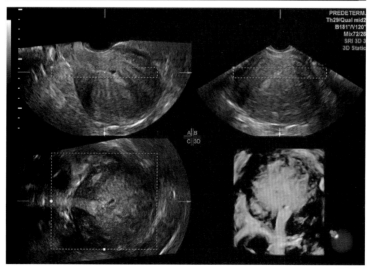

图 4.33(续)

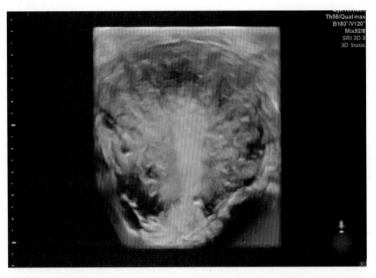

图 4.33(续)

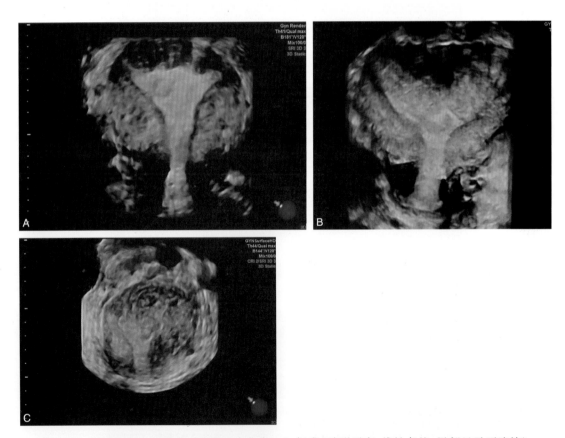

图 4.34　利用 HDLive 图像将子宫腺肌病分类。A. 轻度(球形子宫,线性条纹,局部显示不连续)。B. 中度(子宫肌层囊性病灶及异位的子宫内膜种植,或子宫腺肌瘤)。C. 重度("大树征")

要点与技巧

- 经阴道超声检查是诊断子宫肌瘤和子宫腺肌病的首选检查。
- 子宫肌瘤较大或多发子宫肌瘤时,应联合使用经腹部和经阴道超声。
- 子宫肌瘤的位置,尤其是其与子宫内膜的关系,最好结合三维超声或 TUI 进行评估。
- 子宫肌瘤可以因组织学的不同改变(包括生理性和病理性)而发生超声图像的改变,如液性区、声影或后方回声增强。
- 子宫肌瘤迅速增大有肉瘤样变的可能,尤其是伴有血供明显丰富的病例。
- 子宫肌瘤的血供主要位于周边,多普勒超声表现为"火环"样。
- 鉴别 0 型子宫黏膜下肌瘤和子宫内膜息肉需要多普勒超声辅助诊断。二者都会出现滋养血管,但是子宫肌瘤的血管模式是环状或者半环状,而子宫内膜息肉是分支样或单发滋养血管。
- 诊断子宫腺肌病的最佳时期是月经周期的黄体期。
- 子宫腺肌病的典型二维超声表现是子宫不对称增大,伴有液性区和平行的声影。
- 三维超声声像图可识别子宫内膜-肌层结合带,有助于诊断子宫腺肌病。
- 子宫腺肌病具有连续平直穿过子宫肌层的血管,且方向垂直于子宫内膜。
- 子宫腺肌病区别于子宫肌瘤的特征是,缺乏清晰的包膜及连续的血管模式。

（朱天彤　译　王鑫璐　校）

参考文献

1. Schwartz PE, Kelly MG. Malignant transformation of myomas: myth or reality? *Obstet Gynecol Clin North Am* 2006;**33**(1):183–98.

2. Bulletti C, Coccia ME, Battistoni S, Borini A. Endometriosis and infertility. *J Assist Reprod Genet* 2010;**27**(8):441–7.

3. Benaglia L, Cardellicchio L, Leonardi M, et al. Asymptomatic adenomyosis and embryo implantation in IVF cycles. *Reprod Biomed Online* 2014;**29**(5):606–11.

4. Vercellini P, Consonni D, Dridi D, et al. Uterine adenomyosis and in vitro fertilization outcome: a systematic review and meta-analysis. *Hum Reprod* 2014;**29**(5):964–77.

5. Tremellen K, Thalluri V. Impact of adenomyosis on pregnancy rates in IVF treatment. *Reprod Biomed Online* 2013;**26**(3):299–300.

6. Salim R, Riris S, Saab W, et al. Adenomyosis reduces pregnancy rates in infertile women undergoing IVF. *Reprod Biomed Online* 2012;**25**(3):273–7.

7. Maheshwari A, Gurunath S, Fatima F, Bhattacharya S. Adenomyosis and subfertility: a systematic review of prevalence, diagnosis, treatment and fertility outcomes. *Hum Reprod Update* 2012;**18**(4):374–92.

8. Pritts, E, Parker, W, Olive, D. Fibroids and infertility: an updated systematic review of the evidence. *Fertil Steril* 2009;**91**:1215–23.

9. Ivo Brosens I, Kunz G., Benagiano G. Is adenomyosis the neglected phenotype of an endomyometrial dysfunction syndrome? *Gynecol Surg* 2012;**9**(2):131–7.

10. Dueholm M, Lundorf E, Hansen ES, Ledertoug S, Olesen F. Evaluation of the uterine cavity with magnetic resonance imaging, transvaginal sonography, hysterosonographic examination, and diagnostic hysteroscopy. *Fertil Steril* 2001;**76**:350–7.

11. Munro MG, Critchley HO, Fraser IS, FIGO Menstrual Disorders Working Group. The FIGO classification of causes of abnormal uterine bleeding in the reproductive years. *Fertil Steril* 2011;**95** (7):2204–8.

12. Wamsteker K, Emanuel MH, de Kruif JH. Transcervical hysteroscopic resection of submucous fibroids for abnormal uterine bleeding: results regarding the degree of intramural extension. *Obstet Gynecol* 1993;**82**:736–40

13. Lasmar RB, Xinmei Z, Indman PD, Celeste RK, Di Spiezio Sardo A. Feasibility of a new system of classification of submucous myomas: a multicenter study. *Fertil Steril* 2011;**95**(6):2073–7.

14. Mavrelos D, Naftalin J, Hoo W, et al. Preoperative assessment of submucous fibroids by three-dimensional saline contrast sonohysterography. *Ultrasound Obstet Gynecol* 2011;**38**:350–4.

15. Mohan P, Hamblin M, Vogelzang RU. Artery embolization and its effect on fertility. *J Vasc Interv Radiol* 2013;**24**:925–30.

16. Qidwai IG, Caughey AB, Jacoby AF. Obstetric outcomes in women with sonographically identified uterine leiomyomata. *Obstet Gynecol* 2006;**107**:376–82.

17. Laughlin SK, Herring AH, Savitz DA, et al. Pregnancy-related fibroid reduction. *Fertil Steril* 2010;**94**:2421–3.

18. Reinhold C, Tafazoli F, Mehio A, et al. Uterine adenomyosis: endovaginal US and MR imaging features with histopathologic correlation. *Radiographics* 1999;**19**:S147–60.

19. Fedele L, Bianchi S, Dorta M, et al. Transvaginal ultrasonography in the diagnosis of diffuse adenomyosis. *Fertil Steril* 1992;**58**:94–7.

20. Jayaprakasan K, Panchal S. *Ultrasound in Subfertility: Routine Applications and Diagnostic Challenges*. Jaypee

Brothers Medical Publishers, 2014.

21. Ludwin A, Ludwin I, Kudla M, et al. Diagnostic accuracy of three-dimensional sonohysterography compared with office hysteroscopic and its interrater/intrarater agreement in uterine cavity assessment after hysterocopicmetroplasty. *Fertil Steril* 2014;**101**(5) 1392–9.

22. Exacoustos C, Brienza L, Di Giovanni A, et al. Adenomyosis: three dimensional sonographic findings of the junction zone and correlation with histology. *Ultrasound Obstet Gynecol* 2011;**37**(4): 471–9.

23. Luciano DE, Exacoustos C, Albrecht L, et al. Three-dimensional ultrasound in diagnosis of adenomyosis: histologic correlation with ultrasound targeted biopsies of the uterus. *J Minim Invasive Gynecol* 2013;**20**(6):803–10.

第 5 章

先天性子宫畸形的超声评估

Sotirios H. Saravelos Tin-Chiu Li

引言

先天性子宫畸形（congenital uterine anomaly，CUA）在妇产超声领域一直获得广泛关注，原因有三：第一，CUA 在特定群体和非特定群体女性中患病率均相对较高[1-2]；第二，CUA 对妊娠结局具有重大意义，有时也会引起青春期相关症状的出现[3-4]；第三，近期相关内容的报道增加，最终新的国际分类诞生[5]，达成新的国际诊断共识[6]。三维超声目前被推荐为诊断的"金标准"，这意味着妇科医师和/或超声医师需要对有症状和无症状的怀疑患有 CUA 的女性患者进行正确的诊断和分类。

本章涵盖与 CUA 相关的各个领域。首先，详述 CUA 现在和之前的分类；其次，将会介绍不同诊断方法的准确度；再次，将概述 CUA 的流行病学特点；从次，确定每种 CUA 的临床意义；最后，介绍如何利用三维超声按步骤诊断 CUA。

应该用哪种分类呢？

要想准确诊断 CUA，首先应系统地了解 CUA 的分类。CUA 的分类演变过程非常有趣。最早是由 Cruveilher、Foerster 和 Von rokitansky 在 19 世纪中期提出的[7]。后来发表的一系列期刊更深入地描述了各种 CUA 的分型方法，Buttram and Gibbons 根据米勒管系统胚胎发育异常出现的时期和异常解剖提出了一种分类[8]。这种分类成为迄今为止最著名的分类法的主干：美国生育学会（American Fertility Society，AFS）[现在的

美国生殖医学学会（American Society for Reproductive Medicine，ASRM）]分类[9]。该分类包括 7 种不同类型发育异常的示意图，已经用于研究和临床近 30 年。然而，随着成像越来越精确，新的分类法也在涌现，旨在更加全面地涵盖疾病。其中 VCUAM 分类就将阴道（vagina）、子宫颈（cervix）、子宫（uterus）和附件相关畸形（associated malformations）均描述出来，目的是系统地报道出所有的生殖道畸形[10]。1992 年由 Acien 提出的"女性泌尿生殖系统问题的胚胎学临床分类"，在 2011 年进行了更新[7,11]，该分类是以观察到的不同胚胎发育途径和阶段为基础的。

最近欧洲人类生殖与胚胎学学会（European Society for Human Reproduction and Embryology，ESHRE）和欧洲妇科内镜学会（ESGE）联合成立了一个工作组，以建立最新的分类系统。ESHRE/ESGE 分类法于 2013 年联合发布，并通过结构化投票程序（称为 Delphi 程序）实现，该领域的诸多专家参与其中[5]。该分类包括所有女性生殖道畸形的描述（与 VCUAM 分类相似），同时提供了示意图指南，以帮助诊断和区分不同的畸形（与 AFS 分类法相似）。建议客观地测量子宫的大小，这有助于鉴别 CUA 的各个亚型。纵隔子宫的定义为子宫具有正常的外部轮廓，并且子宫底中线向内凹陷超过子宫壁厚度的 50%；而双子宫（或双角子宫）是子宫外轮廓向内凹陷，子宫底中线凹陷深度超过子宫壁厚度 50%。诊断 CUA 的 ESHRE/ESGE 分类法详见图 5.1。

ESHRE/ESGE分类法
女性生殖道畸形

	子宫异常		子宫颈/阴道异常	
	大类	亚类	合并存在类	
U0	正常子宫		C0	正常子宫颈
U1	形态异常子宫	a. T型 b. 幼稚型 c. 其他类型	C1	子宫颈纵隔
			C2	双子宫颈
U2	纵隔子宫	a. 不完全 b. 完全	C3	单侧子宫颈发育不全
U3	双角子宫	a. 不完全 b. 完全 c. 双角纵隔	C4	子宫颈发育不全
U4	单角子宫	a. 有残角腔(交通或无角) b. 无残角腔(有角无腔或 　 无角)	V0	正常阴道
			V1	无梗阻型阴道纵隔
			V2	梗阻型阴道纵隔
U5	发育不全子宫	a. 有残角腔(双角或单角) b. 无残角腔(双角或单角子宫 　 残体/发育不全子宫)	V3	阴道横隔和/或处女膜闭锁
			V4	阴道发育不全
U6	未分类的发育异常			
U			C	V

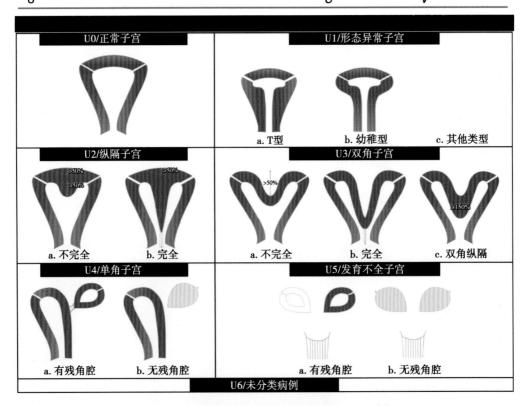

图 5.1　女性生殖道畸形 ESHRE/ESGE 分类法[5]

然而,值得注意的是,虽然 ESHRE/ESGE 分类法是目前最新、最权威的,但是也受到一些作者的质疑。他们发现与之前的分类法比较,利用该分类法会增加纵隔子宫的诊断率。这些作者建议在使用该分类法时需谨慎,尽量避免过度诊断引起临床处理上的困扰[12]。

最准确的检查方法是什么?

这是一直困扰临床医师多年的问题。原因之一是可用于不同的研究方式评估的解剖病例不多。女性生殖道检查方法包括:二维超声,三维超声,SIS,MRI,子宫输卵管造影(hysterosalpingography,HSG),宫腔镜和腹腔镜。直到现在,所选用的方法主要取决于当地医院可用的技术设备和临床医师的偏好,而不是诊断准确度[1]。最近一项新的国际共识(Thessaloniki 共识)发布,这是一篇 38 项研究的系统评价,将上述所有的检查方法与宫腹腔镜联合这一传统"金标准"进行对照研究[6]。在降序排列中,最准确的方法[这里以平均准确度(95% CI)表示]是三维超声 97.6%(94.3%~100%),SIS 96.5%(93.4%~99.5%),HSG 86.9%(79.8%~94.0%),二维超声 86.6%(81.3%~91.8%)。虽然没有研究将 MRI 作为筛查工具(这是可以理解的,因为高成本、利用率低和耗时),但 MRI 被认为至少是与三维超声一样准确的[13]。每种方法的灵敏度、特异度、阳性预测值(positive predictive value,PPV)、阴性预测值(negative predictive value,NPV)和总体准确度均见于表 5.1。

表 5.1　用于诊断 CUA 的各种方法的灵敏度、特异度、阳性预测值(PPV)、阴性预测值(NPV)和总体准确度及 95% CI[6]

诊断方法	研究例数	灵敏度/%	特异度/%	PPV/%	NPV/%	准确度/%
宫腔镜		作为"金标准"				
腹腔镜						
MRI		至少与三维超声一样准确				
三维超声	11	98.3(95.6~100)	99.4(98.4~100)	99.2(97.6~100)	93.9(84.2~100)	97.6(94.3~100)
SIS	13	95.8(91.1~100)	97.4(94.1~100)	97.8(93.3~100)	94.6(87.6~100)	96.5(93.4~99.5)
二维超声	9	67.3(51.0~83.7)	98.1(96.0~100)	94.6(89.4~99.8)	86.0(73.7~98.3)	86.6(81.3~91.8)
HSG	16	84.6(74.4~94.9)	89.4(80.0~100)	83.6(74.6~92.6)	89.1(79.7~98.5)	86.9(79.8~94.0)

鉴于这些发现,Thessaloniki 共识得出结论,三维超声应被作为诊断女性生殖器官异常的"金标准",对于复杂的或者三维超声不确定的病例,应使用 MRI 和/或宫腔镜和腹腔镜进一步检查[6]。三维超声除了具有较高的诊断准确度,还具有其他显著优势,如无创、省时、价廉、易获得、客观性和可重复性高等[14]。

真正的患病率是多少?

直到现在,CUA 真正的患病率仍未得到精确的计算。事实上,不同人群中报告的患病率不一致,甚至难以确定这是一种常见的问题还是罕见的问题[1]。如前所述,这主要是由于研究人员使用了不同的检查方法,而不同的检查方法有不同的诊断准确度。最近有学者使用荟萃分析尝试控制这种偏倚,在非特定人群中平均患病率(95% CI)约为 5.5%(3.5%~8.5%),在不育人群中约 8.0%(5.3%~12%),在反复妊娠丢失的人群中约 13.3%(8.8%~20.0%),在反复妊娠丢失和不育的人群中约 24.5%(18.3%~32.8%)[2]。CUA 各亚型患病率见表 5.2。

表 5.2　按人群分类估计 CUA 亚型患病率(均值和 95% CI)[3]

人群	总体/%	弓形子宫[a]/%	纵隔子宫/%	双角子宫/%	双子宫[b]/%	单角子宫/%	其他/%
正常	5.5(3.5~8.5)	3.9(2.1~7.1)	2.3(1.8~2.9)	0.4(0.2~0.6)	0.3(0.1~0.6)	0.1(0.1~0.3)	0.1(0~2.2)
不育	8.0(5.3~12.0)	1.8(0.8~4.1)	3.0(1.3~6.7)	1.1(0.6~2.0)	0.3(0.2~0.5)	0.5(0.3~0.8)	0.9(0.4~1.8)
反复妊娠丢失	13.3(8.9~20.0)	2.9(0.9~9.6)	5.3(1.7~16.8)	2.1(1.4~3.0)	0.6(0.3~1.4)	0.5(0.3~1.1)	0.9(0.1~12.6)
反复妊娠丢失和不育	24.5(18.3~32.8)	6.6(2.8~15.7)	15.4(12.5~19.0)	4.7(2.9~7.6)	2.1(1.4~3.2)	3.1(2.0~4.7)	0.3(0~2.3)

[a] 弓形子宫不在 ESHRE/ESGE 分类法中,所以这类畸形可能属于正常组或纵隔组。

[b] 在 ESHRE/ESGE 分类法中,双子宫具有双子宫颈。

有临床意义吗?

一旦做出 CUA 诊断,摆在面前最重要的问题是:这会对患者造成影响吗? 如何影响? 根据畸形的种类、患者的年龄和生育要求有不同的答案。青春期与 CUA 相关最常见的妇科症状有原发性闭经,周期性盆腔痛,或者二者都有。第一种原因是子宫发育不全或先天性无子宫,例如先天性子宫阴道缺如综合征。第二种原因是异常梗阻的存在,例如梗阻性阴道隔膜,或单角子宫合并有分泌功能的非交通型残角子宫的存在。第三种原因可能是阴道或者子宫颈阴道发育不全但子宫功能正常[15]。值得注意的是,

在具有临床意义的 CUA 女性患者中,约 80% 可并发泌尿道畸形[1]。因此,一旦发现子宫异常,必须同时扫查泌尿系统以排除合并畸形。CUA 对青春期女性的影响不在本章的讨论范围内,我们将详细阐述 CUA 对育龄妇女的临床影响。

最近有研究关于 CUA 对育龄期女性的影响进行了荟萃分析。大体结论:这些发育异常与妊娠率降低,流产率、早产率增加,分娩时胎位不正,出生体重下降和围产期死亡率增加有关[3-4]。此外,一些病例对照研究指出子宫纵隔切除组和纵隔未治疗组比较,前者会降低流产风险,但还需要随机对照试验进一步深入研究[4,16]。每种 CUA 的生育影响见表 5.3。

表 5.3　CUA 亚型导致各种生殖结局的相对风险(95% CI)[2]

异常	妊娠/%	孕早期流产/%	孕中期流产/%	早产/%	胎先露异常/%
所有异常	0.87(0.68~1.11)	2.56(0.89~7.38)	1.94(0.92~4.09)	2.97(2.08~4.23)***	3.87(2.42~6.18)***
弓形子宫	1.03(0.94~1.12)	1.35(0.81~2.26)	2.39(1.33~4.27)**	1.53(0.70~3.34)	2.53(1.54~4.18)***
纵隔子宫	0.86(0.77~0.96)*	2.89(2.02~4.14)***	2.22(0.74~6.65)	2.14(1.48~3.11)***	6.24(4.05~9.62)***
双角子宫	0.86(0.61~1.21)	3.40(1.18~9.76)*	2.23(1.05~5.15)*	2.55(1.57~4.17)***	5.38(3.15~9.19)***

续表

异常	妊娠/%	孕早期流产/%	孕中期流产/%	早产/%	胎先露异常/%
双子宫	0.9(0.79~1.04)	1.10(0.21~5.66)	1.39(0.44~4.41)	3.58(2.00~6.40)***	3.70(2.04~6.70)***
单角子宫	0.74(0.39~1.41)	2.15(1.03~4.47)*	2.22(0.53~9.19)	3.47(1.94~6.22)***	2.74(1.30~5.77)**

* P<0.05; ** P<0.01; *** P<0.001。

如何用超声诊断

传统二维经阴道超声检查是评估子宫形态和筛查子宫异常较便宜的检查方式。在月经的后半周期进行超声检查更适用于评估子宫是否有先天畸形,因为分泌期子宫内膜回声增强,子宫腔的形态更容易显示。横切面扫查显示两团子宫内膜则提示子宫异常(图 5.2B),可以是双角子宫、纵隔子宫、不全纵隔或弓形子宫(正常变异)(图5.3)。子宫纵切面系统扫查可显示一个子宫体,然后探头扫查至另一侧,显示出另一个子宫体,这提示可能是双角子宫。横切面扫查可以提供更多的信息,通常显示出子宫上部双侧子宫内膜回声(近子宫底),斜切面(如果能获得此切面)子宫底凹陷是双角子宫或双子宫体子宫的典型特征。三维超声(下面详细阐述)可显示子宫冠状面(图

5.2C),有助于清晰地显示子宫底的外(浆膜面)和内(黏膜面)轮廓,可以正确区分双角、纵隔、不全纵隔或弓形子宫[1-2]。

双子宫很少见,传统二维超声横切面显示两团子宫内膜回声,而三维超声和临床发现存在两个子宫颈即可证实双子宫的诊断(图5.4)。两个子宫角可对称或不对称,两个分开的阴道可通过窥器检查。单角子宫可显示为位于盆腔的一侧有一个正常形态的子宫长轴图像,盆腔另一侧有或无残角子宫。残角或严重发育不良的子宫角超声下表现为等回声结构伴或不伴中心部薄层子宫内膜线(图 5.5)。在横切面子宫底水平,只能显示一侧子宫角。三维超声可再次确认,在冠状面上显示"香蕉"形态的子宫内膜腔和单个输卵管间质部(图 5.3)。SIS 也可诊断残角子宫,因为造影过程中,生理盐水可显示出单角子宫的形态,与残角子宫之间无交通。

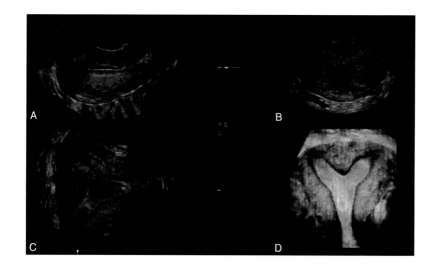

图 5.2　不全纵隔子宫三维超声图像,可同时显示纵切面(A)、横切面(B)和冠状面(C),横切面可显示两团子宫内膜回声,这是三维超声特有的功能。冠状面的渲染模式显示不全纵隔子宫(D)

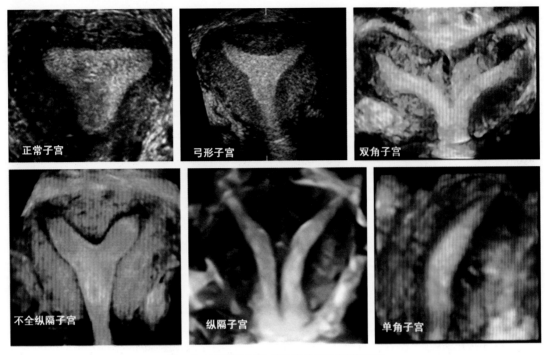

图 5.3　不同子宫发育异常的超声冠状面观

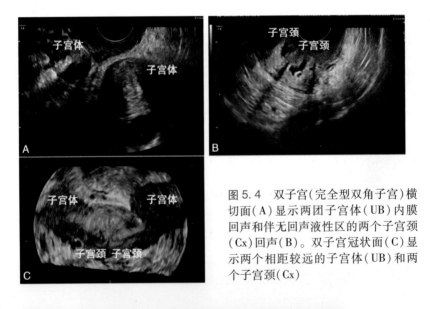

图 5.4　双子宫(完全型双角子宫)横切面(A)显示两团子宫体(UB)内膜回声和伴无回声液性区的两个子宫颈(Cx)回声(B)。双子宫冠状面(C)显示两个相距较远的子宫体(UB)和两个子宫颈(Cx)

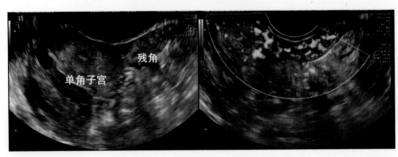

图 5.5　横切面观单角子宫(UC)旁伴一残角(R)。右图多普勒血流显示单角子宫的子宫体与残角有血流交通

如之前提到的,三维超声如今已被推荐作为诊断 CUA 的"金标准"[6]。因此,本节将逐步介绍如何获得标准的子宫三维超声冠状图像,并与 ESHRE/ESGE 分类法相结合,从而对 CUA 进行正确分类(图5.6)。

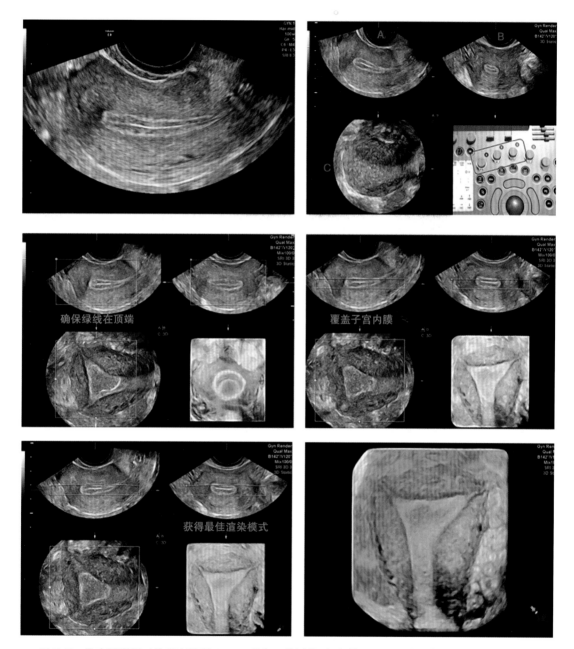

图 5.6　按步骤利用三维超声诊断 CUA。采集三维图像时,矢状面显示整个子宫(左上图)。三维容积数据采集后,子宫可在三个平面上显示(A、B、C)。操作者应熟悉使用控制台上的 X、Y 和 Z 功能,并使用它们在三个平面上调整子宫的方向和位置(右上图)。选择渲染模式时,取样框的绿色部分应放置在屏幕上端(左中图)。调整取样框使其覆盖子宫内膜(右中图)。精细的调整和渲染可以用来提高图像质量(左下图)。最后,图像可放大对照 CUA 分类进行诊断(右下图)

第一步

需要一台合适的超声机,具备三维容积探头和具有三维功能的经阴道探头。为了获得最佳图像,妇科模式参数需具有最佳采集质量和最大扫查角度(一般 120°)。

第二步

子宫应在矢状面/纵切面进行识别(除非是双子宫,需要在横切面识别)。窗口的深度应该恰巧显示子宫体占据屏幕的 3/4。焦点位置应调节在子宫内膜水平。三维功能启动时操作者和患者均应保持静止不动,直到三维图像采集完成。采集时应完全包含整个子宫体。

第三步

三维图像采集完后,子宫可在三个独立平面(A、B、C)上呈现出来,利用机器上不同的模式进行观察(最常用的是多平面模式和渲染模式)。操作者应熟悉控制台上的 X、Y 和 Z 功能,并使用它们在三个平面上调整子宫的方向和位置。

第四步

渲染模式启动时,屏幕上出现取样框。调节取样框使其覆盖整个子宫内膜。取样框的绿线代表渲染的方向,应置于最上面。

第五步

最后还需要进行适当调整,例如取样框的弧度(与子宫内膜纵切面弧度一致),也可应用不同渲染模式观察(HDLive 显示图像更加逼真)。如果获得满意的三维图像,可将其放大同时与 CUA 分类比照。容积图像和单张图像均可存储起来,用于后续处理。操作者应尝试测量 CUA 相关的数据(如子宫纵隔的长度、间质部间的距离、子宫底肌层的厚度或其他数值)。更多诊断 CUA 技术方面的信息可详见 Thessaloniki 共识[6]。

小结

随着有关 CUA 研究的增多,近些年出现一些新的分类,最新的是 ESHRE/ESGE 分类法。现如今三维超声被公认为"金标准"。正确地诊断出 CUA 类型非常重要,不仅因为 CUA 在特定和非特定女性群体中很常见,还因为 CUA 会引起不良生育结局,患者会非常在意。本章节已经详细讲述了如何按步骤通过三维超声诊断 CUA。

要点与技巧

- 超声检查评估子宫异常应在月经周期的黄体期进行,因为此时子宫内膜腔的轮廓更加清晰。
- 全面的二维超声扫查可为 CUA 提供一些线索。
- 子宫横切面扫查显示两团子宫内膜的子宫异常包括双角子宫、纵隔子宫、不全纵隔子宫或弓形子宫。
- 子宫底水平子宫内膜显示"鸟喙"样可提示单角子宫,此时应仔细扫查宫旁(对侧)是否有残角的存在。
- 每一次检查都要保证获得高质量的图像,以确保准确诊断子宫异常。
- 三维超声是诊断 CUA 的"金标准",对于复杂或不确定的病例,应辅以 MRI 和/或宫腔镜/腹腔镜检查。
- 获取三维容积图像时,要确保采集角度足够大(一般 120°)和高分辨率。让患者尽量保持不动,最好在采集过程中屏住呼吸,这样可尽量减小呼吸运动形成的伪影。
- 适当调节放大/zoom 键,至少使子宫体占据屏幕 3/4。
- 对于非常宽的子宫,在横切面获取三维容积图时要包含子宫底和所有子宫体。
- 当分析三维容积图像时,根据子宫内膜的走行方向适当弯曲取样线,以确保真正识别子宫异常。

(董梦 译　王鑫璐 校)

参考文献

1. Saravelos SH, Cocksedge KA, Li TC. Prevalence and diagnosis of congenital uterine anomalies in women with reproductive failure: a critical appraisal. *Hum Reprod Update* 2008;**14**:415–29.

2. Chan YY, Jayaprakasan K, Zamora J, et al. The prevalence of congenital uterine anomalies in unselected and high-risk populations: a systematic review. *Hum Reprod Update* 2011;**17**:761–71.

3. Chan YY, Jayaprakasan K, Tan A, et al. Reproductive outcomes in women with congenital uterine anomalies: a systematic review. *Ultrasound Obstet Gynecol* 2011;**38**:371–82.

4. Venetis CA, Papadopoulos SP, Campo R, et al. Clinical implications of congenital uterine anomalies: a meta-analysis of comparative studies. *Reprod Biomed Online* 2014;**29**:665–83.

5. Grimbizis GF, Gordts S, Di Spiezio Sardo A, et al. The ESHRE/ESGE consensus on the classification of female genital tract congenital anomalies. *Hum Reprod* 2013;**28**:2032–44.

6. Grimbizis GF, Di Spiezio Sardo A, Saravelos SH, et al. The Thessaloniki ESHRE/ESGE consensus on diagnosis of female genital anomalies. *Hum Reprod* 2016;**31**:2–7.

7. Acien P, Acien MI. The history of female genital tract malformation classifications and proposal of an updated system. *Hum Reprod Update* 2011;**17**:693–705.

8. Buttram VC, Jr., Gibbons WE. Mullerian anomalies: a proposed classification (an analysis of 144 cases).

Fertil Steril 1979;**32**:40–6.

9. AFS. The American Fertility Society classifications of adnexal adhesions, distal tubal occlusion, tubal occlusion secondary to tubal ligation, tubal pregnancies, Mullerian anomalies and intrauterine adhesions. *Fertil Steril* 1988;**49**:944–55.

10. Oppelt P, Renner SP, Brucker S, et al. The VCUAM (vagina cervix uterus adnex-associated malformation) classification: a new classification for genital malformations. *Fertil Steril* 2005;**84**:1493–7.

11. Acien P. Embryological observations on the female genital tract. *Hum Reprod* 1992;**7**:437–45.

12. Ludwin A, Ludwin I. Comparison of the ESHRE-ESGE and ASRM classifications of Mullerian duct anomalies in everyday practice. *Hum Reprod* 2014; **30**:569–80.

13. Graupera B, Pascual MA, Hereter L, et al. Accuracy of three-dimensional ultrasound compared with magnetic resonance imaging in diagnosis of Mullerian duct anomalies using ESHRE-ESGE consensus on the classification of congenital anomalies of the female genital tract. *Ultrasound Obstet Gynecol* 2015;**46**:616–22.

14. Saravelos SH, Li TC. Intra- and inter-observer variability of uterine measurements with three-dimensional ultrasound and implications for clinical practice. *Reprod Biomed Online* 2015;**31**:557–64.

15. Acien P, Acien M. The presentation and management of complex female genital malformations. *Hum Reprod Update* 2016;**22**:48–69.

16. Rikken JF, Kowalik CR, Emanuel MH, et al. Septum resection for women of reproductive age with a septate uterus. *Cochrane Database Syst Rev* 2017;**1**:CD008576.

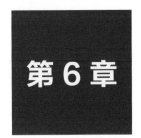

第6章 子宫内膜疾病的超声评估

Thierry Van den Bosch

引言

子宫内膜疾病包括增生、息肉、癌症和感染。子宫黏膜下肌瘤从严格意义上讲并不属于子宫内膜病变，但应纳入鉴别诊断中。

尽管超声检查时可能偶然发现子宫内膜腔内病变，但大多数患者都是因异常子宫出血而就诊的。超声检查可对患者进行分类，便于进一步选择治疗方法。如果绝经后子宫内膜薄而规则，多诊断为子宫内膜萎缩，内膜恶变的风险也非常低[1-2]（图6.1）。

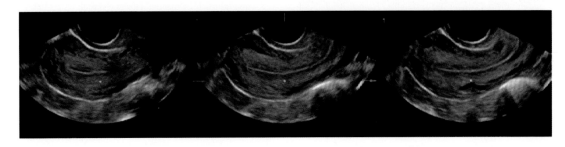

图6.1 断层超声成像（TUI）显示薄而规则的子宫内膜

如果发现子宫内膜腔内局灶性病变（如子宫内膜息肉或子宫黏膜下肌瘤），则需要进行宫腔镜手术。如果超声图像可疑为子宫内膜癌或不典型增生，应直接进行子宫内膜取样。如果可疑为生理性子宫内膜改变或单纯性子宫内膜增生，临床医师可以选择子宫内膜取样、内分泌治疗或期待疗法。本章概述了如何使用超声检查来评估子宫内膜和子宫内膜腔。

常规超声检查

超声扫描先从子宫内膜开始，扫查子宫内膜应从右至左，从子宫底至子宫峡部进行。如果子宫内膜清晰可见，则在矢状面测量其最厚处（见第2章）。此处不一定是子宫内膜近子宫底处。

如果子宫内膜不清晰，则必须记录为"不可测量"。子宫内膜无法测量一定是有潜在的异常，并需要进一步检查（如宫腔声学造影检查）。在异常出血的1 220名妇女中，有近20%的癌症病例出现子宫内膜无法测量[3]。

仅报告子宫内膜厚度是不够的，超声特征也应描述[4]。子宫内膜的回声可以是均匀的，或不均匀的。在月经周期中，典型的卵泡期子宫内膜是均匀的低回声（三层型），而在分泌期则是高回声。如果子宫内膜背景成分不一致（图6.2）和/或存在内部囊肿（图6.3），则子宫内膜为不均匀的。

子宫内膜中线可描述为线性、非线性、不规则或不可见。子宫内膜-肌层结合带（JZ）是子宫内膜周围的低回声缘。JZ位于子宫肌层内而不是子宫内膜的一部分[5]。JZ可能是规则的、不规则的、中断的或不清

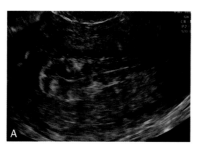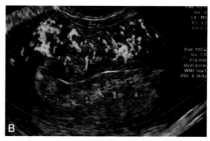

图 6.2　不典型局灶性复杂增生的患者,子宫内膜回声不均匀:灰阶图(A)和能量多普勒成像(B)显示多起源多灶性血管

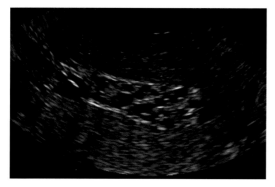

图 6.3　一名使用他莫昔芬患者,子宫内膜回声不均匀,表现为子宫内膜伴散在液性区

晰的。JZ 并不是轻易就能看到。使用 3D 超声将容积对比成像(volume contrast imaging,VCI)设置层厚为 2mm,可以清晰显示 JZ[6]。

彩色多普勒和能量多普勒成像可显示子宫内膜和子宫内膜病变的血管,有助于疾病的诊断。虽然在大多数正常的月经周期中,子宫内膜内看不到血管,但在分泌期结束时可见多条周围血管。子宫腔内病变具有典型的血管模式:息肉为单起源血管伴或不伴有分支[7],肌瘤可见周围血流,子宫内膜癌为多起源的多灶性血管。

息肉,肌瘤,癌症还是血块?

使用宫腔声学造影检查可能发现以下子宫腔内病变,如子宫内膜息肉、子宫黏膜下肌瘤、局灶性恶性病变、血块或息肉样子宫内膜增生。根据病变的轮廓、回声和彩色多普勒特征可做出正确诊断。与血块或局灶性恶性病变相比,息肉或子宫黏膜下肌瘤

的轮廓是规则的。息肉往往具有更高的回声,内部偶有小囊肿。肌瘤的回声通常较低,低于周围覆盖的子宫内膜回声,使肌瘤显示更清晰。由于肿瘤类型不同,子宫内膜癌的回声也有差异,高分化子宫内膜癌通常是高回声的。与子宫内膜癌一样,FIGO 分型的 1 型或 2 型子宫肌瘤的子宫内膜-肌层结合带通常是中断的,而子宫内膜息肉和血块完全是位于子宫腔内的,不会影响 JZ 的结构。彩色多普勒检查有助于诊断。息肉(图6.4)通常有一个滋养血管(蒂),肌瘤(图6.5)有周围环形血流,子宫内膜癌(图6.6)有多起源多灶性血流,而血块中无血流显示。使用液体灌注子宫腔时,血块会自由移动,并且在检查过程中其形状可能发生变化。因此使用生理盐水灌注就很容易发现此类情况。如果怀疑有血块,可以考虑将其吸出,例如使用移液取样器,并在抽吸后检查子宫腔,观察血块是否消失。

在有多个“息肉”的情况下,应注意与息肉样子宫内膜鉴别。特别是在月经周期的分泌期结束时,子宫内膜会呈息肉样。对于育龄妇女,建议在下一次月经后的一周内再次扫查。如果子宫内膜看起来均匀,并且表现为典型的三层结构,则可以诊断为生理性改变。否则,从多发性息肉到子宫内膜疾病,包括增生甚至癌变都是有可能的。若是单支滋养血管,倾向于诊断息肉;当出现多发的多条血管时,则子宫内膜弥漫性病变的可能性大。

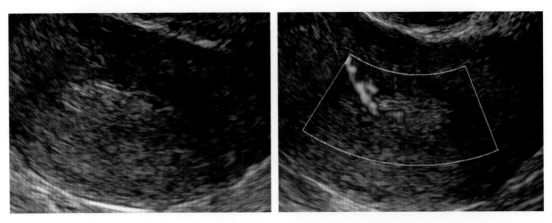

图 6.4　子宫内膜息肉：灰阶超声检查（可见高回声边界）和能量多普勒成像（可见单支滋养血管）

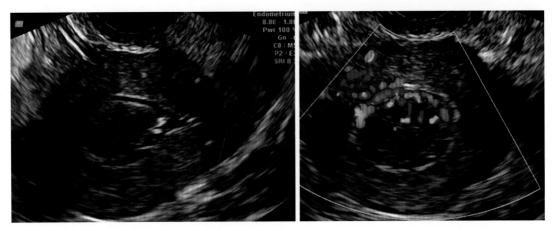

图 6.5　凝胶灌注宫腔声学造影声像图：子宫黏膜下肌瘤灰阶超声图像（右）和彩色多普勒成像（可见环形血流）

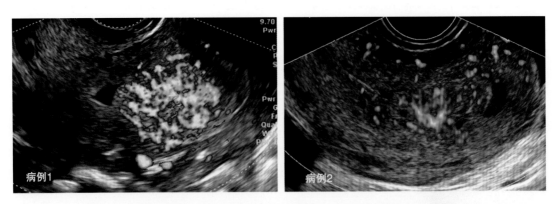

图 6.6　子宫内膜癌：多起源多灶性血流（病例 1）和局灶性起源血流（病例 2）

宫腔声学造影检查

诊断子宫腔内病变的最佳方法是宫腔声学造影检查。研究证实,在诊断子宫内膜息肉和子宫黏膜下肌瘤时,宫腔声学造影检查与宫腔镜检查一样准确[8](图6.7)。盐水(盐水灌注宫腔声学造影,SIS)和凝胶(凝胶灌注宫腔声学造影,GIS)均可作为阴性(无回声)对比剂。虽然两者的诊断准确度相似,但与盐水相比,凝胶具有一些优势[9-10]。由于凝胶具有黏度,极少会向子宫颈管反流,因此使用较少的凝胶即可提供更稳定的子宫腔充盈。当使用不带球囊的简易导管时,这一点尤为重要。此外,凝胶的较高黏度会防止凝胶与(潜在恶性的)子宫内膜细胞一起通过输卵管外溢。对于确诊为子宫内膜癌的患者,进行 SIS 或宫腔镜检查时导致输卵管外溢的临床意义尚不明确。

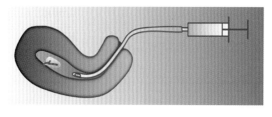

图 6.7　宫腔声学造影超声示意图(宫腔水造影)

不进行宫腔声学造影检查的原因

在进行宫腔声学造影检查之前,要进行规范的常规超声检查。在某些情况下,宫腔声学造影是不必要的或不是检查指征。如果子宫腔内本身已有无回声液体,可直接评估子宫腔情况。老年妇女子宫腔内常可见浆液性物质。若子宫腔内为血性物质,超声呈低回声或不均匀回声。有时会看到血清和沉积的红细胞之间清晰的分界线(图6.8)。

在月经周期的前半段,子宫内膜是均匀的低回声,前后子宫内膜之间形成子宫内膜中线回声。子宫腔内有子宫内膜息肉或肌瘤时,在低回声子宫内膜衬托下可以清楚地看到病变,无须使用宫腔声学造影检查。

如果子宫内膜非常薄、规则,且整个子宫腔清晰可见,则不太可能存在病变。Timmermans 等指出,如果子宫内膜厚度小于3mm,则子宫内膜恶性病变发生的可能性非常低[1]。在这种情况下,可以省略进一步的宫腔声学造影检查或宫腔镜检查。如果有复发或持续出血等症状,则需要重新评估。

妊娠期间绝对禁行宫腔声学造影检查。这是在进行宫腔声学造影检查之前必须进行规范的常规超声检查的另一个原因。

如果怀疑子宫内膜恶性肿瘤,首先建议行子宫内膜活检,并等待组织学检查结果。从子宫腔经输卵管进入腹腔播散恶性细胞的问题仍然存在争议。尽管已证明宫腔镜检查或 SIS 期间可能将恶性子宫内膜细胞冲

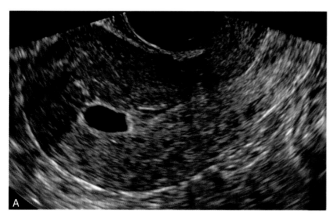

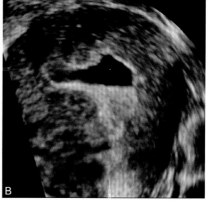

图 6.8　宫腔积血声像图,血清和沉积的红细胞之间有明显的分界线:矢状面(A)和冠状面(B)图像

洗入腹腔,但从治愈或生存角度讲,尚未建立相应的临床相关性。出于谨慎考虑,所有指南均建议在宫腔镜检查或 SIS 期间尽可能使用低压力/流量。因此如果高度怀疑恶性肿瘤,最好避免宫腔声学造影检查。如果要进行,则凝胶要优于盐水,因为其黏度较高,液体流动风险较低。

如果患有子宫颈炎或盆腔感染,则不要进行宫腔声学造影检查,以免病原体扩散。在初步的常规超声检查中,也要排除妇科或非妇科原因引起的出血,包括子宫肌瘤、子宫腺肌病、卵巢病变或膀胱癌和直肠癌。

宫腔声学造影检查步骤

使用适当大小的开放型(Collin 型)窥器(图 6.9)。当导管插在子宫内时,窥器的开放端可以使其迅速移出。如果使用封闭型(Cuzco 型)窥器,在导管和注射器上方移出窥器时,应特别注意导管不能从子宫中滑出。

用小棉签和消毒剂清洁并检查子宫颈。在检查过程中可能会出现一些异常出血,原因包括子宫颈炎、子宫颈外翻、子宫颈癌、子宫颈息肉、带蒂的肌瘤或突出至子宫颈的子宫内膜息肉。

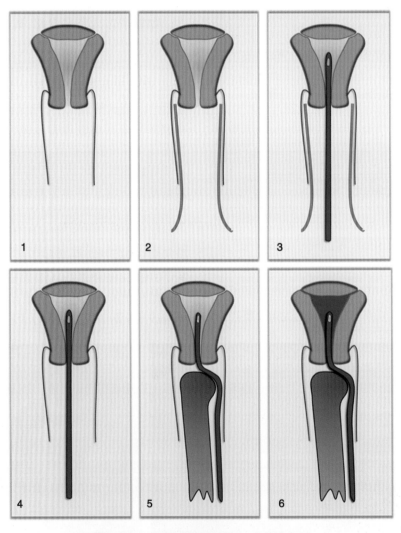

图 6.9　进行宫腔声学造影检查步骤示意图

不同类型的导管均可用于宫腔声学造影检查。球囊导管和锥形导管可以阻碍液体回流。可以使用简单的新生儿吸引导管。尽管这种导管很细（外径 2mm），相对较软，但足够坚固，可以轻松地穿过子宫颈管，而且足够长，不会妨碍阴道探头的操作，此外该导管还很便宜。

使用 Rampley 海绵固定钳或类似装置，固定在距导管尖端约 1cm 处。将尖端推过子宫颈外口，然后将导管缓慢向上移动，直到感觉触及子宫底为止。患者略感下腹痛时，要立即告知操作者，这意味着导管触及了子宫底。

如果子宫颈外口太窄而无法插入导管尖端，可用小型扩张器来辅助。一旦将导管尖端插入 2mm 以上，则注入少量凝胶，这可以帮助其通过子宫颈管。在某些情况下，导管可能穿不过子宫颈管。这时不要用力推，要尝试以不同的方向轻轻地推动导管。在某些情况下，可能会需要使用持勾夹住子宫颈并拉直子宫-子宫颈夹角。在导管插入过程中进行经腹扫查可能有一定价值，它可以指示导管走行的方向。

如果子宫颈管太窄，使用窥器检查看不到子宫颈外口，即使是最细的导管也通不过，则可以尝试注水扩张。注水扩张时，使用装有盐水的 5 或 10ml 注射器及 50mm 长的 21G 肌内注射针。注射盐水时，将针尖放在子宫颈外口处。注意不要刺破子宫颈。

在移开窥器之前，注入少量的凝胶（0.5~1ml），检查子宫腔内导管的位置和子宫颈管内有无卷曲。如果导管在子宫颈管内卷曲，凝胶会立即通过子宫颈回流。

移除窥器，导管仍在子宫腔内时插入经阴道探头。如果有助手的话，助手可在观察超声屏幕的同时通过注射器注入一些凝胶，注意避免子宫腔过度扩张。如果没有助手，将注射器放置在患者腹部上，边扫查边注入少量凝胶。

扫查开始时，应先从子宫颈一直扫查至导管顶端，这样可以确认导管的正确位置，也有助于定位高度扭曲的子宫腔。这还有助于了解导管位置，避免将其误认为异常子宫内膜。如果导管干扰了成像，则可以将其慢慢拉出视野。

将探头保持在矢状面，同时注入少量液体。如果子宫腔扭曲，则可能要稍微移动探头以获得最佳的子宫腔图像。缓慢注入液体至关重要，以免子宫腔过度拉伸导致突然疼痛。在注入液体时要告知患者，并请她在感到不适或疼痛时告知检查者。通常 2~3ml 液体足以将子宫内膜分开并排除子宫腔内病变，不必使子宫腔过度扩张。

避免气泡非常重要。气泡极易产生回波反射，并严重干扰超声图像。因此，请确保在插入注射器和导管之前将气体排出。竖直握住注射器并排出空气，连接导管，排出导管内全部空气。

操作结束时，在扫查子宫腔下部的同时，缓慢取出导管。通过子宫颈管时，可以注入一些凝胶以确定子宫颈管内膜线。

一些妇女，特别是有严重痛经史的妇女，在操作完成后可能会出现下腹部绞痛。如果出现疼痛或不适，建议患者服用非甾体抗炎药。

小结

对于异常子宫出血的女性，超声检查可将怀疑为恶性肿瘤需要优先处理的患者、需要行宫腔镜检查的患者与不需要其他额外检查的患者有效区分开（图 6.10）。

超声检查不能替代组织学检查。如果超声图像、临床表现和子宫内膜活检的组织学结果之间相互矛盾，则应考虑重新诊断[11]。

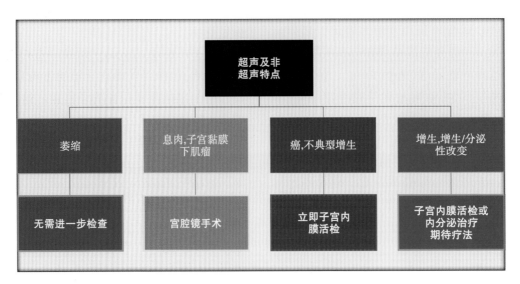

图 6.10　异常子宫出血的处理

要点与技巧

- 如果子宫内膜薄,规则,均匀且清晰可见,则恶性肿瘤的可能性很小。
- 除了分泌期末,子宫内膜内均无血管可见。
- 彩色成像有助于息肉、子宫黏膜下肌瘤、子宫内膜癌和血块之间的鉴别诊断。
- 如果没有看到整个子宫内膜,不要进行测量,要进行宫腔声学造影检查。
- 对于宫腔声学造影检查,请使用凝胶并缓慢注射。通常注入的量不超过 3ml。
- 宫腔声学造影检查时气泡会严重干扰图像质量:在插入导管之前,先将注射器和导管中的空气排出!
- 宫腔声学造影检查应使用开放型窥器。

（史婧文　译　黄瑛　校）

参考文献

1. Timmermans A, Opmeer BC, Khan KS, et al. Endometrial thickness measurement for detecting endometrial cancer in women with postmenopausal bleeding: a systematic review and meta-analysis. *Obstet Gynecol* 2010;**116**(1):160–7.

2. Van den Bosch T, Van Schoubroeck D, Domali E, et al. A thin and regular endometrium on ultrasound is very unlikely in patients with endometrial malignancy. *Ultrasound Obstet Gynecol* 2007;**29**(6):674–9.

3. Van den Bosch T, Ameye L, Van Schoubroeck D, Bourne T, and Timmerman D. Intra-cavitary uterine pathology in women with abnormal uterine bleeding: a prospective study of 1220 women. *Facts Views Vis Obgyn* 2015;**7**(1):17–24.

4. Leone FP, Timmerman D, Bourne T, et al. Terms, definitions and measurements to describe the sonographic features of the endometrium and intrauterine lesions: a consensus opinion from the International Endometrial Tumor Analysis (IETA) group. *Ultrasound Obstet Gynecol* 2010;**35**(1):103–12.

5. Naftalin J, Jurkovic D. The endometrial–myometrial junction: a fresh look at a busy crossing. *Ultrasound Obstet Gynecol* 2009;**34**(1):1–11.

6. Votino A, Van den Bosch T, Installe AJ, et al. Optimizing the ultrasound visualization of the endometrial-myometrial junction (EMJ). *Facts Views Vis Obgyn* 2015;**7**(1):60–3.

7. Timmerman D, Verguts J, Konstantinovic ML, et al. The pedicle artery sign based on sonography with color Doppler imaging can replace second-stage tests in women with abnormal vaginal bleeding. *Ultrasound Obstet Gynecol* 2003;**22**(2):166–71.

8. de Kroon CD, de Bock GH, Dieben SW, et al. Saline contrast hysterosonography in abnormal uterine bleeding: a systematic review and meta-analysis. *BJOG* 2003;**110**(10):938–47.

9. Van den Bosch T, Betsas G, Van Schoubroeck D, et al. Gel infusion sonography in the evaluation of the uterine cavity. *Ultrasound Obstet Gynecol* 2009;**34**(6):711–14.

10. Werbrouck E, Veldman J, Luts J, et al. Detection of endometrial pathology using saline infusion sonography versus gel instillation sonography: a prospective cohort study. *Fertil Steril* 2011;**95**(1):285–8.

11. Van den Bosch T, Van Schoubroeck D, Van Calster B, Cornelis A, Timmerman D. Pre-sampling ultrasound evaluation and assessment of the tissue yield during sampling improves the diagnostic reliability of office endometrial biopsy. *J Obstet Gynaecol* 2012;**32**(2):173–6.

第 7 章

多囊卵巢的超声评估

Tarek Elshamy　Kanna Jayaprakasan

引言

多囊卵巢综合征(polycystic ovary syndrome, PCOS)是育龄女性最常见的一种内分泌异常。有文献报道 PCOS 的患病率为 5%～15%[1],其变化很大程度上是由于研究人群的不同以及诊断标准的差异[2]。PCOS 的临床症状通常为肥胖、不孕、月经不调以及高雄激素血症表现。PCOS 妇女的心血管疾病及 2 型糖尿病的远期发病风险均增加。此外,长期暴露于非拮抗性雌激素中会增加子宫内膜增生及子宫内膜癌发病的风险。

PCOS 是一个排除性诊断,然而不同的专家团队提出了几套诊断标准,有美国国立卫生研究院(National Institute of Health, NIH)标准、鹿特丹标准和 AE-PCOS 学会标准[3](表 7.1)。1990 年 NIH 编制的 PCOS

表 7.1　多囊卵巢综合征表型
(根据 AE-PCOS 学会)[9]

参数	表型 A	表型 B	表型 C	表型 D
高雄激素血症	+	+	+	-
排卵功能障碍	+	+	-	+
卵巢呈多囊样	+	-	+	+

诊断共识主要是基于专家意见,而不是临床试验的证据。根据 NIH 共识,诊断 PCOS 必须同时具备持续无排卵和高雄激素血症(临床或生化指标)。需要排除其他疾病,包括非典型先天性肾上腺皮质增生症(non-classic congenital adrenal hyperplasia, NC-CAH)、库欣综合征、分泌雄激素肿瘤、高催乳素血

症、甲状腺功能障碍等[4]。

十三年后,鹿特丹 ESHRE/ASRM 发起的 PCOS 共识研讨小组修订了 NIH 共识,将多囊卵巢(PCO)的超声表现加入 PCOS 的诊断中。2003 年的鹿特丹共识包括三个标准:①排卵少或无排卵;②高雄激素血症的临床或生化表现;③影像学上出现卵巢的多囊表现。三个标准中出现两个就可以诊断为 PCOS。诊断 PCOS 需要排除其他原因引起的高雄激素血症及排卵功能障碍[5]。鹿特丹 PCO 超声诊断的标准是一侧或双侧卵巢中直径为 2～9mm 的卵泡≥12 个和/或卵巢体积大于 10cm³。

近年来超声分辨率有所提高,考虑到这一因素,国际上制定了一份评估和管理 PCOS 的循证指南。指南最终确定了诊断 PCOS 最有效的超声标准[6]。我们将在本章的后面讨论这些标准。

PCOS 的表型

根据 PCOS 的临床表现,将其分为四种临床表型(表 7.1),分别是:①典型 PCOS,包括 A、B 组;②更新的 PCOS,包括 C、D 组。与典型的 PCOS 组相比,更新的 PCOS 两组都将 PCO 的形态改变作为一种特征[7-8]。

将 PCO 的形态特征加入鹿特丹诊断标准后,确定另外两种 PCOS 表型:①有排卵功能障碍和 PCO,但无高雄激素血症的女性;②有高雄激素血症和 PCO 的排卵女性[10]。2009

年,AE-PCOS 学会专家重新评估了 PCOS 的主要特征,并制定了新的共识。AE-PCOS 的诊断标准包括:①高雄激素,包括多毛症和/或高雄激素血症;②卵巢功能障碍,包括低排卵、无排卵和/或出现多囊样卵巢;③排除其他相关疾病[3]。

根据 AE-PCOS 共识,高雄激素血症是诊断 PCOS 的必要标准。因此,无高雄激素血症的排卵功能障碍和 PCO(以前被纳入鹿特丹标准)不能被诊断为 PCOS[3]。

多囊卵巢的超声表现

盆腔超声检查被认为是怀疑 PCOS 妇女的必要检查方法。自 20 世纪 70 年代第一次对女性进行盆腔超声研究以来[11],人们进行了多次尝试来确定超声诊断 PCO 的标准。然而,到目前为止,这些超声标准还没有完全统一。

早期且应用广泛的标准是在 1985 年提出的。PCO 被定义为卵巢内存在 10 个或更多的直径 2~8mm 的卵泡,它们排列在致密间质周围或分散在增加的间质中[12]。另一个超声研究表明,具有 PCOS 症状的妇女,70% 有卵巢增大表现,卵泡分布在卵巢周围或散布在高回声间质中[13]。这些标准是针对经腹部超声。也有研究表明 42% 的病例不能通过经腹部超声对卵巢进行充分的评估[14]。明确影响卵巢显示的因素包括肥胖、机器分辨率低、充盈的膀胱使盆腔解剖结构变形以及肠管的遮挡等[15]。

经阴道超声的出现提高了超声分辨率,有助于更好地观察盆腔结构,从而制定更精确的 PCO 超声诊断标准[16]。2003 年在鹿特丹召开的 ESHRE/ASRM 会议为 PCO 制定了一个统一的定义。根据鹿特丹标准,出现以下超声表现时可以诊断为 PCO:一侧或两侧卵巢内有 12 个或以上直径 2~9mm 的卵泡,或卵巢体积超过 10cm³。只需一侧卵巢符合

以上标准就可以诊断为 PCO[17]。这个定义确定了两个重要的参数:卵巢体积及卵泡数。

卵巢的体积和面积

有一些文献报道了正常妇女与 PCO 妇女卵巢体积的比较。卵巢体积大于 10cm³ 作为 PCO 的超声诊断阈值[18-19]。然而,一些报道认为卵巢体积本身不足以诊断 PCO,因为正常卵巢和 PCO 之间的体积有高度的重叠[15]。计算卵巢体积的公式有多种[20]。有研究提出卵巢体积应根据基本的椭球体积的简化公式计算,即卵巢的长×宽×厚×0.5[18,21](图 7.1)。值得一提的是,卵巢总面积增加已被认为是超声诊断 PCO 的标准。在 48 例对照研究中,卵巢间质面积的正常上限(第 95 百分位数)为 380mm²。卵巢间质面积是通过卵巢纵切面,卵巢总面积减去囊泡的面积来计算。此研究还观察了卵巢总面积和间质面积之间的相关性[22]。这种方

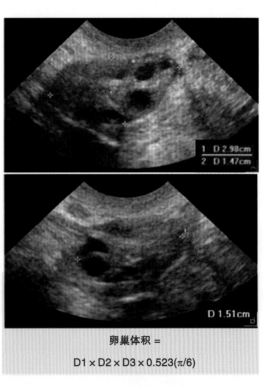

卵巢体积 =
D1 × D2 × D3 × 0.523(π/6)

图 7.1　二维超声测量卵巢体积:三径法(纵切面最大纵径、前后径,横切面最大横径)

法的优点是经腹或经阴道超声可以采集到可靠的卵巢面积,它不需要计算机辅助分析,因为现代超声机软件可以很容易地测量任何结构的面积。在一项大型观察性研究中,正常女性的双侧卵巢面积总和小于 $11cm^2$,超过这个范围的卵巢面积只在 PCOS 患者中发现[22]。也有作者将这个界限设定为每个卵巢面积小于 $5.5cm^2$[23]。

卵泡数

鹿特丹共识将超声诊断 PCO 的最佳临界值定义为每个卵巢有 12 个或更多直径为 2~9mm 的卵泡。这个截断值是基于 Jonard 等在 2003 年发表的一项研究,该研究报告称,在诊断 PCOS 时使用 12 个或更多的卵泡,具有 99% 的特异度和 75% 的灵敏度[19]。然而,最近的研究对这一截断值提出了质疑,并表明在健康女性中,卵巢卵泡超过 12 个的比例很高[24-25]。AE-PCOS 组织了一个工作组来回顾最近的研究结果,并提出将截断值提高到 25 个或更多的卵泡[26]。最近的一份国际指南推荐将每个卵巢具有≥20 个直径为 2~9mm 的卵泡作为诊断 PCO 的诊断截断值[6]。

卵泡分布

根据卵泡的分布情况将 PCO 分为两种类型:①周边囊泡型(peripheral cystic pattern,PCP),这种类型的 PCO 表现为卵泡位于卵巢被膜的下方,呈现珍珠项链征(图 7.2);②普通囊泡型(general cystic pattern,GCP),这种类型的卵泡散在分布于整个卵巢实质中[10](图 7.3)。PCP 通常在年轻的患者中见到,而在年龄偏长的妇女中 GCP 更多见[27]。此外,每一种分型都反映一种特定的内分泌状态[16]。

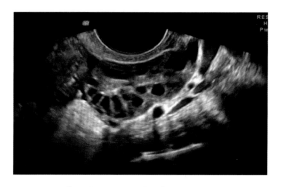

图 7.2 典型的 PCO 形态:卵泡周围排列,间质回声强

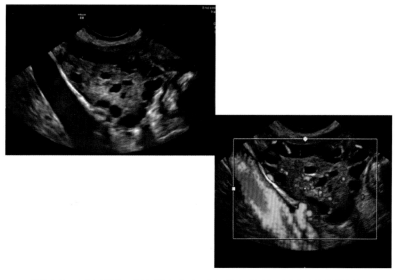

图 7.3 PCO 形态:卵泡散在分布于卵巢各处(灰阶图及多普勒图)

多卵泡卵巢

多卵泡卵巢（multifollicular ovary，MFO）是指卵巢大小正常或稍微增大，有多个（12个或更多）卵泡（直径4~10mm），但间质大小正常的卵巢[12]（图7.4）。MFO是一种常

见的超声表现，见于正常青春期女孩，中枢性性早熟、高催乳素血症和下丘脑性闭经的女性。因此，当超声发现MFO时，在诊断为PCOS之前应结合整个临床表现。

间质回声及体积

卵巢间质的高回声（图7.5和图7.6）曾被认为是早期诊断PCO的超声标准之一[12]。另一项研究表明，经阴道超声检查发现PCO和正常卵巢的间质回声没有差异，并提示主观认为间质回声增高的原因可能是间质体积的增加[28]。卵巢间质的体积增加和回声增强被认为是区别PCO和其他病因MFO的可靠超声征象，据报道它的灵敏度为94%[18,29]。然而，判断回声增强是很主观的，并依赖于超声机的设置。卵巢总体积在

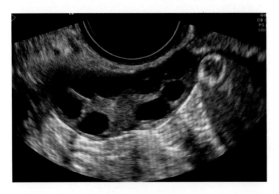

图7.4 多卵泡卵巢

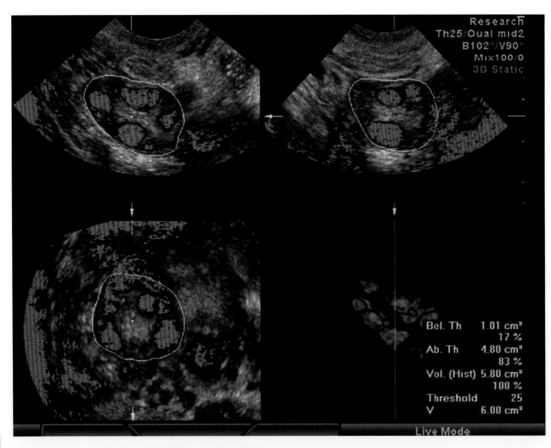

图7.5 三维超声（VOCAL软件）可测量卵巢间质体积，但临床应用有限

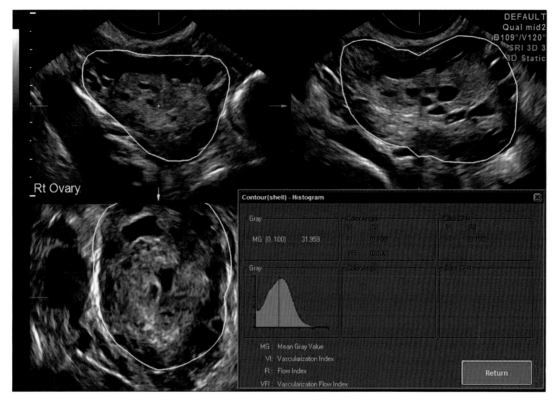

图 7.6　卵巢间质回声强度可使用三维超声 VOCAL 软件直方图测量,用平均灰度值表示

很大程度上取代了间质体积作为超声诊断 PCO 的参数,因为它在临床中易于测量,并且与间质体积有很好的相关性[30]。

间质的血流

我们可以使用多普勒超声检测卵巢间质的血流。PCO 的特征为高回声的间质中血管增加,这些发现被随后的组织学研究所证实。组织学研究表明,与正常卵巢相比,PCO 的间质血管上皮的密度增加了两倍[31]。一些卵巢间质血流的参数被认为有助于诊断 PCO,包括卵巢间质血管 2D 超声多普勒的指标(图 7.7)和 3D 超声能量多普勒血管化指数(vascularization index,VI),血流指数(flow index,FI)以及血管化血流指数(vascularization flow index,VFI)(图 7.8)。一些研究报道,与正常卵巢相比,PCO 的患者 3D 能量多普勒指数显著升高[32-33]。也有研究认为在 PCO 和正常卵巢之间这些指标没有显著差异[34-35]。3D 能量多普勒指数的一个主要限制因素是它们在很大程度上依赖于超声机的设置[36]。

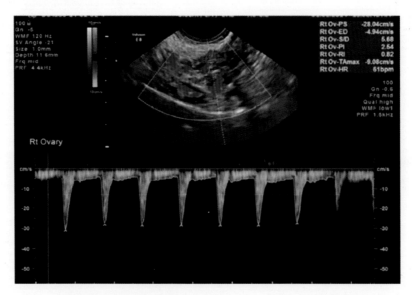

图7.7 二维脉冲波多普勒评价卵巢间质血流。血流指标的测量值在图像的右上角

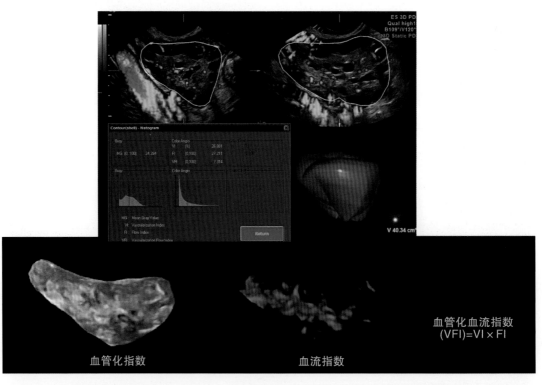

图7.8 三维能量多普勒测量卵巢血流。它测量三种血管指数:血管化指数(总多普勒信号,即总血流)、血流指数(多普勒信号强度)和血管化血流指数

无 PCOS 的卵巢多囊样改变

超声表现为卵巢多囊样改变不一定都是 PCOS。据统计,25% 的正常排卵妇女和 27%~39% 的青春期女孩都表现为多囊样的卵巢[37-38]。还有一种推断,具有 PCO 的女孩将来可能更容易患 PCOS[39]。有些学者还将 PCO 与月经不规律联系起来[38],有人认为,在排卵妇女中 PCO 的存在与反复妊娠丢失和不孕风险增加有关[40-41]。因此,超声上 PCO 的表现是正常卵巢还是尚未表现出来的 PCOS,目前还不清楚。

3D 超声的应用

现行的超声诊断 PCO 的标准依赖 2D 超声,但是 2D 超声有一定局限性。首先在使用超声诊断 PCO 时,观察者之间和观察者内部的变异性较大[42],其次观察者之间卵泡计数的一致性较差[43]。3D 超声在生殖医学中的应用为窦卵泡计数(AFC)、卵巢体积和间质血管的评估提供了新的方法。

窦卵泡的计数

有两种计数卵泡的方法:①3D 多平面方法;②超声自动化测量方法(sonography-based automated volume count,SonoAVC)。在 3D 多平面方法中,可以同时显示存储的三维卵巢容积数据的三个正交平面(纵切面或 A 平面、横切面或 B 平面、冠状面或 C 平面)(图 7.9)。然后,观察者使用在多平面视图中显示的三个正交平面来计算卵泡的数量。采用这种方法,观察者之间的信度得到显著提高[44](图 7.9)。

在 SonoAVC 方法中,首先描绘出卵巢的 3D 容积图像,然后由 SonoAVC 软件进行处理,识别每一个卵泡,用特定的颜色进行编码,并自动测量卵泡的直径和体积(图 7.10)。目前这种方法的稳定性和准确度还

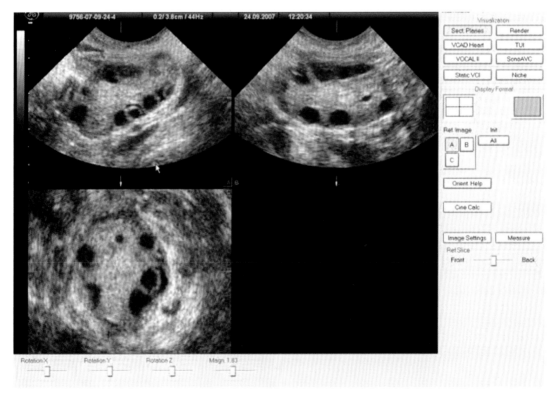

图 7.9 卵巢的 3D 多平面成像

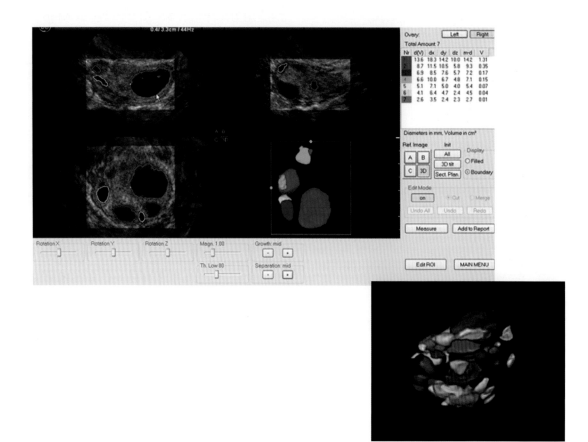

图 7.10　SonoAVC 半自动卵泡测定方法:对卵泡进行彩色编码,同时在右侧显示每个卵泡的直径和体积

不够,需要进一步的后处理来选择或删除一些被软件漏掉或误识别的卵泡或低回声区域。这种自动测量的方法具有较高的有效性,并能提供比二维测量更精确的测量值[45]。

卵巢体积

与 2D 超声相比,3D 超声的另一个优势是更加可靠和准确地计算卵巢体积。这是因为 3D 超声能够对不规则形态卵巢的体积进行计算[44,46](图 7.11)。应用计算机辅助虚拟脏器分析(VOCAL)成像系统在体外对卵巢体积计算取得了很高的信度和效度[36]。然而在日常工作中,不是每个机器都配备该软件,同时该软件的使用需要花费更多时间,所以这一应用受到限制[47]。

血流的评价

通过 3D 卵巢容积成像,可以将能量多普勒血管成像应用于量化卵巢间质血流的研究中(图 7.8)。血管的指标包括:VI、FI、VFI。这些指标的测量是通过 VOCAL 软件中"直方图"的功能来实现的。然而,它们也有一些局限性,比如可重复性差,需要离线评估,这些指标很大程度上受到超声机设置的影响[35,48-49]。因此,3D 超声技术的进步需要克服这些限制,使这种模式更加稳定和具有复现性。

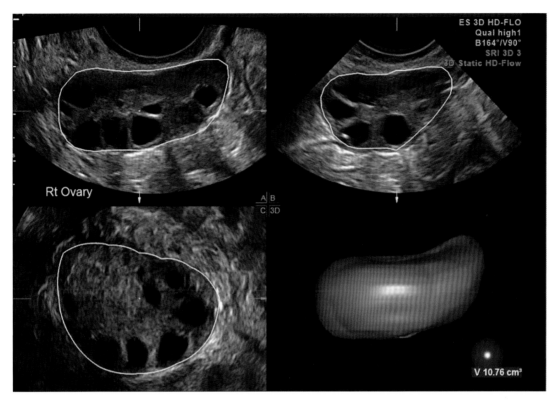

图 7.11　卵巢体积:3D 超声应用 VOCAL 软件进行测量

青春期的卵巢多囊样改变

PCOS 通常在青春期前后出现,青春期女孩 PCOS 的临床和生化特征与成年人相似[50]。但是青少年 PCO 的诊断需要谨慎,因为这一时期卵巢的形态学表现可以与成年人 PCO 的外观相似。因此,按照鹿特丹PCO 标准进行诊断时,正常青春期女性会有35.4% ~ 54% 的误诊率[51-52]。

此外,由于青少年的超声检查通常是经腹部进行的,因此很难区分 PCO 和 MFO[53]。有研究者将经腹部超声检查卵巢体积超过10cm³ 作为诊断 PCO 的标准,这是因为经腹部超声卵泡计数往往不可靠[26]。也有学者使用 MRI 比较了患和不患 PCOS 的青春期女孩的卵巢形态,结果表明与对照组相比,患有 PCOS 的女孩的卵泡数更多,卵巢体积更大[54]。

PCOS 超声诊断的最新建议

最近的一份国际指南建议使用以下标准诊断 PCOS[6]:经阴道超声检查时,在排除优势卵泡和黄体后,只要有一侧卵巢的卵泡(2 ~ 9mm)数 ≥ 20 个和/或卵巢体积 ≥10cm³,便可以诊断 PCO。当使用经腹部超声检查时,一侧或双侧卵巢体积≥10cm³ 就可以诊断 PCO。

要点与技巧

如何应用 2D 超声测量卵巢体积
- 行经阴道 2D 超声扫查(月经周期第 2~5 天进行)。
- 确定一侧卵巢。
- 在卵巢的纵切面和横切面,仔细检查卵巢,排除任何病理改变。测量卵巢的最大纵径(长度),最大前后径(厚度)和最大横径(宽度)。
- 可以用公式计算卵巢体积(长×宽×厚×0.5),当这三条径线测量完成时,机器会自动计算出体积。

如何应用 3D 超声 VOCAL 软件测量卵巢体积

- 获得高质量的卵巢 3D 图像,然后使用多平面显示。
- 选择 A 平面或者 B 平面,通常选择 B 平面。
- 激活 VOCAL 软件。
- 在"define contour"下选择"manual"。
- 在"contour finder"下选择"trace"。
- 选择旋转 30°,15°或 9°。角度越小,测得的卵巢体积越准确,但需要分析的时间越长。
- 随着 3D 体积的每次旋转,手动描记卵巢边界。
- 根据旋转角度(分别为 30°、15°或 9°)重复 6、12 或 20 次。
- 一旦描记完成,选择"done",体积将自动计算并显示在输出面板上。

如何在 2D 超声上计数窦卵泡

- 经阴道 2D 超声扫查(尽管可以在月经周期的任意时间进行,但最好在月经周期第 2~5 天进行)。
- 确定卵巢。
- 在纵切面上,从卵巢的表面开始扫查,一直扫查到对面的表面。
- 计数所有窦卵泡(2~10mm 圆形无回声囊性结构)。
- 对侧卵巢重复以上步骤。将左右窦卵泡数相加,计算窦卵泡总数。

如何用 3D 超声多平面模式计数窦卵泡

- 获取卵巢的三维容积,并在多平面模式下显示。
- 同时显示三维卵巢容积的三个正交平面(纵切面或 A 平面、横切面或 B 平面、冠状面或 C 平面)。
- 选择 A 或 B 平面,在一个平面中逐层观察卵巢。
- 从卵巢的表面开始,一直到对面的表面。
- 计算两个卵巢的窦卵泡(2~10mm)数,并将两者相加,得到窦卵泡总数。
- 为了增加信度,可以计算另一个平面上的窦卵泡数(即,如果首先评估的是"A",则为"B")。如果有差异,取两个测量值的平均值。

如何应用 2D 多普勒超声评价卵巢间质的血流

- 行经阴道 2D 超声扫查。
- 识别卵巢并获得纵切面图像。
- 激活彩色按钮(标记为"C"),将出现彩色框。
- 定位并调整卵巢上的彩色框,以观察卵巢间质内的动脉。
- 激活脉冲波多普勒按钮(标记为"PW"),带有取样框(由两条水平线表示)的取样线将出现在屏幕上。
- 适当调整血管上的取样线和取样框(1mm宽)。避免选择靠近卵巢表面的血管,角度 <30°。
- 按"update"键获取频谱。
- 观察频谱轨迹几秒钟,获得至少三组波形。
- 激活"freeze"键。
- 使用自动频谱描记来跟踪波形的轮廓,然后按"set"。自动测量收缩峰值速度(peak systolic velocity, PSV)、阻力指数(resistance index, RI)和搏动指数(pulsatility index, PI)。

如何计算 3D 能量多普勒指数

- 通过 2D 超声识别卵巢,激活能量多普勒识别卵巢间质中的血管。
- 获取卵巢的三维容积,并在多平面模式下显示。
- 选择 A 或 B 平面,通常选择 B 平面。
- 激活 VOCAL 软件。
- 在"define contour",选择"manual"。
- 在"contour finder",选择"trace"。
- 选择旋转 30°、15°或 9°。
- 随着 3D 体积的每次旋转,手动描记卵巢边界。
- 根据需要重复此步骤多次。
- 一旦描记结束,选择"done",将自动计算出体积。
- 选择"Histogram"功能。图像的上象限将出现一个带有图形的方框,称为体积直方图,显示平均灰度体积、彩色血管图和 3D 能量多普勒血管指数[血管化指数(VI)、血流指数(FI)和血管化血流指数(VFI)]。

(刘艳 译 黄瑛 校)

参考文献

1. Azziz R, Carmina E, Dewailly D, et al. Criteria for defining polycystic ovary syndrome as a predominantly hyperandrogenic syndrome: an Androgen Excess Society guideline. *J Clin Endocrinol Metab* 2006;**91**(11):4237–45.

2. March WA, Moore VM, Willson KJ, et al. The prevalence of polycystic ovary syndrome in a community sample assessed under contrasting diagnostic criteria. *Hum Reprod* 2009;**25**(2):544–51.

3. Azziz R, Carmina E, Dewailly D, et al. The Androgen Excess and PCOS Society criteria for the polycystic ovary syndrome: the complete task force report. *Fertil Steril* 2009;**91**(2):456–88.

4. Kawadzki J, Dunaif A, Givens J, Haseltine F, Merriam G. Diagnostic criteria for polycystic ovary syndrome: a rational approach, in *Polycystic Ovary Syndrome*, A Dunaif, JR Givens, F Haseltine, editors. Blackwell Scientific, 1992;377–84.

5. ESHRE TR, Group A-SPCW. Revised 2003 consensus on diagnostic criteria and long-term health risks related to polycystic ovary syndrome. *Fertil Steril* 2004;**81**(1):19–25.

6. Teede HJ, Misso ML, Costello MF, et al. Recommendations from the international evidence-based guideline for the assessment and management of polycystic ovary syndrome. *Fertil Steril* 2018;**110**:364–79.

7. Shaw LJ, Bairey Merz CN, Azziz R, et al. Withdrawn: postmenopausal women with a history of irregular menses and elevated androgen measurements at high risk for worsening cardiovascular event-free survival: results from the National Institutes of Health—National Heart, Lung, and Blood Institute Sponsored Women's Ischemia Syndrome Evaluation. *J Clin Endocrinol Metab* 2008;**93**(4):1276–84.

8. Diamanti-Kandarakis E, Dunaif A. Insulin resistance and the polycystic ovary syndrome revisited: an update on mechanisms and implications. *Endocrine Rev* 2012;**33**(6):981–1030.

9. Lizneva D, Suturina L, Walker W, et al. Criteria, prevalence, and phenotypes of polycystic ovary syndrome. *Fertil Steril* 2016;**106**(1):6–15.

10. Matsunaga I, Hata T, Kitao M. Ultrasonographic identification of polycystic ovary. *J Obstet Gynaecol Res* 1985;**11**(2):227–32.

11. Kratochwil A, Urban G, Friedrich F. Ultrasonic tomography of the ovaries. *Obstet Gynecol Survey* 1973;**28**(7):501–2.

12. Adams J, Polson D, Abdulwahid N, et al. Multifollicular ovaries: clinical and endocrine features and response to pulsatile gonadotropin releasing hormone. *The Lancet* 1985;**326**(8469–8470):1375–9.

13. Parisi L, Tramonti M, Derchi LE, et al. Polycystic ovarian disease: ultrasonic evaluation and correlations with clinical and hormonal data. *J Clin Ultrasound* 1984;**12**(1):21–6.

14. Hull M. Polycystic ovarian disease: clinical aspects and prevalence. *Res Clin Forums* 1989;**11**(1):989.

15. Battaglia C. The role of ultrasound and Doppler analysis in the diagnosis of polycystic ovary syndrome. *Ultrasound Obstet Gynecol* 2003;**22**(3):225–32.

16. Takahashi K, Ozaki T, Okada M, Uchida A, Kitao M. Relationship between ultrasonography and histopathological changes in polycystic ovarian syndrome. *Hum Reprod* 1994;**9**(12):2255–8.

17. Balen AH, Laven JS, Tan SL, Dewailly D. Ultrasound assessment of the polycystic ovary: international consensus definitions. *Hum Reprod Update* 2003;**9**(6):505–14.

18. Pache T, Wladimiroff J, Hop W, Fauser B. How to discriminate between normal and polycystic ovaries: transvaginal US study. *Radiology* 1992;**183**(2):421–3.

19. Jonard S, Robert Y, Dewailly D. Revisiting the ovarian volume as a diagnostic criterion for polycystic ovaries. *Hum Reprod* 2005;**20**(10):2893–8.

20. Nardo LG, Buckett WM, Khullar V. Determination of the best-fitting ultrasound formulaic method for ovarian volume measurement in women with polycystic ovary syndrome. *Fertil Steril* 2003;**79**(3):632–3.

21. Fulghesu AM, Ciampelli M, Belosi C, et al. A new ultrasound criterion for the diagnosis of polycystic ovary syndrome: the ovarian stroma/total area ratio. *Fertil Steril* 2001;**76**(2):326–31.

22. Dewailly D, Robert Y, Helin I, et al. Ovarian stromal hypertrophy in hyperandrogenic women. *Obstet Gynecol Survey* 1995;**50**(4):293–6.

23. Robert Y, Dubrulle F, Gaillandre L, et al. Ultrasound assessment of ovarian stroma hypertrophy in hyperandrogenism and ovulation disorders: visual analysis versus computerized quantification. *Fertil Steril* 1995;**64**(2):307–12.

24. Duijkers IJ, Klipping C. Polycystic ovaries, as defined by the 2003 Rotterdam consensus criteria, are found to be very common in young healthy women. *Gynecol Endocrinol* 2010;**26**(3):152–60.

25. Jokubkiene L, Sladkevicius P, Valentin L. Number of antral follicles, ovarian volume, and vascular indices in asymptomatic women 20 to 39 years old as assessed by 3-dimensional sonography. *J Ultrasound Med* 2012;**31**(10):1635–49.

26. Dewailly D, Lujan ME, Carmina E, et al. Definition and significance of polycystic ovarian morphology: a task force report from the Androgen Excess and Polycystic Ovary Syndrome Society. *Hum Reprod Update* 2014;**20**(3):334–52.

27. Battaglia C, Artini P, Salvatori M, et al. Ultrasonographic patterns of polycystic ovaries: color Doppler and hormonal correlations. *Ultrasound Obstet Gynecol* 1998;**11**(5):332–6.

28. Buckett W, Bouzayen R, Watkin K, Tulandi T, Tan S. Ovarian stromal echogenicity in women with normal and polycystic ovaries. *Hum Reprod* 1999;**14**(3):618–21.

29. Ardaens Y, Robert Y, Lemaitre L, Fossati P, Dewailly D. Polycystic ovarian disease: contribution of vaginal endosonography and reassessment of ultrasonic diagnosis. *Fertil Steril* 1991;**55**(6):1062–8.

30. Kyei-Mensah AA, LinTan S, Zaidi J, Jacobs HS.

Relationship of ovarian stromal volume to serum androgen concentrations in patients with polycystic ovary syndrome. *Hum Reprod* 1998;**13**(6):1437–41.

31. Delgado-Rosas F, Gaytán M, Morales C, Gómez R, Gaytán F. Superficial ovarian cortex vascularization is inversely related to the follicle reserve in normal cycling ovaries and is increased in polycystic ovary syndrome. *Hum Reprod* 2009;**24**(5):1142–51.

32. Lam PM, Johnson IR, Raine-Fenning NJ. Three-dimensional ultrasound features of the polycystic ovary and the effect of different phenotypic expressions on these parameters. *Hum Reprod* 2007;**22**(12):3116–23.

33. Mala YM, Ghosh SB, Tripathi R. Three-dimensional power Doppler imaging in the diagnosis of polycystic ovary syndrome. *Int J Gynecol Obstet* 2009;**105**(1):36–8.

34. Järvelä I, Mason H, Sladkevicius P, et al. Characterization of normal and polycystic ovaries using three-dimensional power Doppler ultrasonography. *J Assist Reprod Genet* 2002;**19**(12):582–90.

35. Pascual MA, Graupera B, Hereter L, et al. Assessment of ovarian vascularization in the polycystic ovary by three-dimensional power Doppler ultrasonography. *Gynecol Endocrinol* 2008;**24**(11):631–6.

36. Raine-Fenning N, Nordin N, Ramnarine K, et al. Evaluation of the effect of machine settings on quantitative three-dimensional power Doppler angiography: an in-vitro flow phantom experiment. *Ultrasound Obstet Gynecol* 2008;**32**(4):551–9.

37. Polson D, Wadsworth J, Adams J, Franks S. Polycystic ovaries: a common finding in normal women. *The Lancet* 1988;**331**(8590):870–2.

38. Michelmore K, Balen A, Dunger D, Vessey M. Polycystic ovaries and associated clinical and biochemical features in young women. *Obstet Gynecol Survey* 2000;**55**(8):494–6.

39. Battaglia C, Regnani G, Mancini F, et al. Polycystic ovaries in childhood: a common finding in daughters of PCOS patients. A pilot study. *Hum Reprod* 2002;**17**(3):771–6.

40. Sagle M, Bishop K, Ridley N, et al. Recurrent early miscarriage and polycystic ovaries. *BMJ* 1988;**297**(6655):1027.

41. Kousta E, White D, Cela E, McCarthy M, Franks S. The prevalence of polycystic ovaries in women with infertility. *Hum Reprod* 1999;**14**(11):2720–3.

42. Amer S, Li T, Bygrave C, et al. An evaluation of the inter-observer and intra-observer variability of the ultrasound diagnosis of polycystic ovaries. *Hum Reprod* 2002;**17**(6):1616–22.

43. Lujan ME, Chizen DR, Peppin AK, Dhir A, Pierson RA. Assessment of ultrasonographic features of polycystic ovaries is associated with modest levels of inter-observer agreement. *J Ovarian Res* 2009;**2**(1):6.

44. Jayaprakasan K, Campbell B, Clewes J, Johnson I, Raine-Fenning N. Three-dimensional ultrasound improves the interobserver reliability of antral follicle counts and facilitates increased clinical work flow. *Ultrasound Obstet Gynecol* 2008;**31**(4):439–44.

45. Deb S, Campbell B, Clewes J, Raine-Fenning N. Quantitative analysis of antral follicle number and size: a comparison of two-dimensional and automated three-dimensional ultrasound techniques. *Ultrasound Obstet Gynecol* 2010;**35**(3):354–60.

46. Raine-Fenning N, Campbell B, Clewes J, Johnson I. The interobserver reliability of ovarian volume measurement is improved with three-dimensional ultrasound, but dependent upon technique. *Ultrasound Med Biol* 2003;**29**(12):1685–90.

47. Brett S, Bee N, Wallace W, Rajkhowa M, Kelsey T. Individual ovarian volumes obtained from 2-dimensional and 3-dimensional ultrasound lack precision. *Reprod Biomed Online* 2009;**18**(3):348–51.

48. Martins W. Three-dimensional power Doppler: validity and reliability. *Ultrasound Obstet Gynecol* 2010;**36**(5):530–3.

49. Raine-Fenning N, Nordin N, Ramnarine K, et al. Determining the relationship between three-dimensional power Doppler data and true blood flow characteristics: an in-vitro flow phantom experiment. *Ultrasound Obstet Gynecol* 2008;**32**(4):540–50.

50. Hickey M, Doherty D, Atkinson H, et al. Clinical, ultrasound and biochemical features of polycystic ovary syndrome in adolescents: implications for diagnosis. *Hum Reprod* 2011;**26**(6):1469–77.

51. Hickey M, Sloboda D, Atkinson H, et al. The relationship between maternal and umbilical cord androgen levels and polycystic ovary syndrome in adolescence: a prospective cohort study. *J Clin Endocrinol Metab* 2009;**94**(10):3714–20.

52. Mortensen M, Rosenfield RL, Littlejohn E. Functional significance of polycystic-size ovaries in healthy adolescents. *J Clin Endocrinol Metab* 2006;**91**(10):3786–90.

53. Carmina E, Oberfield SE, Lobo RA. The diagnosis of polycystic ovary syndrome in adolescents. *Am J Obstet Gynecol* 2010;**203**(3):201.e1–e5.

54. Brown M, Park AS, Shayya RF, et al. Ovarian imaging by magnetic resonance in adolescent girls with polycystic ovary syndrome and age-matched controls. *J Magn Reson Imaging* 2013;**38**(3):689–93.

第8章 卵巢囊肿和肿瘤的超声评估

Shama Puri

盆腔超声是诊断附件包块唯一有效的检查方式[1]。虽然经阴道超声图像更优化，但扫查范围有限。长至腹腔的大肿块最好采用经腹部和经阴道超声联合扫查。使用彩色和能量多普勒检测肿块实性部分和分隔处血流非常重要。绝经期前女性附件包块大多数为良性。绝大多数良性肿块具有特征性的超声图像特点，90%女性的良性肿块可准确诊断[2]。使用超声评估肿块的形态和血管特点，对进一步判定肿块的良恶性十分有效。精准描述附件包块的特征可指导为患者选择最优临床处理方案。诊断为良性肿块的患者可出院或在普通妇科得到相应的治疗，而疑似恶性肿瘤患者应转到妇科肿瘤亚专科病房，这种处理方式可以使患者得到最佳治疗并提高生存率[3]。

超声可诊断的卵巢肿块

单纯囊肿

单纯囊肿通常是激素依赖的功能性囊肿。

超声特点　单纯囊肿的诊断标准是：边界清晰，内呈无回声，囊壁薄而光滑，后方回声增强。无实性部分或分隔，内部无血流（图8.1）。大小通常小于5cm。绝经前小于5cm和绝经后小于1cm的单纯囊肿均不需后续超声随访[4]。如果附件囊肿内只有单个薄分隔或囊壁上有单个小钙化，几乎可认为是良性，也应该和单纯囊肿同样处理[4]。

临床意义　单纯囊肿在绝经前女性中

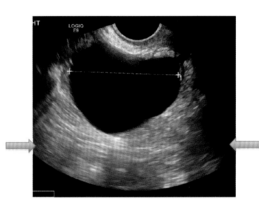

图8.1　30岁患者卵泡囊肿。超声图像表现为内呈无回声，薄壁和后壁回声增强（箭头）

很常见，一般偶然发现，多数为卵泡囊肿，1~2个月经周期后自行消失。单纯性卵巢囊肿，特别是较大的囊肿或老年女性的囊肿，很少是浆液性囊腺瘤。在绝经后女性的研究中，3 259例卵巢单纯囊肿（小于10cm）未发现癌症迹象，得出单纯囊肿恶性风险为0.1%。

卵巢包涵囊肿

卵巢包涵囊肿是卵巢皮质表面内陷而形成的囊肿。

超声特点　卵巢包涵囊肿最常见于绝经后女性，囊肿体积小，直径小于10mm（图8.2）。在育龄期女性中很难与卵泡鉴别。它们通常位于卵巢表面下方或距离卵巢表面1~2mm。囊肿内部无血流。

临床意义　一般偶然发现，无临床意义。囊肿通常很稳定或自行消失，无须随访。卵巢包涵囊肿的存在不会增加患者患恶性肿瘤的风险。

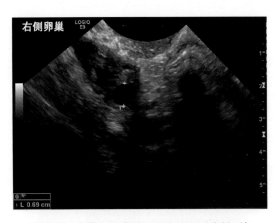

图8.2 卵巢包涵囊肿。见于绝经后女性,单纯囊肿小于1cm,无临床意义。超声图像表现为无回声,壁薄,内部无实性成分或血流信号

黄体

黄体是排卵后形成的生理结构,为超声检查常见的正常图像。

超声特点 黄体表现为单房囊肿,通常小于3cm,内部呈无回声或血肿表现。囊肿壁厚,呈锯齿状。血肿可产生内部回声或看起来像实性的肿块[6]。内部无血流信号,但囊壁可检出明显的血流信号,呈现"火环"征[7](图8.3)。

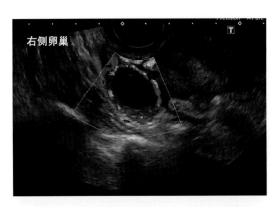

图8.3 黄体囊肿。厚壁囊肿周边伴环形血流("火环")。囊肿内部可有回声,因内部出血看起来像实性成分

临床意义 大多数黄体两个月内可自行消失。大部分无症状,但可表现为急性盆腔痛。

出血性囊肿

出血性囊肿是内部有出血的功能性囊肿。出血通常在排卵时发生,继发于生发上皮破裂。这种囊肿常见于绝经前女性,有时见于绝经早期女性,是由偶然排卵导致。

超声特点 复杂的囊性肿块内部回声呈网状,由纤维蛋白丝构成网状结构,像"花边"、"渔网"或"蜘蛛网"(图8.4)样。血块看起来像实性,通常边缘凹陷,内部无血流信号(图8.5)。内部产生回声的收缩血块可能与实性附壁结节混淆。有时可见液-液平面,这是因为有回声的血液成分沉降在底部[8](图8.6)。如果在纤维蛋白或血块形成前进行超声检查,出血性囊肿可能与子宫内膜异位症图像重叠(图8.7)。如果囊肿破裂,盆腔可见有回声的游离液体。

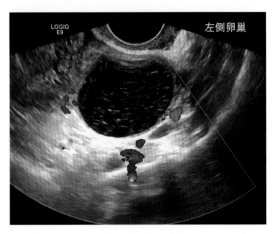

图8.4 42岁患者出血性囊肿。内部回声呈网格状,由呈渔网状的纤维蛋白丝构成。纤维蛋白丝很薄,回声较弱,不像真正的分隔那样完全穿过囊肿

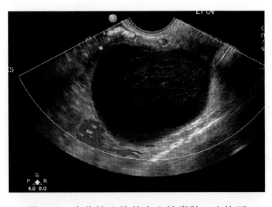

图8.5 有收缩血块的出血性囊肿。血块可被误认为肿瘤的实性部分。这个结构内部无血流,超声随访6周自行消失

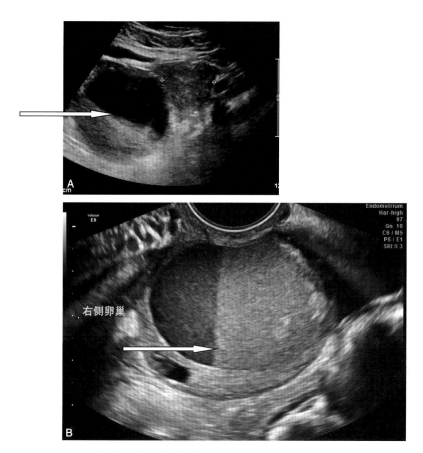

图 8.6 A. 经腹部扫查出血性囊肿表现为液-液平面(箭头),因为血液成分沉降在底部;无血流信号显示;子宫用测量光标标记。B. 经阴道扫查出血性囊肿表现为液-液平面(箭头)。注意经腹扫查时,平面几乎是水平的,经阴道扫查是垂直的(屏幕左侧是患者前面,屏幕右侧是患者后面)

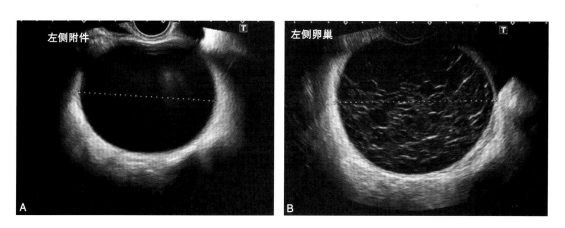

图 8.7 妊娠 5 周的年轻女性因下腹痛进行超声扫查。A. 由于急性出血,囊肿内部回声明显。1 周后再次超声扫查。B. 因为有持续性出血,显示出血性囊肿典型的纤维蛋白束特征

临床意义 出血性囊肿可无临床症状或表现为急性盆腔痛。当囊肿体积较大时，可作为卵巢囊肿扭转的诱因。若患者无明显症状且囊肿小于5cm，无须随访。如果大小超过5cm，6~12周内短期随访，囊肿可自行消失或6~8周内明显缩小。理想情况下，随访超声检查应该在月经周期的卵泡期（第3~10天）进行。

要点与技巧

- 纤维蛋白丝很薄，回声较弱，不像真正的分隔那样可以连于囊壁两端。

子宫内膜异位症（卵巢）

子宫内膜异位症（卵巢）是有功能的子宫内膜组织异位到卵巢形成的。每个月因激素刺激而反复出血，形成含有稠厚、浓缩和可降解的血液成分的囊肿。

超声特点 子宫内膜异位症（卵巢）超声表现为弥漫性均匀的中低回声，呈毛玻璃样外观[9]（图8.8）。有时囊肿可类似实性，但是其后方有回声增强，以此可以和真正实性肿瘤鉴别（图8.9）。通常为单房，也可为多房，可有较厚囊壁。沿囊壁可见微小的回

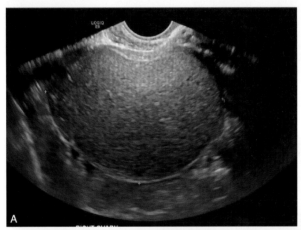

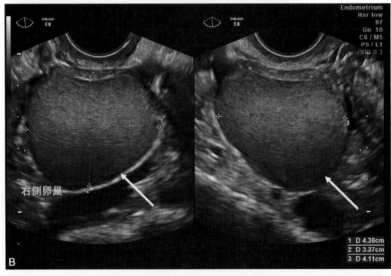

图8.8 A.34岁女性子宫内膜异位症（卵巢），均质的低回声表现出磨玻璃样外观。B.另一个患者的子宫内膜异位症（卵巢），测量三条径线。内容物是均质的，但是囊肿后壁回声减低，这是由于超声波衰减（箭头）

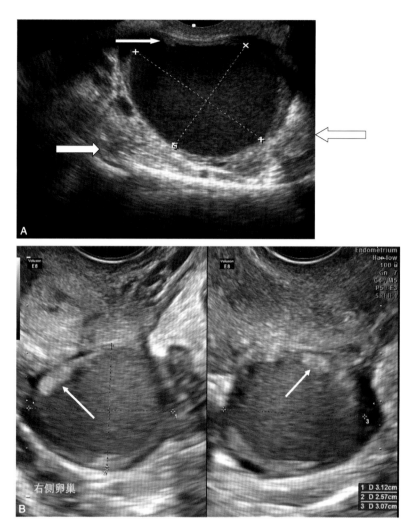

图 8.9　A.子宫内膜异位症(卵巢)(光标)看起来像实性但是后方回声增强(粗箭头),这点可与实性肿块区别。可有附壁结节(A、B 中细箭头)。B.黄体期扫查,子宫内膜异位症(光标)在肿块周边有附壁结节(箭头)。多普勒显示血流丰富,与早期及随后的影像学结果比较,证实为异位子宫内膜发生蜕膜反应

声病灶或小的实性区域[10-11](图8.9)。这些不应该与恶性肿瘤的附壁结节混淆,因其内部无血流信号。也不像出血性囊肿,它不会随着定期随访自行消失。一小部分囊肿(少于15%)有不典型的表现,如内部呈无回声、液-液平面、异质性或钙化[10-12]。子宫内膜异位症蜕膜反应不常见,其特征是在均匀的囊肿内存在高回声病灶,主要见于月经周期的黄体期(图8.9B)。这些高回声灶内可检出多普勒信号。与先前的影像学检查结果(确认存在子宫内膜异位症)进行比较,并后续随访观察有助于诊断。

恶性肿瘤(如子宫内膜样癌或透明细胞癌)也可能由子宫内膜异位症发展而来,但是很罕见(约占1%),可能发生于囊肿大小超过9cm,年龄超过45岁的女性[14]。囊肿内有实性成分并可检出多普勒血流信号时应考虑恶变的可能。

临床意义　临床表现常为痛经,性交痛和不孕。治疗方法通常是激素替代治疗或手术。

要点与技巧

● 这种内部弥漫的回声有时见于皮样囊肿,出血性囊肿和一些卵巢癌[13]。其他的特征,例如皮样栓(超声表现为强回声)或实性成分都提示不同的诊断结果。如果囊肿内呈弥漫回声且无其他超声特征,则有可能是子宫内膜异位囊肿[10]。

皮样囊肿(成熟性囊性畸胎瘤)

皮样囊肿是卵巢良性生殖细胞肿瘤,生育年龄发病,是 45 岁以下女性最常见的卵巢良性肿瘤。它由分化良好的三个胚层的组织构成,可能包括脂肪组织、毛发、骨骼、牙齿、皮肤、支气管和胃肠道组织。几乎 2/3 的病例包含脂肪组织。20% 的病例是双侧发病。

超声特点 超声表现多变,主要在于其所含组织学成分。发现脂肪的存在使诊断更可靠。超声的典型特征是囊性附件包块,内伴高回声附壁结节,后方伴声影[15-16](图 8.10)。病灶包含脂肪组织、毛发和钙化,这些可产生后方声影。回声非常高的病灶后方可伴锐利声影,这是由于骨骼或牙齿的存在(图 8.11)。

其他常见图像特点有:

● 弥漫性或部分有回声的肿块,伴后方声影(图 8.11)。声影非常明显以至于只有囊肿的表面部分能显示,称为"冰山一角"

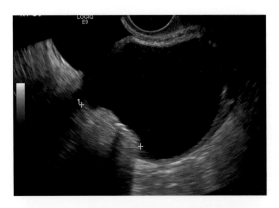

图 8.10 45 岁皮样囊肿患者。囊性附件包块内含高回声成分(光标),后方伴声影(Rokitansky 结节或皮样栓)

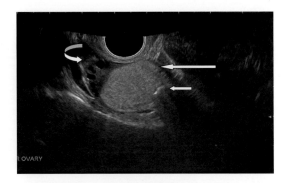

图 8.11 20 岁皮样囊肿患者。右卵巢内见边界清晰的高回声团(长箭头),未检出血流信号。肿块内部可见钙化(短箭头),回声更强,后方声影明显。周边可见正常卵巢组织(弯箭头)

征(图 8.12)。

● 皮样网格:囊肿腔内毛发引起的多发细线状回声和点状回声[15-16](图 8.12)。

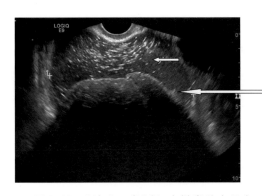

图 8.12 "冰山一角"征:皮样囊肿内见大的强回声团,后方伴明显声影(长箭头),占据皮样囊肿的后部分。高回声点和短线状强回声光条形成皮样囊肿网状结构(短箭头)。彩色多普勒无血流信号显示

● 漂浮的强回声结节[17]:囊腔内存在多个强回声结节漂浮,随患者体位变化而移动(图 8.13)。

● 液-液平面:更多有回声的液体(皮脂)分层于浆液的上方[18]。这个特点与出血性囊肿相反,有回声的血液成分沉降在底层。

少数情况下,皮样囊肿没有这些典型特征[9](图 8.14),超声将不能明确诊断。

临床意义 小于 6cm 的皮样囊肿一般

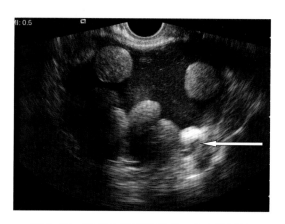

图 8.13　28 岁皮样囊肿患者。多个漂浮的强回声结节是皮样囊肿的典型特征。小的伴后方声影的强回声点是一处钙化（箭头）

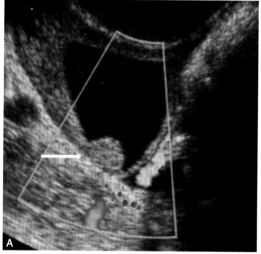

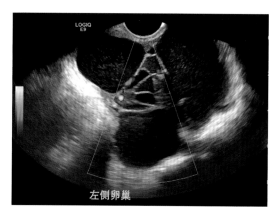

图 8.14　不典型皮样囊肿，内伴分隔和彩色血流。没有皮样囊肿的典型特征。肿块切除后组织学病理确诊为皮样囊肿

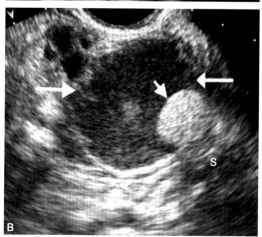

图 8.15　复杂性卵巢囊肿的实性部分（A）比皮样囊肿（B 中小箭头）的脂肪成分回声低，不会形成皮样栓（S）一样的声影

无临床症状，无须手术治疗。囊肿大于 7cm 可引起扭转或破裂。扭转是妊娠期最常见的急腹症。手术切除皮样囊肿保留正常卵巢组织。恶变很罕见，通常发生在六七十岁、肿瘤大于 10cm 的患者[19]。鳞状细胞癌是最常见的恶变类型。

要点与技巧

- 囊性肿块内有高反射部分且后方伴声影，则应高度怀疑皮样囊肿的可能。出血性囊肿内的血块和复杂性卵巢囊肿内的实性部分都有回声，但是这些部分的回声比皮样囊肿内的脂肪成分回声低，也不能产生声影（图 8.15）。如果超声不能确诊，CT 和 MRI 可进一步证实脂肪成分的存在。

卵巢纤维瘤

卵巢良性实体肿瘤，归类于性索间质肿瘤。主要包括纤维瘤、卵泡膜细胞瘤和卵泡膜纤维瘤。这些病变是由纤维组织和卵泡膜细胞组成，与肿瘤的雌激素效应相关。该病通常无症状，偶然发现。

超声特点　边界清晰，椭圆形或圆形的低回声实性肿块，内部回声均质伴后方声影（图 8.16）。18% ~ 52% 的纤维瘤有明显的声影[20-21]。纤维瘤声影不是因皮样栓或钙化等回声增强结构形成的，而是肿块本身对声波的衰减引起。纤维瘤可伴钙化。体积

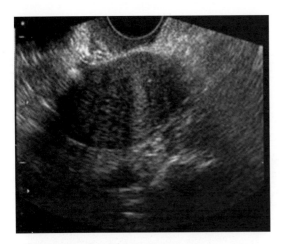

图 8.16　42 岁患者偶然发现纤维瘤。实性肿块边界清晰,后方伴声影

较大的肿块可出现囊性变。一般肿块内血流较少,有时血流也显示增多。需要进行鉴别诊断的是子宫浆膜下肌瘤,其旁可见一个完整的卵巢和一个与子宫相连的蒂。少数卵巢纤维瘤向卵巢外生长[22],这时与子宫浆膜下肌瘤很难鉴别。

临床意义　良性肿瘤。患侧卵巢坏死面积大时需腹腔镜切除。如果卵巢卵泡膜细胞瘤分泌雌激素,可刺激子宫内膜增生。1% 的卵巢纤维瘤合并 Meigs 综合征,即卵巢纤维瘤伴腹水和胸腔积液,后二者可随纤维瘤的切除自行消失。在 Gorlin-Goltz 综合征中(罕见常染色体显性综合征伴有颅面异常和多发性皮肤基底细胞癌),25% 女性可患有卵巢纤维瘤,往往是双侧、多发性,可伴钙化。

要点与技巧

- 完全实性附件包块,尤其是发生于绝经前女性,通常是纤维瘤。

超声诊断的卵巢外肿瘤

卵巢冠囊肿

位于卵巢外,通常起源于子宫阔韧带的腹膜间皮。

超声特点　单个的单房附件囊肿,位于卵巢外。薄壁无分隔或实性部分(图

8.17 和图 8.18)。如果与卵巢关系不明确,经阴道探头轻度加压或检查者手轻压下腹部,囊肿与卵巢可分离。

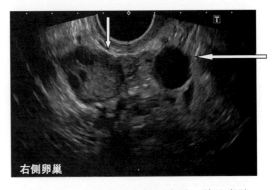

图 8.17　41 岁患者卵巢冠囊肿。单纯囊肿(长箭头)与卵巢(短箭头)分离

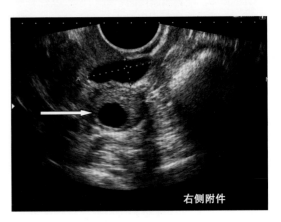

图 8.18　29 岁患者卵巢冠囊肿。单纯囊肿(光标)与卵巢(箭头)分离

临床意义　如果囊肿体积大,可有临床症状。卵巢冠囊肿是良性病变,多数病例无须后期随访[4]。

输卵管积水

输卵管扩张积液通常是由于壶腹部梗阻形成。最常见的原因是盆腔炎(PID)导致的粘连。内部通常含有清亮的浆液,也可因子宫内膜异位症形成血性液体(输卵管积血),或因 PID 的并发症形成脓性液体(输卵管积脓)。

超声特点　正常的输卵管超声下是不可见的。输卵管积水超声下显示为管状、薄壁和充满液体的 C 或 S 型结构,介于子宫和卵巢之间(图 8.19)。管状囊性结构中的不

完全分隔代表部分的黏膜或黏膜下皱褶,这是输卵管积水的特异性征象(图 8.20)。增厚的输卵管内皱襞可呈串珠样,沿输卵管壁

可见 2~3mm 短而圆的高回声突起[23](图 8.21)。"腰部"征是指管壁相对两侧出现的凹痕(图 8.22),形成了腰部[23]。管状囊性

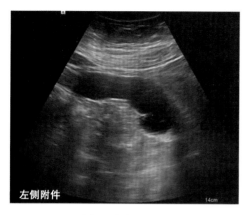

图 8.19　经腹部超声扫查见管状囊性 C 型结构,这是输卵管积水的典型特征

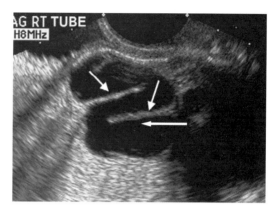

图 8.20　25 岁患者输卵管积水。弯曲管状的囊状结构,伴不完全分隔,为输卵管内皱褶(箭头)

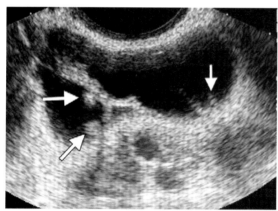

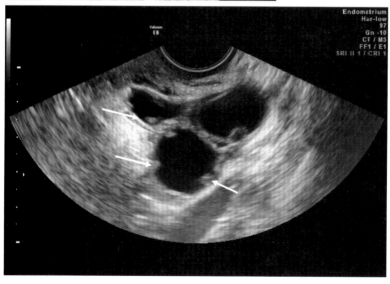

图 8.21　输卵管积水的"串珠"征(或齿轮外观),输卵管内短而圆的高回声突起(箭头)

结构内出现"腰部"征或"串珠样"征则高度怀疑为输卵管积水[23]。

在输卵管积血和输卵管积脓的声像图中,液体内有回声,可能是含有碎片组织(图8.23)。输卵管积脓中,输卵管管壁增厚超过5mm,血流显示增加,患者伴有发热、疼痛和白细胞计数增加。盆腔周围脂肪组织回声增强,并因炎症出现血管增生。在慢性病变中,输卵管表现为管壁增厚,管腔小,液体少[24]。

临床意义 通常无症状。可出现盆腔痛或不孕。可通过粘连松解术和输卵管成形术治疗。

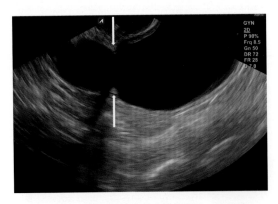

图 8.22 输卵管积水的"腰部"征。管状囊性结构对侧管壁向内凹陷形成一个腰部,这是输卵管积水的典型特征

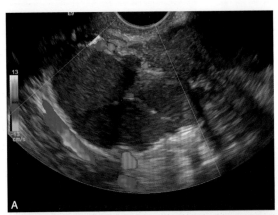

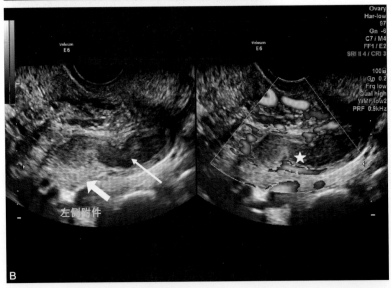

图 8.23 A.年轻女性子宫内膜异位在输卵管,引起输卵管积血。超声显示管状C型囊性结构,伴不全分隔和密集细小点状回声。B.年轻女性输卵管积脓,有盆腔炎病史。注意管壁增厚(粗箭头)和颗粒状内容物(脓液,细箭头)。能量多普勒显示血流增加,与炎症过程一致(★)

要点与技巧

- 输卵管积水中沿管壁分布的短而圆的高回声突起,不要与肿瘤内的实性部分混淆。输卵管积水时内皱襞增厚形成突起,数量多,体积小;而输卵管癌的实性突起,数量更少,体积更大。

腹膜包涵囊肿

　　腹膜包涵囊肿,也称为腹膜假性囊肿,它是良性、非肿瘤性的盆腔囊性肿块,常见于绝经前卵巢功能正常和有盆腔粘连的女性,因阻碍卵巢排卵时分泌的液体吸收而形成。一般患者有盆腔手术史,PID 或子宫内膜异位症。

　　超声特点　单房或多房囊性肿块,与腹膜腔轮廓一致,正常的卵巢悬挂在肿块内,卵巢像"蛛网上的蜘蛛"一样位于肿块中央或位于周边[25](图 8.24)。如果有分隔,一般是薄而光滑,也有增厚及血流显示的情况,无实性部分。粘连可使卵巢变形。与卵巢囊肿的分隔不同,当经阴道探头触及囊肿区域时,假性囊肿内的分隔可移动和飘动,这种现象也称为"飘帆"征。

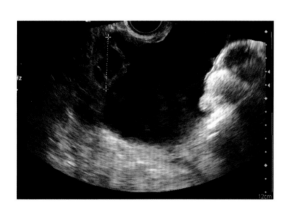

图 8.24　45 岁女性腹膜包涵囊肿,有盆腔手术史。单房囊性肿块,符合腹膜腔的轮廓,正常的卵巢悬挂在肿块边缘(光标)

　　临床意义　常见的临床表现为盆腔痛、不适或胀痛,偶然发现。一般保守治疗,因为手术切除后复发风险高。口服避孕药和促性腺激素释放激素会减少卵巢分泌液的产生。

要点与技巧

- 识别腹膜假性囊肿的关键点是在囊性肿块的内部或周边见到正常卵巢组织。

子宫浆膜下肌瘤

　　子宫浆膜下肌瘤是实性肿块,如果同侧卵巢未显示,很容易与卵巢纤维瘤混淆。识别出一条连接肿块和子宫的血管蒂("血管桥"征)是诊断子宫浆膜下肌瘤的重要诊断标志[26-27](图 8.25 和图 8.26)。子宫浆膜下肌瘤可发生囊性变。

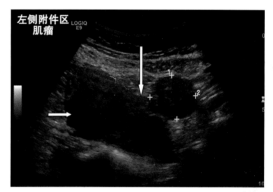

图 8.25　子宫浆膜下肌瘤(光标)位于左侧附件区,通过一蒂与子宫相连(长箭头)。子宫内见肌壁间肌瘤(短箭头)。左侧卵巢可见,并与肿块分离

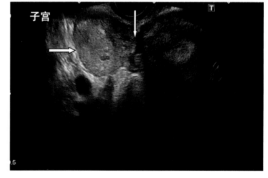

图 8.26　子宫浆膜下肌瘤(短箭头)位于右侧附件区,通过一条短蒂与子宫相连(长箭头)

超声诊断更具挑战性的良性附件包块

输卵管卵巢脓肿

　　该病是 PID 的并发症,导致输卵管和卵巢炎性肿块的形成。最常见病因是细菌感染,其中淋病奈瑟球菌和沙眼衣原体最常见,放射菌病和结核病(tuberculosis,TB)较少见。

　　超声特点　由于超声图像多变,输卵管卵巢脓肿很难单独通过超声检查确诊。与 PID 相关的临床症状和体征能帮助诊断输卵管卵巢脓肿。输卵管和卵巢通常不是分开的,而是一起形成输卵管卵巢复合体。往往形成一个复杂的多房附件包块,内部回声各异(图 8.27)。内部可见实性区域,很少能见到气体,如果存在气体,则表现为有声影或振铃伪影的强回声灶。炎症导致邻近腹膜回声增强。周围的肠管壁也可以反应性增厚。

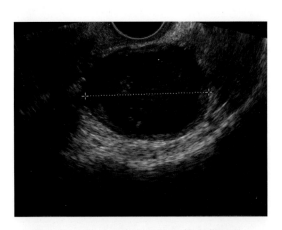

图 8.27　35 岁患者左侧输卵管卵巢脓肿。厚壁单房复杂囊性肿块,有一大片实性区域。初诊是通过 CT,当时表现为左髂窝疼痛和炎症标志物升高,临床怀疑憩室炎。抗生素治疗后疼痛未缓解,后行超声检查。经手术证实为输卵管卵巢脓肿

　　临床意义　通常发生在性行为活跃的年轻女性中。最常见的症状和体征是发热、盆腔痛和黏液脓性阴道分泌物。宫内节育器(intrauterine device,IUD)可增加 PID 的风险,常发生在置入后的前几个月,多是放线菌病导致。

附件扭转

　　附件扭转是卵巢在血管蒂上旋转,引起静脉淤血,最终导致卵巢坏死。静脉回流首先受影响,其次是动脉。由于扭转总是涉及输卵管,因此附件扭转是一个比卵巢扭转更准确的术语。

　　超声特点　卵巢增大到超过 4cm,肿胀、形态饱满,间质回声减低,卵泡因间质水肿而被挤压至周边[28-29](图 8.28 至图 8.30)。坏死的卵巢常向中线、头侧、子宫底前或直肠子宫陷凹内移位(图 8.28)。子宫多向扭转侧偏移。可存在盆腔游离液体。输卵管水肿呈一种不均匀的管状结构。螺旋状、扭曲的蒂在超声上很少见,但在 CT 或 MRI 上很常见。血流正常不能排除扭转的可能,因为扭转可以是间歇性的或不完全的。存在静脉血流说明卵巢有活性。如果无血流,则卵巢坏死(图 8.29)。在彩色多普勒下,卵巢蒂的血管可以呈漩涡征,这提示扭转的位置。比照对侧卵巢的超声图像和血流情况有助于确诊。

　　在成年人中,多数女性会有卵巢肿块,

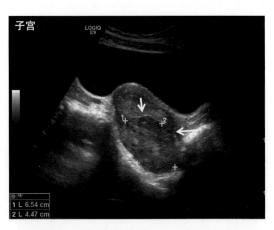

图 8.28　12 岁腹痛患者确诊卵巢扭转。经腹部超声扫查子宫后方见增大的实性卵巢组织(光标),内部可见卵泡分布在周边(箭头)

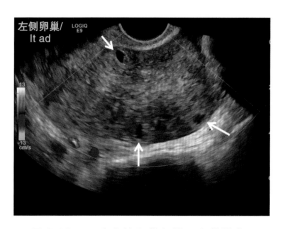

图 8.29　29 岁女性卵巢扭转。卵巢增大，回声减低，卵泡分布在周边（箭头），彩色多普勒显示无血流

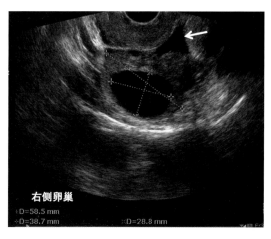

图 8.30　24 岁急性盆腔痛患者发生卵巢扭转。卵巢增大（长光标），卵泡分布在周边，卵巢周边见游离液体（箭头）。卵巢内直径 3.8cm 卵泡囊肿（短光标）是扭转的诱因

它是扭转的诱因（图 8.30）。大的卵泡囊肿或黄体囊肿，其次是皮样囊肿是最常见引起扭转的诱因。婴儿和儿童很少有附件包块，扭转是因为输卵管系膜过长，引起卵巢过度活动。

　　临床意义　附件扭转是育龄期女性最常见的急腹症，妊娠期更为常见。接受卵巢刺激的女性扭转的风险更高。患者表现为严重的急性盆腔痛，也可能是由扭转或复位间断存在所导致的间歇性盆腔痛。如果卵巢未坏死，通过手术还纳可保留卵巢。扭转的肿块需切除。卵巢坏死则行输卵管卵巢切除术。

> **要点与技巧**
>
> - 卵巢增大，回声减低，内部无静脉血流，卵泡分布在卵巢周边，这些是诊断卵巢扭转最早期的可靠征象。血流正常也不能排除扭转。

罕见良性非妇科盆腔包块

　　切记盆腔囊肿和包块可以是妇科以外的原因。当盆腔囊性肿块位于双侧卵巢后方且与卵巢分离时，要考虑 Tarlov（周围神经）囊肿的可能。阑尾黏液囊肿是位于右髂窝内有回声的囊性肿块。盆腔手术后，囊性肿块可能是淋巴囊肿或血肿。盆腔淋巴结可以是与卵巢分离的边界清晰的实性肿块。

卵巢肿瘤

　　卵巢肿瘤按组织学分类分为上皮性肿瘤、生殖细胞肿瘤、性索间质肿瘤和转移性肿瘤[30]。90% 的卵巢癌起源于上皮细胞[31]。所有的卵巢上皮性肿瘤可分类为良性、交界性（具有较低的恶性潜能和较好的预后）或恶性。两种最常见的上皮性肿瘤是浆液性和黏液性肿瘤，其他肿瘤有透明细胞癌、子宫内膜样癌、布伦纳瘤和未分化癌。青春期前的上皮性肿瘤很少见，该病的患病率随年龄增长而增加，在六七十岁时达到高峰[32]。最常见的卵巢恶性肿瘤是卵巢浆液性癌（占 70%）。绝大多数上皮性卵巢恶性肿瘤是囊性的，很少是完全实性的[33-34]。卵巢癌影像学上最常见表现为复杂的囊性附件包块。

　　当附件包块的超声特征不符合常见的良性病理特点，这些肿块被认为是不确定性的和潜在恶性的。发现肿块后，确定恶性肿瘤可疑程度是最关键的一步。肿块是恶性肿瘤的可疑程度主要依靠影像学图像表现，但是其他指标（如血清 CA125 水平和绝经状态）也要考虑在内。当考虑保守治疗时，这种风险分级就尤为重要。疑似恶性肿块的患者需尽快转诊至妇科肿瘤组，确定手术分期，以期获得更高的患者生存率[3]。

超声特点

分隔的定义是穿过囊肿腔,从一侧内表面到对侧的一层薄薄的组织[19]。不完全分隔是指在某些切面,从囊腔的一侧内表面到对侧的分隔是不完整的[35]。如果囊肿有超过一个分隔即为多房。没有完整分隔的囊肿是单房。分隔可描述为薄(小于 3mm)(图 8.31 和图 8.32)或厚(大于 3mm)(图 8.33),以及规则或不规则。

实性部分可描述为乳头状突起、赘生物或结节。从囊肿壁突出 3mm 或以上的实性结节应被认为是乳头状突起(图 8.34)。囊

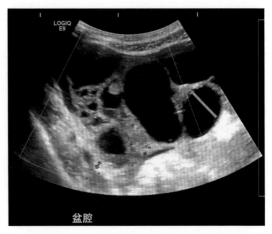

图 8.33　63 岁患者,超声示多房囊性肿块,可见厚分隔和大的实性部分,实性部分可检出血流信号。组织学证实为浆液性囊腺癌

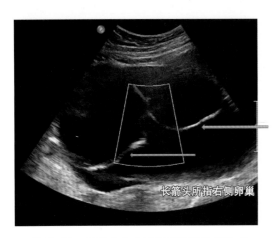

图 8.31　62 岁患者,超声示囊性肿块多房,几个光滑而薄的分隔,分隔处可检出血流信号,无实性部分。组织学证实为黏液性囊腺瘤

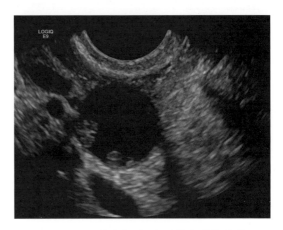

图 8.34　66 岁患者,超声示单房囊性肿块,伴小的乳头状突起,无血流信号。组织学证实为浆液性囊腺瘤

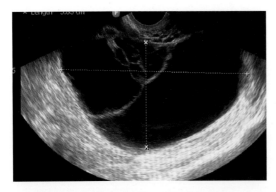

图 8.32　67 岁患者,超声示多房囊性肿块,可见多个薄分隔。无实性结节或血流信号。组织学证实为黏液性囊腺瘤

壁弥漫性增厚、卵巢间质、血块、脂肪和不规则的分隔均不考虑为实性组织[9,35]。实性部分可检出血流信号则怀疑为恶性。其他超声特点,如肿块的大小和厚壁对确诊恶性意义不大。

恶性肿瘤的血流特点一般为高速低阻。然而良恶性肿瘤之间在频谱多普勒阻力指数上有大量重叠,用于鉴别二者并不可靠。当彩色多普勒或能量多普勒不能检出血流信号,或只看到散在的彩色像素时,很难鉴别这是噪声引起的伪影还是真实的血流,应

用频谱多普勒则可以帮助鉴别。

一些辅助发现也是确诊恶性的强有力指标:腹水(图 8.35),腹膜转移和腹腔淋巴结肿大。恶性肿瘤扩散至腹膜时会产生腹水,此时可以清晰看到腹膜内种植情况。需要注意的是,除非有转移扩散的证据,否则单独通过超声检查无法区分良性和恶性卵巢肿块。多个薄分隔或未检出血流的实性结节提示可能为良性肿瘤(图 8.31,图 8.32,图 8.34)。厚而不规则的分隔和可检出明显血流的实性部分则提示恶性的可能(图 8.33,图 8.36,图 8.37)。

虽然有实性部分的囊性肿块提示恶性的可能,但实性部分也可存在于良性和交界

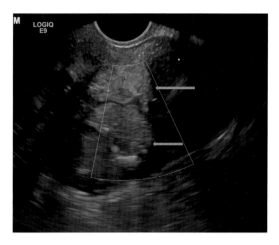

图 8.37 46 岁患者,囊性肿块内见大片实性部分,可检出血流信号。组织学证实为 Ⅰ 级子宫内膜样腺癌

性上皮性肿瘤中[2,36](图 8.38 和图 8.39)。可检出血流信号提示恶性可能,但良性肿瘤也可有血流显示。交界性肿瘤比囊腺瘤有更多的增生特征(乳头状突起),但是缺少鉴别交界性肿瘤和侵袭性或良性肿瘤的超声特征性表现。

浆液性和黏液性肿瘤有几点超声鉴别点,但这些影像学特征不完全可靠。浆液性肿瘤是单房的,含有浆液和乳头状突起。黏液性肿瘤体积大,多房(图 8.31 和图 8.32),由于蛋白质、黏液及出血,在小隔腔内有明显的回声增强。

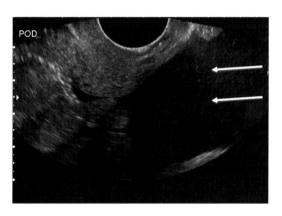

图 8.35 图 8.34 患者,直肠子宫陷凹(箭头)可见有回声的游离液体

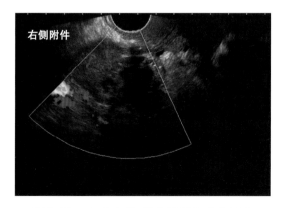

图 8.36 71 岁患者,超声示复杂囊实性肿块,实性部分可见环形血流信号。组织学证实为黏液性囊腺癌

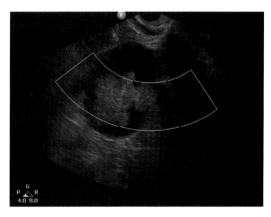

图 8.38 30 岁患者,单房囊性肿块内见大的实性部分,未检出血流信号。组织学证实为浆液性交界性肿瘤

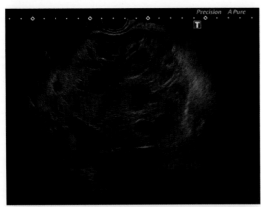

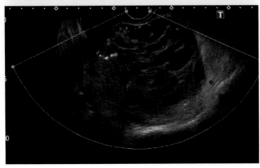

图 8.39 28 岁妊娠 6 周的女性腹痛。超声示左侧附件区 20cm 复杂囊实性肿块伴丰富血流信号。左侧输卵管卵巢切除术证实为浆黏液性交界性肿瘤

要点与技巧

- 厚而不规则的分隔,乳头状突起和血流显示增加的实性部分是高度怀疑恶性肿瘤的重要指标。单房性囊肿、微小的薄分隔和无乳头状突起等特征更提示良性肿瘤。

恶性肿瘤的风险评估

文献中描述了各种基于超声特征来评估复杂卵巢肿块恶性肿瘤风险的模型。目前,恶性肿瘤风险指数(risk of malignancy index,RMI)[37]是最广泛应用的模型。一项对诊断研究的系统评价得出,RMI 评分对疑似卵巢恶性肿瘤的女性是最有效的[38]。国家卫生与临床优化研究所(National Institute for Health and Care Excellence,NICE)关于卵巢癌的指南[39]建议使用 RMI 评分来指导疑似卵巢恶性肿瘤的女性的治疗。RMI 联合三

个术前指标:血清 CA125,绝经状态(M)和超声分数(U):

$$RMI = U \times M \times CA125(IU/ml)$$

- 超声结果是下面特点之一,得 1 分:多房囊肿,有实性区域,有转移,腹水和双侧病变。
- 绝经前得 1 分,绝经后得 3 分。
- 绝经后的归类:停经超过 1 年或有子宫切除术史且年龄超过 50 岁的女性。
- 血清 CA125 测量单位是 IU/ml,数值可从 0 到几百甚至上千不等。

  U 得分

  0 = 超声无恶性特征

  1 = 1 项超声恶性特征

  3 = 超过 1 项超声恶性特征

  M 得分

  1 = 绝经前

  3 = 绝经后

- RMI 得分大于 200:高风险,转诊到妇科专科癌症服务中心,并建议 CT 分期。
- RMI 得分为 25~200:中等风险,MRI 检查进一步评估病变。
- RMI 得分小于 25:低风险,建议重复临床评估。

最近的研究显示,国际卵巢肿瘤分析(IOTA)组织公布一种使用超声指标的特殊模型,它与 RMI 相比,在鉴别良恶性卵巢肿块时表现更佳(IOTA 灵敏度 90%~96% 和特异度 74%~79%,而 RMI 灵敏度 67% 和特异度 91%)[40]。英国皇家妇产科医师协会(Royal College of Obstetricians and Gynaecologists,RCOG)已经将这些简易标准列入了绝经前妇女卵巢肿块的评估和管理指南中[1]。这些简易标准[34]是基于良性肿瘤的 5 种超声特征(B 特征)和恶性肿瘤的 5 种超声特征(M 特征)。

简易标准的超声特征见表 8.1。

第 9 章

盆腔子宫内膜异位症的超声评估

Tom Holland

引言

子宫内膜异位症是一种常见的妇科疾病,困扰着大约 5% 的女性[1]。明确诊断子宫内膜异位症可能需要很长时间[2],而该病会给患者带来疼痛和不孕。该病好发于盆腔的许多部位,尤其是卵巢、盆腔腹膜、直肠子宫陷凹、直肠、乙状结肠、直肠阴道隔、子宫骶韧带、阴道、尿道及膀胱。深在子宫内膜异位症病灶的定位至关重要,决定了治疗方式(内科或外科)的选择和手术风险的正确评估。只有将患者送到正确的手术科室,才能让外科医师正确规划手术,并通知其他专科(如结直肠科或泌尿外科)提前做好准备。目前术前的主要影像学评估方法是 MRI,但只要有正确的培训和一定的操作经验,经阴道超声检查可以达到相同的效果[3]。就诊断准确度而言,阴道指诊不如经阴道超声扫查[4]。

在进行任何超声检查之前,必须要先了解患者的症状和体征,并进行详细的记录。病史应包括一般妇科病史和子宫内膜异位症的特殊体征,包括分娩史,月经周期,包括腹腔镜手术或经腹手术在内的既往手术史,子宫内膜异位症的家族史,既往子宫内膜异位症非手术治疗史(类型、持续时间、效果),不孕年限,不孕症的治疗史及治疗效果,以及疼痛史(痛经、性交痛、尿痛、排便痛、非经期性盆腔痛)。还必须记录疼痛症状的发生及持续时间,采用疼痛视觉模拟评分表(visual analogue score, VAS)评估疼痛程度。与月经有关联的周期性便血和/或血尿具有特殊意义。

经阴道超声检查

对于所有怀疑患子宫内膜异位症的患者,应采用系统的方法全面评估盆腔内所有器官。在开始检查之前,应嘱患者排尿以确保膀胱排空或仅有少量尿液。

首先,应当从横切面和矢状面评估子宫,特别注意是否具有子宫腺肌病的特征[5-6]。其次,应当对附件进行扫查,需要找到卵巢并从三个切面上测量其大小。卵巢子宫内膜样囊肿(俗称"卵巢巧克力囊肿")一般表现为边界清,壁厚,内部均匀低弱回声("毛玻璃征")[7](图 9.1)。在囊壁的内缘测量囊肿三个正交平面上的径线。此外,还应对附件进行系统检查,注意是否存在输卵管的扩张,如有扩张要记录积液的类型,严重的子宫内膜异位症常合并输卵管积血。

卵巢的活动性是十分重要的,可以通过阴道探头轻轻按压,同时腹部加压的方法来评估。如果观察到卵巢的边界可以与周围组织结构相互滑动,即可认为卵巢是自由活动的。卵巢粘连通常指卵巢不能相对周围组织自由滑动。几乎所有的卵巢子宫内膜样囊肿都会发生粘连,这些信息都需要记录下来[8](图 9.2)。

如果输卵管扩张,病灶信息也要记录下来。在盆腔内没有积液做衬托时,很难识别正常的输卵管。除非在粘连内裹有液体,产生"飘帆"征[9]和腹膜假性囊肿,否则很难在经阴道扫查时看到薄膜状的粘连带。

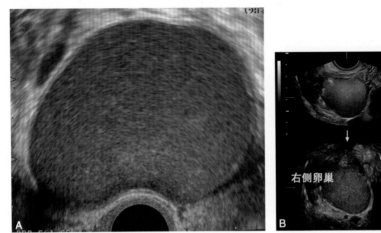
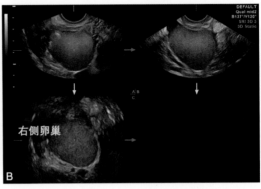

图 9.1　A.经阴道超声检查见到卵巢子宫内膜样囊肿典型磨玻璃样改变。B.卵巢子宫内膜样囊肿的三维超声图像（多平面成像）。囊肿内容物从各个平面看回声都是均匀的

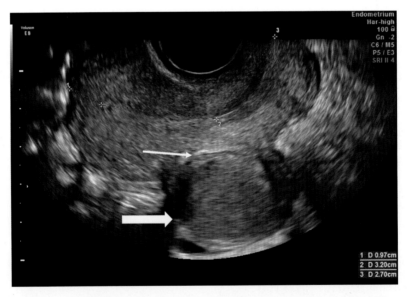

图 9.2　经阴道超声扫查可见盆腔子宫内膜异位症。卵巢与子宫后壁粘连,通过超声探头施加压力时,卵巢与子宫之间没有相对移动。厚而高回声的斑块（细箭头）进一步提示可能有冰冻骨盆的存在。卵巢也因巧克力囊肿的存在而增大（粗箭头）

前盆腔结构

将探头置于阴道前穹窿,可以轻轻地将膀胱从子宫的前面推开。如果膀胱不易与子宫分离,要排除膀胱与子宫之间因子宫内膜异位症而形成粘连(常见于剖宫产术后)。

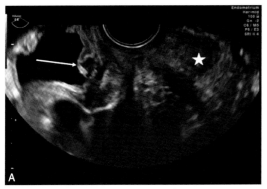

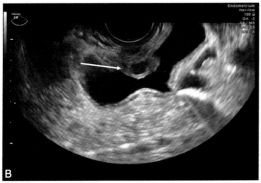

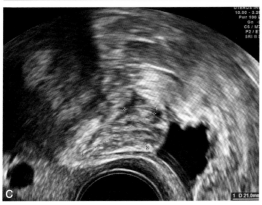

图9.3　经阴道超声扫查膀胱子宫内膜异位症结节。A为矢状面,B为横切面。适度充盈膀胱可以清晰地看到膀胱壁。子宫颈位于图像的右侧(★)。凸出膀胱壁的子宫内膜异位症结节(箭头)呈低回声(A和B)或高回声(C,光标)。可能需要进行膀胱镜检查和活检以排除膀胱恶性肿瘤

膀胱应该在矢状面进行全面扫查。当膀胱壁有低回声或等回声增厚(结节),或者膀胱壁内有不均质回声结节伴有多发无回声(气泡状)时,可以考虑诊断为膀胱子宫内膜异位症[10]。子宫内膜异位症的病灶常发生在膀胱与子宫相邻的部分,但是有时候也可以发生在膀胱顶(图9.3)。

输尿管和肾脏评估

非常严重的子宫内膜异位症会累及输尿管,并引起输尿管狭窄、输尿管积水,甚至是肾积水。因此,子宫内膜异位症患者应常规检查输尿管。可以采取 Pateman 等在 2013 年首次提出,目前已得到进一步改进的方法来进行输尿管显影[11]。尿道位于正中矢状面,探头向侧方扫查,直至膀胱内壁可见呈脊状的输尿管开口。随后可以跟踪输尿管的膀胱壁内部,直到它在膀胱输尿管连接处离开膀胱为止。接着为输尿管的膀胱外侧段,向背侧一直延伸到达髂血管。如果疑似患有严重的子宫内膜异位症,等待其蠕动是十分重要的,可以此判断输尿管是否通畅[12]。如果发现有输尿管扩张、异常弯曲或蠕动频率失调等征象,应考虑到输尿管狭窄的可能。对于有部分(图9.4)和完全性(图9.5)输尿管梗阻的妇女,应测量狭窄处到输尿管口的距离(图9.6)。

在完成后盆腔结构的全面扫查之后(见下一节),要使用 3.5~5MHz 的腹部探头全

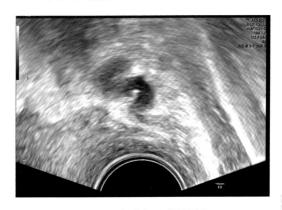

图9.4　部分梗阻的输尿管

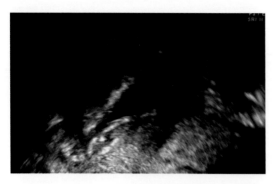

图 9.5　完全梗阻的输尿管

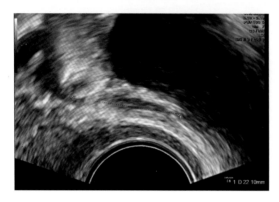

图 9.6　狭窄水平至输尿管口的距离

面扫查肾脏。对左肾进行扫查时,嘱患者进行右侧卧位,探头置于腋后线肋下区域。对右肾进行扫查时,患者仰卧位,探头置于右侧腋中线肋下区域。通过纵切面(长轴)和横切面(短轴)来全面扫查两侧肾脏。

　　肾积水的诊断和分级采用公认的超声标准[13]。如果经阴道超声没有发现扩张输尿管的狭窄处,要采用腹部超声扫查直至显示梗阻处。肾囊肿采用的是 Bosniak 分型[14]。

后盆腔结构

　　接下来将评估直肠子宫陷凹中是否存在粘连。通过经阴道探头轻推子宫颈,同时操作者另外一只手在腹部交替轻按子宫底,子宫可以发生轻微的移动。其目的是观察子宫后壁浆膜层与后面肠管的界面,以确保二者之间可以轻松地滑动。如果两者可以发生自由移动,则说明没有粘连存在。当子

宫颈或子宫体的浆膜与后方的肠管没有相对移动时,可以认为直肠子宫陷凹封闭(图9.2)。

　　子宫内膜异位症结节或深在子宫内膜异位症(DIE)典型表现为边界不清的星状低回声或等回声实性肿块[15]。触诊时病灶区有压痛且固定于周围盆腔结构。它们通常位于子宫骶韧带,直肠及乙状结肠,阴道和膀胱(图9.3)。位于直肠、乙状结肠壁的子宫内膜异位症结节通常表现为肠壁固有肌层的低回声增厚(图9.7和图9.8),有时也会凸入肠腔[16]。这些病变应在三个正交平面上测量[17]。为了找到直肠、乙状结肠中的病灶位置,可以撤出探头并将其移到阴道下部,后方可见肛门括约肌,随后平行于阴道方向向头侧追踪肌层(固有肌层)。在正常

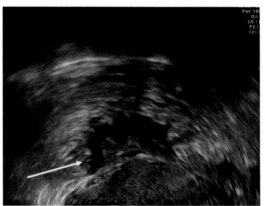

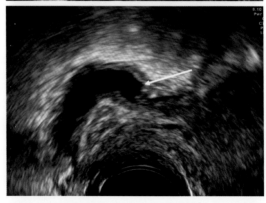

图 9.7　两幅均为经阴道超声图像,显示由于深在子宫内膜异位症,直肠肌层呈低回声增厚(箭头)

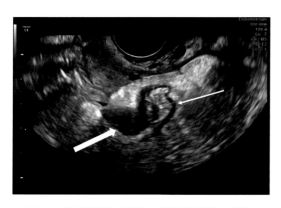

图9.8　经阴道超声可见乙状结肠的深在子宫内膜异位症。可见病灶处肌层（粗箭头）较正常肌层（细箭头）增厚

的女性解剖结构中，直肠在直肠子宫陷凹的水平下部，向阴道壁后方偏转，并不是直的，而是呈迂曲状。检查时应向左右两侧扫查，便于发现高位乙状结肠的深在子宫内膜异位症结节。如果使用这种方法，可以较容易地发现直肠壁上增厚的子宫内膜异位症结节。还可以将探头置于阴道后穹窿，此位置易于发现阴道壁增厚的低回声结节和增厚的子宫骶韧带[17]。在矢状面，从阴道后穹窿向左右两侧扫查可以观察增厚的子宫骶韧带和阴道后壁。正常的子宫骶韧带是不能经阴道超声扫查发现的。然而，合并DIE的子宫骶韧带表现为明显增厚，且回声增高，通常位于子宫骶韧带子宫颈插入点位置。子宫颈周围环（torus uterinus）是横跨子宫颈后部的结缔组织的桥梁，该结缔组织连接着左右两侧子宫骶韧带。无论有无肠道受累，这里都是DIE最常见的部位。

小结

　　一名有经验的检查者可以使用经阴道超声检查确诊卵巢及DIE。扫查过程中，一定要注意系统全面地扫查所有易发生子宫内膜异位症的部位。熟练掌握盆腔解剖对于发现DIE至关重要。

要点与技巧

- 采取系统标准的扫查方法。
- 全面深入了解正常解剖结构，有助于识别异常图像。
- 通过观察器官间相互位置移动帮助判断其活动性。
- 轻柔加压探头，同时不持有探头的手在腹部加压，帮助评估器官的活动性。
- 在矢状面阴道后穹窿水平向左右两侧扫查，可以观察有无子宫骶韧带及阴道后壁的增厚。

（景文达　译　黄瑛　校）

参考文献

1. Ferrero S, Arena E, Morando A, Remorgida V. Prevalence of newly diagnosed endometriosis in women attending the general practitioner. *Int J Gynaecol Obstet* 2010;**110**:203–7.

2. Hadfield R, Mardon H, Barlow D, et al. Delay in the diagnosis of endometriosis: a survey of women from the USA and the UK. *Hum Reprod* 1996;**11**(4):878–80.

3. Bazot M, Lafont C, Rouzier R, et al. Diagnostic accuracy of physical examination, transvaginal sonography, rectal endoscopic sonography, and magnetic resonance imaging to diagnose deep infiltrating endometriosis. *Fertil Steril* 2008;**92**:1825–33.

4. Hudelist G, Ballard K, English J, et al. Transvaginal sonography vs. clinical examination in the preoperative diagnosis of deep infiltrating endometriosis. *Ultrasound Obstet Gynecol* 2011;**37**:480–7.

5. Naftalin J, Hoo W, Pateman K, et al. How common is adenomyosis? A prospective study of prevalence using transvaginal ultrasound in a gynaecology clinic. *Hum Reprod* 2012;**27**(12):3432–9.

6. Naftalin J, Hoo W, Nunes N, et al. Association between ultrasound features of adenomyosis and severity of menstrual pain. *Ultrasound Obstet Gynecol* 2016;**47**(6),779–83.

7. Tailor A, Jurkovic D, Bourne TH, Collins WP, Campbell S. Sonographic prediction of malignancy in adnexal masses using an artificial neural network. *Br J Obstet Gynaecol* 1999;**106**:21–30.

8. Holland TK, Yazbek J, Cutner A, et al. The value of transvaginal ultrasound in assessing the severity of pelvic endometriosis. *Ultrasound Obstet Gynecol* 2010;**36**:241–8.

9. Savelli L, de Iaco P, Ghi T, et al. Transvaginal sonographic appearance of peritoneal pseudocysts. *Ultrasound Obstet Gynecol* 2004;**23**:284–8.

10. Savelli L, Manuzzi L, Pollastri P, et al. Diagnostic accuracy and potential limitations of transvaginal sonography for bladder endometriosis. *Ultrasound Obstet Gynecol* 2009;**34**:595–600.

11. Pateman K, Mavrelos D, Hoo WL, et al. Visualization of ureters on standard gynecological transvaginal scan: a feasibility study. *Ultrasound Obstet Gynecol* 2013;**41**:696–701.

12. Pateman K, Holland TK, Knez J, et al. Should a detailed ultrasound examination of the complete urinary tract be routinely performed in women with suspected pelvic endometriosis? *Hum Reprod* 2015;**30**:2802–7.

13 Block B. *The Practice of Ultrasound: a Step-By-Step Guide to Abdominal Scanning.* 2nd ed. Thieme Medical Publishers, 2011.

14. Bosniak MA. The Bosniak renal cyst classification: 25 years later. *Radiology* 2012;**262**:781–5.

15. Fedele L, Piazzola E, Raffaelli R, Bianchi S. Bladder endometriosis: deep infiltrating endometriosis or adenomyosis? *Fertil Steril* 1998;**69**:972–5.

16. Koga K, Osuga Y, Yano T, et al. Characteristic images of deeply infiltrating rectosigmoid endometriosis on transvaginal and transrectal ultrasonography. *Hum Reprod* 2003;**18**:1328–33.

17. Guerriero S, Condous G, Van den Bosch T, et al. Systematic approach to sonographic evaluation of the pelvis in women with suspected endometriosis, including terms, definitions and measurements: a consensus opinion from the International Deep Endometriosis Analysis (IDEA) group. *Ultrasound Obstet Gynecol* 2016;**48**(3):318–32.

第10章

输卵管及输卵管疾病的超声评估

Sonal Panchal Chaitanya Nagori

引言

经阴道超声可以评估子宫、子宫颈和卵巢,但却不能看到正常的输卵管。因此,评估输卵管需要特殊的检查。输卵管疾病是不孕和盆腔痛的主要病因[1]。输卵管病变最常见的原因是盆腔炎性疾病(PID),但子宫内膜异位症、既往盆腔手术史、肌瘤和盆腔结核也是导致输卵管病变[2]的常见原因。既往子宫手术(如人工流产或药物终止妊娠、子宫肌瘤切除术)皆可诱发亚临床炎症或感染,进而导致输卵管损伤。输卵管通畅性也可因息肉、肌瘤或峡部结节性输卵管炎而受到影响,后者非常罕见,超声诊断没有特异性。以上这些病变可能导致输卵管的梗阻、狭窄、扩张和蠕动功能受损[3]。输卵管的功能也可受输卵管黏膜内壁、肌层的改变或输卵管外的任何病变的影响。近端输卵管受累表现为肌肉痉挛、间质水肿、无定形碎片、黏膜凝集和黏液性分泌物引起梗阻。输卵管中部疾病引起狭窄或闭塞,通常由瘢痕和纤维化导致输卵管末端呈球状。伞端受累可导致输卵管积水。

输卵管解剖与功能

输卵管是一种管状结构,从子宫两侧向卵巢延伸,长度约10~12cm。输卵管可以被划分成五部分(图10.1):壁内部或间质部是子宫肌壁中的输卵管部分,长1cm;接着是峡部,为2cm;之后的5cm为壶腹部,长度可变;接着是伞端之前的膨大的漏斗部,最后是伞部。输卵管的内径仅为1mm。输卵管

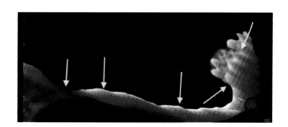

图10.1 3D-HyCoSy显示输卵管,可以显示输卵管的正常解剖:从左到右的箭头依次表示输卵管的壁内部、峡部、壶腹部、漏斗部、输卵管伞部

在精子和卵子的运输、精子获能、受精和胚胎的运输中起着重要作用[4]。输卵管通畅是维持输卵管与卵巢之间正常关系的必要条件。纤毛具有良好的调节功能,以包绕卵巢;纤毛还具有引导卵子和胚胎向子宫运动以及引导精子向卵子运动的功能。

输卵管评估

评估输卵管包括检查通畅性并排除病理性疾病。常规的经阴道超声不能评估输卵管通畅性,但是可以准确诊断输卵管积水。因此必须使用液体作为对比剂在超声上观察正常的输卵管腔。评估输卵管通畅性可以使用X线引导(子宫输卵管造影,HSG),超声引导(盐水灌注宫腔声学造影,SIS),子宫输卵管超声造影(HyCoSy)或腹腔镜手术。HSG、SIS和HyCoSy比腹腔镜下美兰通液试验侵袭性小,风险也更小,但后者被认为是评估输卵管通畅性和病变的"金标准"。

HSG广泛应用于不孕妇女的输卵管检查。这种方法在检测近端输卵管病变方面

相当准确,而且安全、廉价,并可能增加妊娠率[5]。HSG 能够显示输卵管的走行、输卵管的通畅性、管腔的不规则和输卵管周围病变。注射最小剂量不透射线的溶液(对比剂)。在 X 线透视下,观察子宫腔填充情况以及对比剂从子宫腔进入输卵管,最终从伞端排出的情况(图 10.2)。HSG 还可以用于子宫腔疾病的诊断,如米勒管畸形和子宫内膜病变(图 10.3)。

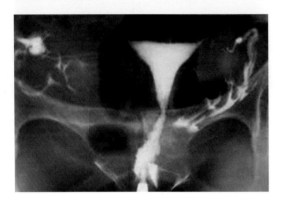

图 10.2　HSG 显示正常子宫腔充盈及两侧输卵管的溢出

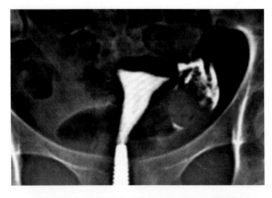

图 10.3　HSG 显示子宫腔正常,左侧输卵管有溢出,右侧输卵管未充盈,提示右侧子宫角阻塞

　　然而,HSG 的主要缺点是有辐射、使用含碘对比剂、患者疼痛及假阴性率高。由于操作是在辐射环境下进行的,妇科医师和患者都会因担心辐射而感到不舒服。另外,它给出的是一个静态的图像,因此对生育至关重要的输卵管卵巢关系不能进行全面评估。

此外,HSG 诊断输卵管阻塞的患者中通过腹腔镜检查能够最终确诊的只有 38%[6],HSG 检测输卵管阻塞的灵敏度和特异度分别为 0.65(95% CI 0.50~0.78)和 0.83(95% CI 0.77~0.88)[7]。

　　超声引导下的输卵管通畅性检查避免了辐射风险,也避免了含碘对比剂可能产生的不良反应,且诊断的准确度与 HSG 相近。超声引导下输卵管通畅试验通常称为子宫输卵管超声造影,下面所列方法中,每个检查的方法略有不同,主要取决于所用的对比剂和超声技术。方法:①盐水灌注宫腔声学造影(SIS);②脉冲波多普勒 SIS;③彩色多普勒 SIS;④盐水/空气 SIS;⑤三维能量多普勒 SIS;⑥子宫输卵管超声造影(HyCoSy);⑦子宫输卵管超声泡沫造影(hystero-foam salpingography,HyFoSy)。

盐水输卵管超声造影

　　很多学者介绍了使用超声评价输卵管的方法[8-10],最先报道这种方法的是 Richman,采取的方法是经子宫颈管注射液体,同时进行经腹部超声扫查。操作中经阴道注射 200ml 生理盐水。液体会充满子宫腔,并通过输卵管进入盆腔。经腹部超声在子宫后方见到液性区时说明输卵管是通畅的。1992 年,Tufekci 报道使用等渗盐水并使用经阴道超声评估输卵管通畅性[11]。Deichert 首次报道了经子宫颈注射超声对比剂后使用经阴道超声评价输卵管通畅性[12]。

技术

　　生理盐水灌注输卵管造影的最佳时期是增殖期(典型 28 天周期的第 6~10 天),即月经期后、排卵前进行。可在操作前 1~2 小时给予口服镇痛药布洛芬 400mg 和/或对乙酰氨基酚 500~1 000mg。建议检查前筛查衣原体感染和/或预防性口服抗生素,检查要求严格无菌。操作前经阴道超声扫查全面评估盆腔器官的位置,并排除任何影响子宫和卵巢显像的病理因素。此外,还要观察盆腔内是否有游离液体,因为这会影响输卵管通畅性的观察。

取出探头,将窥器放入阴道,以观察子宫颈。用消毒剂清洗子宫颈。如果有需要,可以使用子宫颈钳固定子宫颈,并使之与子宫体在同一水平。使用 5 ~ 8 号带球囊 HSG 或 SIS 导管,导管连接一个装有 10 ~ 20ml 生理盐水的注射器,导管通过子宫颈进入子宫。将球囊置于子宫颈内口的上方,注入 1 ~ 2ml 蒸馏水或生理盐水使球囊扩张,也可以用儿科喂养管或宫腔内人工授精(intrauterine insemination,IUI)导管代替。带球囊的导管可以防止盐水或对比剂通过子宫颈管逆流。一旦导管被固定,可以取下窥器和子宫颈钳(如果使用的话),将经阴道探头放置在阴道内进行进一步的检查。

生理盐水通过导管慢慢注入。观察被生理盐水扩张的子宫腔以及沿输卵管走行的生理盐水(液体)。当生理盐水充盈子宫腔时,可以显示和诊断子宫内膜病变,如息肉、粘连和增生等(图 10.4)。使用二维超声扫查,在卵巢周围可以看到从伞端溢出的液体,随后聚集在盆腔(图 10.5)。在横切面图像中同时显示子宫和卵巢时,尽量让卵巢显示得更清晰。

伞端没有溢出时提示输卵管可能阻塞。

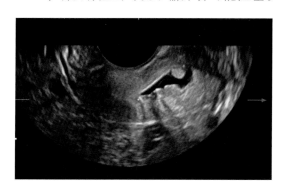

图 10.4　生理盐水灌注 HSG:充满生理盐水的子宫内膜腔呈无回声,在无回声的生理盐水衬托下,可以清楚地显示子宫内膜多发息肉

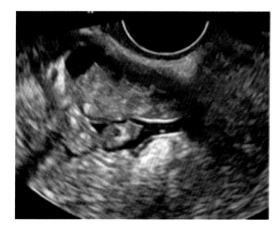

图 10.5　生理盐水灌注输卵管造影图像。B 超图像显示正常输卵管溢出液体后在卵巢后方形成无回声积液

当一侧输卵管阻塞时,有时很难判断是哪一侧的阻塞。双侧输卵管阻塞时,子宫腔扩张可引起患者剧烈疼痛。操作完成后放空球囊,将导管取出。告知患者造影后可能会出现一些短期的盆腔痉挛或点滴出血。

该检查通常是安全的,没有严重并发症。盆腔感染和相关腹膜炎的风险约为 1%。其他并发症包括恶心或呕吐、血管迷走性晕厥和操作中或操作后疼痛。后三种并发症患病率约为 8.8%[13]。在一项针对 24 项临床研究、共计 2 278 例病例的荟萃分析中,有 7% 的患者操作失败或者未完成检查[14]。与腹腔镜下美兰通液试验相比,SIS 的准确度从 81.82%[15]到 100%[16-17]不等。该检查方法的缺点是可以确定单个输卵管的通畅性,但不能提供阻塞部位、管腔状况以及输卵管与卵巢间关系的信息。因此这项技术做了一些改进来克服以上的缺陷。

脉冲波多普勒 SIS

如果常规超声造影检查提示输卵管阻塞,或者输卵管的一小段长度(小于 2cm)没有显示出来,可以进行脉冲波多普勒检查[18],这不是常规检查的步骤。多普勒取样框放置在怀疑阻塞的位置。取样框设置点应是输卵管内没有生理盐水或在注射生理盐水时没有彩色血流显示的位置。将取样框缩小到与输卵管的宽度相同。短暂且持续注射液体或生理盐水约 5 秒，同时观察多普勒信号[19]。通畅的输卵管多普勒频移快速、急剧增加，然后缓慢、均匀地下降。阻塞的输卵管表现为短而陡的多普勒频移，其后无噪声信号(图 10.6)。

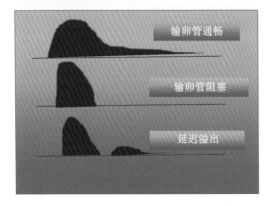

图 10.6　脉冲波多普勒评价输卵管通畅性的示意图，通畅、部分阻塞和完全阻塞输卵管内的液体流动波形[19]

彩色多普勒 SIS

在超声引导下，将导管尖端先放在一侧子宫角，再放入另一侧子宫角。首先，把彩色取样框放在子宫横切面上。子宫腔内的颜色信号证实液体在子宫内的流动。然后将探头从子宫横切面向附件和卵巢侧扫查。在快速注射生理盐水时，放置彩色取样框以观察附件和卵巢。在看到子宫内的血流信号之后，立即能在取样框内看到彩色信号的可以诊断为输卵管通畅，反之则认为输卵管是阻塞的[20](图 10.7)。在另一侧也进行同样的操作。在造影检查之前必须仔细扫查附件来排除任何病变，因为输卵管积水可能会造成输卵管内液体的流动，并被误认为输卵管是通畅的。

Peters 和 Coulam 对 129 名不孕患者的研究中，多普勒 SIS 在 81% 的病例中诊断结果与 HSG 完全一致。与腹腔镜下美兰通液试验相比，多普勒 SIS 的符合率是 86%，而 HSG 的符合率仅 75%[21]。Kupesic 等进行的一项小病例研究表明，彩色多普勒 SIS 和腹腔镜下美兰通液试验的诊断一致性是 91.5%[16]。在另一项研究中，彩色多普勒 SIS 和 HSG 与腹腔镜下美兰通液试验的相关性分别为 81% 和 60%[13]。

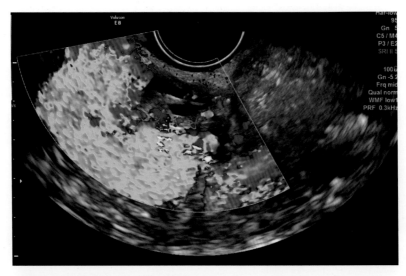

图 10.7　生理盐水灌注输卵管造影结合彩色多普勒显示，生理盐水从正常输卵管的伞端溢出，可以看到彩色取样框内充满彩色信号

空气/盐水 SIS

当空气与盐水混合时,会形成气泡,并产生高回声声影,有助于更好地勾勒输卵管腔。这可以通过搅动空气和生理盐水或在生理盐水已经被推入子宫腔和输卵管后再注射空气来完成(图 10.8)。Jeanty 等使用了这项技术,并显示与腹腔镜下美兰通液试验结果的一致性为 79.4%,评估输卵管通畅性的灵敏度为 85.7%,特异度为 77.2%[21]。

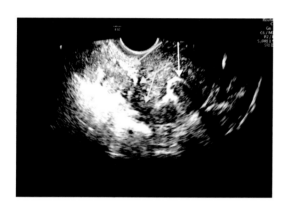

图 10.8　用混有空气的盐水进行输卵管造影。高回声对比剂充满子宫(白色箭头)和输卵管,并可溢出(黄色箭头)

3D 能量多普勒 SIS

经阴道三维生理盐水灌注子宫输卵管超声造影可以很好地显示子宫腔和肌壁的三个正交平面。然而,它不能像 HSG 那样准确地诊断输卵管阻塞或显示输卵管结构。虽然实时成像可以看到远端输卵管和输卵管伞部,但即使是使用 3D 能量多普勒,近端输卵管的成像效果也不能令人满意。这项技术可作为评估子宫腔和输卵管通畅程度的初步筛查检查。对于有输卵管疾病史的高危患者或在三维生理盐水灌注子宫输卵管超声造影中疑似输卵管阻塞的患者,应进一步采用 X 线 HSG 或腹腔镜下美兰通液试验进行评估[22]。

Kiyokawa 等报道将 3D 技术应用于生理盐水灌注子宫输卵管造影时,诊断输卵管通畅的阳性预测值(PPV)、阴性预测值(NPV)、灵敏度及特异度分别为 100%、33.3%、84.4%、100%。除此之外,这种方法在评估子宫腔的形态方面也有优势。96% 的病例使用 3D HyCoSy 可以清晰显示子宫腔轮廓,而 HSG 仅为 64%[23]。

子宫输卵管超声造影

利用 SIS 检查子宫腔内的病灶可以被无回声介质清楚地衬托出来,但是非常小的空腔,如正常的输卵管并不容易显示[24]。显示管腔需要使用高回声介质显示液体的流动[25]。二维和多普勒超声都可以检测高回声对比剂,并显示其流动。实验和临床数据表明,高功率超声照射对比剂会使微泡破裂,产生一种被称为受激声发射(stimulated acoustic emission,SAE)的现象。基于这一原理,研制出了正性超声对比剂[26]。如前所述,使用混有空气的盐水是一种成本低廉的选择,因盐水中存在气泡而成为具有高对比度的液体。然而,这些气泡只存在很短的时间,因此用其评估输卵管通畅性非常困难。

商业上所用的由微泡组成的对比剂可存在较长时间,包括 Echovist 和 Levovist (Schering AG,Berlin),它们是由特殊半乳糖微颗粒制成的微泡悬浮液。它们悬浮在半乳糖溶液中,如 Echovist;或者在无菌水中,如 Levovist。使用前,微粒与溶剂混合并用力摇晃而制成溶液,5 ~ 10 分钟之内可保持稳定。这些溶液约在 30 分钟内完全溶解在体内。除了半乳糖血症患者,这两种对比剂无使用禁忌。含有羟乙基纤维素和甘油的非胚胎毒性凝胶(ExEm 凝胶 Gynaecologiq BV,Delft,the Netherlands),可以替代生理盐水用于超声宫腔内造影[27]。

凝胶灌注使子宫腔的充盈更稳定。这种凝胶及其化合物经过了广泛的测试,可以安全使用。泡沫对比剂通过机械混合 10ml ExEm 凝胶和 10ml 无菌水制成[28]。当凝胶被用力地推挤并通过注射器或管子的小孔时,湍流会使局部压力下降,导致空气溶解在溶液中,并产生能够稳定几分钟的泡沫。然而,ExEm 凝胶(含有 88.25% 的纯净水)在进入输卵管时是相当黏稠的。因此,将 10ml ExEm 凝胶与 10ml 纯净水稀释(得到一种含有 94.12% 水的混合物),并形成泡沫。这个比例的混合物产生的泡沫是足够稳定的,显影至少 5 分钟,并可以顺利地通过通畅的输卵管。此泡沫的黏度(270cp)与 Echovist(400cp)相近[29]。泡沫通过 GIS 导管或类似导管,反复小剂量(0.5~1ml)注入子宫内膜腔,同时二维超声观察横切面子宫角对比剂顺行流动情况。当看到对比剂在腹腔溢出时,才可以看到每条输卵管的远端对比剂流动情况(图 10.9)。定位卵巢后,更容易看到对比剂溢出到腹膜腔[28]。

有研究表明,它的回声可以维持约 7 分钟,可以作为 HyFoSy 的对比剂[30]。泡沫持续存在的时间足够获得三维容积图像。

在大多数国家都在使用的一种阳性对比剂是 SonoVue(Bracco,Italy)。对比剂由六氟化硫微粒和 5ml 载药注射器组成。对比剂溶解后配制成 5ml 溶液。为了评估输卵管状况,将 1ml SonoVue 用 4ml 生理盐水稀释,摇晃成泡沫状,并通过子宫颈注射到子宫腔内。这种对比剂也可以在血管内使用。它

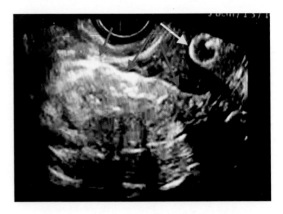

图 10.9　子宫输卵管超声泡沫造影(HyFoSy)。二维超声显示子宫腔(黄色箭头)和输卵管以及溢出(红色箭头)的高回声对比剂

还可用作血管研究和恶性肿瘤诊断的超声对比剂。

扫查方法与 SIS 相同。使用正性对比剂,即使采用二维超声也可以显示出整个输卵管和子宫腔的轮廓(图 10.9)。

可配备具有造影模式的超声设备(基于谐波的对比成像技术)。其优点是可以增强对比度,使输卵管显示效果更好(图 10.10)。如果输卵管是通畅的,使用正性对比剂的造影模式可以更容易观察到对比剂从伞端溢出。如果输卵管不通,对比剂在输卵管内的聚集可以帮助识别阻塞的部位。

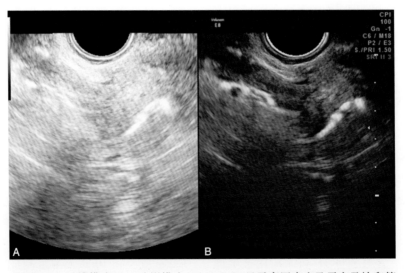

图 10.10　二维模式(A)、造影模式(B)HyCoSy 显示高回声充盈子宫及输卵管

技术

HyCoSy 的检查过程与 SIS 是相同的。HyCoSy 能更好地显示输卵管,每条输卵管所需对比剂的最小剂量是 2～3ml。为了对输卵管通畅性进行诊断,每条输卵管需要观察 2～3 个时相,每个观察时相约 10 秒。若在壁内段以外可见较长段的输卵管,通常表示输卵管通畅,但必须观察整个输卵管,并确认伞端的溢出。与 SIS 一样,直肠子宫陷凹内液体的出现或增加是诊断输卵管通畅的间接征象。

HyCoSy 通常在生殖科进行。与 SIS 相比,HyCoSy 有几个优势:①可以清晰地观察子宫腔;②评估输卵管管腔和伞端;③清楚地显示溢出以及更准确地定位阻塞的位置。与生理盐水相比,超声对比剂能更有效地确定输卵管通畅程度,而且与 HSG 诊断准确度一致,可替代 HSG 作为筛查不孕的影像学方法[28]。该检查与腹腔镜下美兰通液试验(80.4%～92.5%)和 HSG(83.8%～90.5%)具有良好的一致性[31]。但是与 HSG 相比,HyCoSy 的主要缺点是它更多地依赖于操作者经验,假阳性率高[32]。

在一项比较 HyCoSy 和腹腔镜下美兰通液试验的研究中,两者评估输卵管通畅性有高度相关性,其灵敏度、特异度、PPV 和 NPV 分别为 100%、55.6%、80% 和 100%[31]。HyCoSy 可以准确评估输卵管通畅性和子宫腔形态,并且可以替代 HSG 作为不孕症检查的一线诊断方法[33]。与传统 HSG 相比,HyCoSy 还可以提供盆腔超声评估和更有效的输卵管病理性评估,可作为一线无创影像学检查方法[34]。在一项比较使用空气-盐水 HyCoSy(Hydro-HyCoSy)、使用对比剂(SonoVue-Hy-CoSy)HyCoSy 与 HSG 和/或腹腔镜下美兰通液试验诊断准确度的研究中,SonoVue-HyCoSy 比 Hydro-HyCoSy 评估输卵管通畅性更准确[31]。Hydro-HyCoSy 的灵敏度、特异度、PPV 和 NPV 分别为 91%、71%、55% 和 95%,而 SonoVue-HyCoSy 分别为 87%、84%、69% 和 94%。Hydro-HyCoSy 和 SonoVue-HyCoSy 的诊断准确度分别为 77% 和 85%,Cohen's kappa 值分别为 0.52 和 0.66。在另一项比较 HyCoSy 和腹腔镜下美兰通液试验的研究中,两者评估输卵管通畅性有高度的一致性,灵敏度、特异度、PPV 和 NPV 分别为 100%、55.6%、80% 和 100%[28]。

此外,检查所需的对比剂用量也少于阳性对比剂。生理盐水、印孚松、碘帕铁 370 等对比剂的平均注射体积分别为 35.3ml、14.4ml 和 13.8ml。印孚松 HyCoSy 的诊断准确度(20/22 条输卵管)比生理盐水 HyCoSy(12/24 条输卵管)更高(P = 0.006),但和 HSG 一样[33]。

另一项研究表明,HSG 和 HyCoSy 与腹腔镜下美兰通液试验相比均有很高的一致性(分别为 83% 和 80%)。这两种方法对输卵管疾病均有较高的 NPV(HSG 为 94%,HyCoSy 为 88%),PPV 分别为 47% 和 75%[35]。Exacoustos 等的一项研究也表明,HSG 和 HyCoSy 与腹腔镜下美兰通液试验相比,具有同样高的一致性,分别为 86.7% 和 86.7%[36]。这项研究表明,HyCoSy 在评估子宫肌层的结构、附件和卵泡成熟程度方面优于传统 HSG;观察对比剂溢出进入腹膜腔的效果等同于 HSG,但是对走行扭曲的输卵管成像方面不如 HSG[36]。相反,Balen 等研究发现 SIS 和 HyCoSy 准确度低于 HSG[37]。他们的研究显示 HyCoSy 的假阳性率为 9%,假阴性率为 20%。这是因为输卵管是弯曲的,通常不能在一个平面。此外,输卵管的远端部分可能被肠气所掩盖。

造成假阳性结果的因素很多。首先,输卵管管腔可能因黏液堵塞、血块、肌层痉挛或黏膜水肿而暂时闭塞[38]。由于近段是输卵管最窄的部分,容易误诊为子宫角部输卵管阻塞。其次,多种原因导致了技术困难。对比剂泄漏或子宫颈狭窄也可导致输卵管通液时压力不足[35]。盆腔粘连所致的输卵管迂曲、盘绕会导致难以追踪输卵管的走行。

改进的 HyCoSy

三维能量多普勒有助于观察整个输卵管及伞端溢出。3D 能量多普勒技术明显优于传统的 HyCoSy 技术，有 91% 的输卵管可以观察到伞端溢出现象，而使用传统的 HyCoSy 技术只有 46%，并且 3D 能量多普勒仅需一半剂量的对比剂就可以完成检查[37]。

3D 能量多普勒 HyCoSy 技术的优点是可以同时观察子宫腔和整个输卵管，操作时间短，所需对比剂剂量少，减少患者的不适，还可以存储三维容积数据进行离线分析和处理。

3D HyCoSy 技术

患者准备、导管放置和对比剂的制备均按照前面所述的方法进行。使用 3D 超声诊断仪进行扫描（如 Voluson E8 Expert BT 12；GE Medical Systems）。采用高频经阴道探头

（6~9MHz）扫查盆腔。打开造影模式，对比剂通过球囊导管慢慢注入子宫，此时经阴道探头显示图像必须同时看到子宫角和卵巢。当输卵管内有对比剂充盈时，开启 3D 并独立获取每一侧输卵管的容积图像（图 10.11）。

渲染是在从前向后方向上完成的。使用表面增强模式。调整阈值使造影图像显示更清楚。然后使用魔术剪（Magicut）剪掉所有周边无用杂乱信号。打开 HDLive 成像模式，调整方向至可以最清晰地显示输卵管伞端及溢出。最后一张图准备好后，将两侧输卵管图像拼接在一起，形成完整的子宫和双侧输卵管图像（图 10.12）。

笔者对 65 名不孕妇女进行了 3D HyCoSy 检查，并用腹腔镜下美兰通液试验来验证诊断的准确度，结果显示 63 名患者 3D HyCoSy 诊断结果与腹腔镜检查一致，2 名结果不一致。其中一位患者 HyCoSy 诊断为单侧输卵管阻塞，但在腹腔镜下加压推注亚甲蓝时显示输卵管通畅。另一名患者在 3D HyCoSy 未清晰显示伞端，被认为是阻塞，但在腹腔

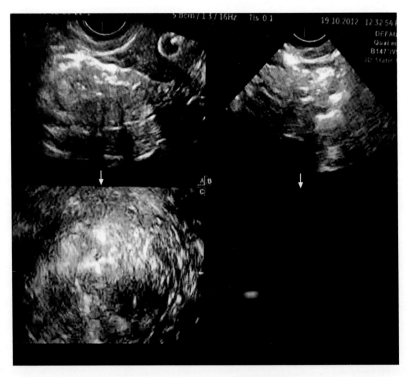

图 10.11　HyCoSy 的 3D 容积成像

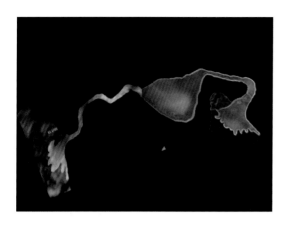

图 10.12 HyCoSy 下子宫和输卵管三维容积重建图像

镜下显示,这是因为子宫内膜异位症导致输卵管远端部分被隐藏在卵巢后面,输卵管实际上是通畅的。

这种技术可以比 2D HyCoSy 获得更多的信息,结果也更可靠。它可以直观显示整个输卵管的管腔范围和伞端情况,确定输卵管伞端与卵巢的关系以及阻塞的位置(图 10.13)。

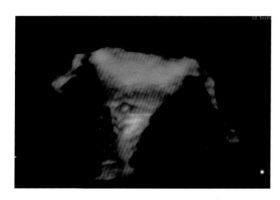

图 10.13 HyCoSy 三维容积重建图像显示子宫和输卵管,以及双侧输卵管中段阻塞

3D HyCoSy 保留了传统 2D HyCoSy 的优点并克服了其缺点。2D HyCoSy 诊断准确度高度依赖于观察者的经验;三维容积可以获得子宫和输卵管的立体图像,在冠状面显示输卵管以及输卵管立体走行,即使经验较少的操作者也能轻松评估输卵管通畅性[39]。但是 3D HyCoSy 仅可作为 2D HyCoSy 的补充而不能将其完全取代。

大量研究表明 3D HyCoSy 诊断准确度高,其灵敏度为 100%,特异度为 67%,PPV 为 89% 和 NPV 为 100%,与腹腔镜检查一致性为 91%[40]。Kupesic 等的研究表明,3D HyCoSy 诊断输卵管通畅性(灵敏度、特异度、PPV 和 NPV 分别为 97.9%,100%,97.9% 和 100%)略优于 2D HyCoSy(灵敏度、特异度、PPV 和 NPV 分别为 93.6%,97.3%,98.2% 和 97.3%)[41]。另一项对 150 条输卵管通畅性进行评估的研究显示,3D SonoVue-HyCoSy 诊断的灵敏度为 93.5%,特异度为 86.3%,PPV 和 NPV 分别为 92.6% 和 87.8%,诊断准确度为 90.0%。3D SonoVue-HyCoSy 与腹腔镜下美兰通液试验比较,阳性检出率无显著差异(82/150 vs. 77/150,$P>0.05$)[42]。

Chan 等的另一项研究表明,3D HyCoSy 检测输卵管通畅性的灵敏度为 100%,特异度为 67%,PPV 和 NPV 分别为 89% 和 100%,且一致率为 91%。3D HyCoSy 的平均持续时间(±标准差)为(13.4±5.5)分钟[43]。

在大多数病例中,使用带表面重建功能的彩色编码 3D 能量多普勒成像(3D power Doppler imaging,3D-PDI)技术可以观察对比剂在整个输卵管灌注及对比剂在伞端溢出的过程。3D-PDI 技术优于传统的 HyCoSy 技术,特别是观察对比剂从输卵管的远端溢出情况,3D-PDI 技术可以观察到传统的 HyCoSy 溢出病例的 2 倍。与传统的 HyCoSy 相比,3D-PDI 技术可以提供更好的信息存储来进行再分析和存档。3D-PDI 平均成像时间会短一些,但包括存储图像及图像后处理、分析在内的总体操作时间是相似的。3D-PDI 使用的对比剂体积(5.9ml±0.6ml)明显低于传统 2D HyCoSy 使用的对比剂体积(11.2ml±1.9ml)[41]。最近综述报道[44],3D HyCoSy 提供了更高的诊断准确度,综合灵敏度为 98%,综合特异度为 90%。

尽管有如此先进的成像技术,内镜检查仍然是诊断的"金标准"。如果影像学上发现输卵管有异常,需要进一步通过内镜检查确认。内镜检查包括宫腔镜检查输卵管的子宫角端,腹腔镜检查观察输卵管的伞端。然而,尽管腹腔镜下美兰通液试验可以直接显示输卵管外部形态,但不能评估输卵管的内部结构及输卵管阻塞的部位。

超声评估输卵管通畅性总结

输卵管通畅性评估是不孕患者的必要步骤。HSG 用于输卵管通畅性评估已有较长时间。生理盐水灌注子宫输卵管超声造影已被证明是一种非常可靠的输卵管评估技术。使用脉冲波多普勒和彩色多普勒可提高诊断的准确度。使用超声对比剂的 HyCoSy 可以观察到输卵管的管腔。HyCoSy 可以准确地评估输卵管通畅性及子宫腔的形态,甚至可以替代 HSG 作为一线检查方法[45]。研究表明,HyCoSy 与 HSG、腹腔镜下美兰通液试验具有良好的可比性和一致性[39]。HyCoSy 耐受性良好,适合在门诊进行检查[46]。应用对比剂对输卵管阻塞的检测效果优于生理盐水[47]。

HyCoSy 评估输卵管通畅性的诊断效率与 HSG 一致,并可以同时评估盆腔病变和卵巢储备。因此,对于那些没有其他生殖疾病、输卵管疾病发病低风险的妇女,它可以作为一线检查方法。HyCoSy 结合三维超声可以提高诊断的准确度,但由于三维超声的应用范围有一定的限制,此检查方法并没有得到广泛的应用。

英国皇家妇产科医师协会(RCOG)建议,在具备足够诊断经验的情况下,对于那些没有明确并发其他生殖疾病的患者可以使用 HyCoSy 替代 HSG 对输卵管阻塞进行影像学筛查。合并其他生殖疾病的妇女应该进行腹腔镜下美兰通液试验,这样可以同时评估输卵管通畅性和其他盆腔疾病。由于常规 HyCoSy 与 HSG、腹腔镜下美兰通液试验在统计学上具有良好的可比性和一致性,NICE 建议:对于未患有 PID、异位妊娠或子宫内膜异位症等盆腔疾病的患者,可在门诊

应用 HyCoSy 检查评估输卵管通畅性[46,48]。

对患者来说,HyCoSy 检查耐受性好、风险小,患 PID 的概率仅为 1%。美国生殖医学学会(ASRM)的建议指出,所有用于评估输卵管通畅性的方法都有技术上的局限性,任何一项检查发现异常结果时,都必须考虑技术引起的假阳性的可能。当诊断不明确或最佳治疗方法不确定时,应使用其他补充方法帮助进一步确诊[49]。

输卵管疾病

常见的输卵管疾病包括炎症,由子宫内膜异位症、感染或既往手术引起的输卵管阻塞,输卵管妊娠和输卵管肿瘤。

炎症是影响输卵管通畅性和功能的最常见的疾病。输卵管炎最常见的病因是盆腔炎性疾病(PID)。患者表现为轻微盆腔痛,严重者有急性炎症症状。慢性病例多表现为不孕,或偶然发现患有慢性输卵管炎。

如前所述,输卵管的生殖功能主要依靠于输卵管的蠕动和黏膜纤毛运动。感染和炎症可导致黏膜损伤,从而影响输卵管功能。这也许不会影响输卵管的通畅,但会增加输卵管妊娠的风险。急性炎症引起的水肿可以导致输卵管管腔闭塞及输卵管阻塞。

虽然一些患者可能有附件软组织增厚和探头加压的触痛感,但超声很难诊断。急性输卵管炎常伴有卵巢炎。卵巢炎超声表现为卵巢间质回声减低,卵巢内可检出丰富的低阻血流(图 10.14)。

急性炎症常伴有盆腔积液。当有盆腔积液时,可以看到增厚的输卵管伞端漂浮在液体中(图 10.15)。炎症盆腔积液内可伴有分隔或低回声反射(图 10.16)。

炎症波及输卵管末端可导致输卵管伞部粘连和输卵管积水(管腔内液体聚集导致输卵管扩张)。

输卵管积水超声表现为卵巢外的附件囊性病变。囊性病变具体表现为薄壁、囊腔内无回声及后方回声增强(图 10.17)。有时

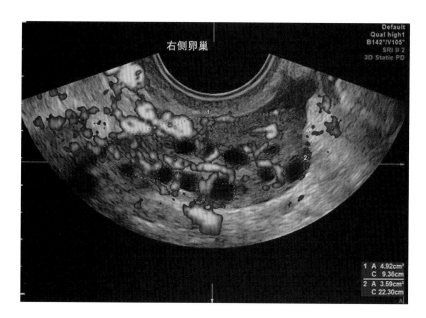

图 10.14　卵巢炎表现为卵巢间质回声减低，血运丰富

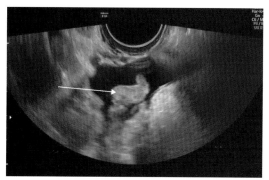

图 10.15　输卵管炎或盆腔炎时，超声可以看到在游离液体中漂浮的增厚的输卵管（箭头）

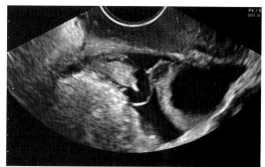

图 10.16　盆腔炎时盆腔内有游离液体和分隔

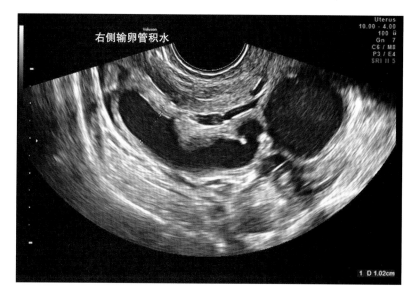

图 10.17　输卵管囊性病变 B 超图像，表现为薄壁，囊腔内无回声伴部分分隔，后方回声增强

其内伴有低回声,这表明有积血或积脓,又分别称为输卵管积血或输卵管积脓(图10.18)。虽然在超声上很难区分两者,但根据相关的临床病史和表现可以帮助区分,如输卵管积血常见于异位妊娠患者。输卵管脓毒症患者可能出现严重全身感染,但也不一定是这样。

急性炎症性输卵管积水表现为囊壁增厚伴有袋状皱褶水肿所致的不规则突起(图10.19),而慢性炎症性输卵管积水囊壁薄,并与周围组织和卵巢粘连;慢性输卵管炎常表现为输卵管卵巢包块。

这些肿块中通常很难区分出输卵管和卵巢结构(图10.20A),特别是当这些结构因炎症严重受损时。如果肿块内感染没有得到控制并形成脓腔时,则称为输卵管卵巢脓

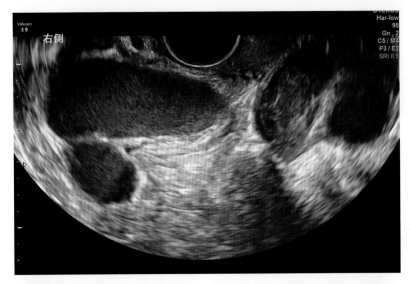

图 10.18　两个囊性病变相互紧邻,扩张的输卵管形成两个环形,内部充满低回声浓稠液体

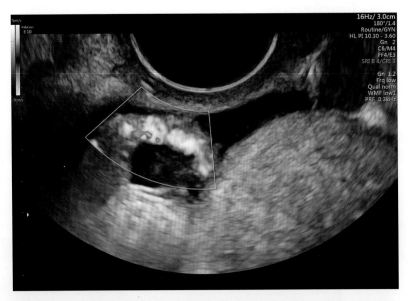

图 10.19　盆腔积液衬托下可见增厚的输卵管,急性炎症导致其内血流增加

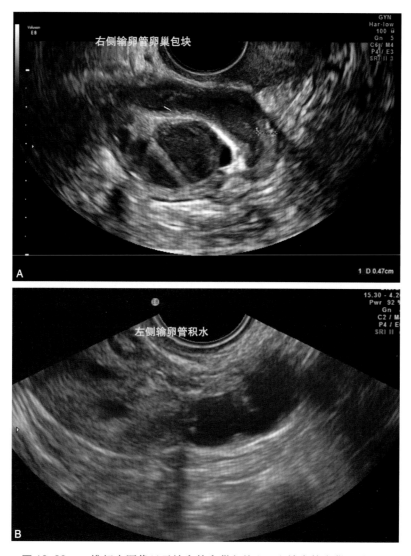

图 10.20 二维超声图像显示输卵管卵巢包块（A）和输卵管卵巢脓肿（B）

肿（图 10.20B）。沙眼衣原体和结核病是最常见的致病原因，它们的临床表现非常相似。

结核性感染累及输卵管时症状较轻，可对输卵管内膜造成损害，较严重时可导致输卵管瘢痕形成、强直、纤维化、狭窄或闭塞、输卵管积水、与输卵管周围和盆腔的粘连。输卵管壁增粗、僵硬，只表现为输卵管的轻度扩张，在静态图像上有时很难与血管区分（图 10.21）。

因此，需要在至少两个正交平面（通过旋转探头 90°）来评估附件的病变。任何卵巢外囊性病变，除非能证明是其他疾病，否则当旋转探头时，病变形状发生改变应考虑为输卵管积水。有时，病变的形状可由典型的囊性圆形变成典型的管状或香肠状，但通常可能只是稍微拉长，或在拉长管状囊性病变内出现鹰嘴样突起或者在一端变细（图 10.22）。

血管和肠道也可以出现相似的图像表现。通过彩色多普勒显示血管内的彩色血流和肠袢的蠕动可与输卵管积水鉴别。输卵管积水的典型超声图像表现为纵切面上可见不完全分隔。横切面可表现为典型的齿轮状，特别是急性输卵管积水时，这是由于管壁增厚和皱襞水肿（图 10.23）。

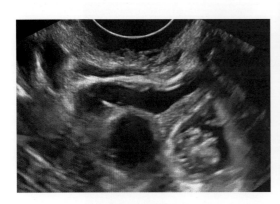

图 10.21　二维超声图像显示结核病导致输卵管僵直、扩张

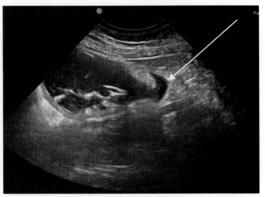

图 10.22　二维超声图像显示输卵管积水的鹰嘴样突起（箭头）

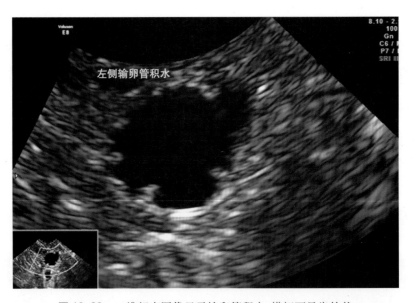

图 10.23　二维超声图像显示输卵管积水，横切面呈齿轮状

有时,子宫内膜异位症可只累及输卵管的伞端,或卵巢子宫内膜异位症迁延累及输卵管。这都可导致输卵管的伞端粘连而形成输卵管积水。超声表现与炎症引起的输卵管积水相同。

输卵管妊娠将在第 14 章单独讨论。

输卵管肿瘤

输卵管肿瘤很少见,约占所有女性生殖系统恶性肿瘤的 0.14% ~ 1.8%[50]。输卵管肿瘤最常见的是原发性输卵管癌(primary fallopian tube carcinoma,PFTC)或腺癌,两者都很罕见。PFTC 是一种罕见的肿瘤,组织学和临床表现类似卵巢上皮性癌。未生育的女性出现 PFTC 的风险更高[51]。常见的

临床表现为间歇性输卵管积水,伴水样阴道分泌物或阴道出血。

超声表现与卵巢上皮性肿瘤相似,表现为位于附件区的复杂卵巢外肿块,多为囊实性。肿块实性部分边缘不规则,可检出丰富的低阻血流信号。不规则实性部分的回声不均、血管分布不均和血管管径粗细不均等超声图像特点都提示肿块为恶性肿瘤的可能(图 10.24)。

虽然应该是卵巢外的肿块,但因就诊时间比较晚,肿瘤可能已经侵犯卵巢,很难确认其起源。PFTC 的预后比卵巢癌差,因为它的症状不明显,可能会导致治疗延迟。PFTC 与卵巢癌治疗方法相同[52]。

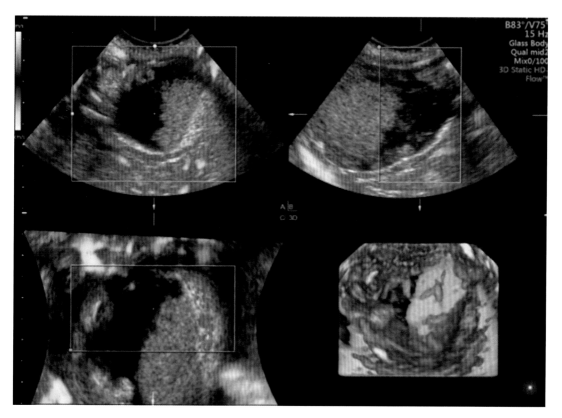

图 10.24　囊实性恶性肿瘤,实性部分形态不规则,血流明显增加

小结

输卵管通畅性评估是所有不孕患者的必不可少的检查。超声引导下的输卵管通畅性评估是一个对患者和医师都简便的检查方法。它可以用阴性和阳性对比剂来完成。这两种对比剂都可以应用多种超声模式，如 2D 超声、多普勒超声和 3D 超声。然而腹腔镜下美兰通液试验仍被认为是"金标准"。在输卵管疾病中，炎症最常见，但超声图像也最为多变。子宫内膜异位症可影响输卵管的伞端，导致输卵管积水。输卵管肿瘤不常见，并且从图像上很难与卵巢肿瘤鉴别。然而，超声仍是所有输卵管病变的首选诊断方法。

要点与技巧

- 输卵管通畅性试验应在卵泡早期进行，以避免干扰妊娠。
- 利用所有可能的超声模式（彩色、能量或门控多普勒）以提高评估输卵管通畅性的准确度。
- 在没有新的对比剂或泡沫的情况下，振荡的盐水可作为一个很好的选择。
- 缓慢注入小剂量的对比剂可减少操作过程中的不适感。
- 进行输卵管通畅性评估检查前应预防性给予抗生素。
- 3D 超声可以同时评估子宫内膜和先天性或获得性疾病。

（张浩 译　王鑫璐 校）

参考文献

1. Serafini P, Batzofin J. Diagnosis of female infertility: a comprehensive approach. *J Reprod Med* 1989;**34**(1):29–40.

2. Dun EC, Nezhat CH. Tubal factor infertility: diagnosis and management in the era of assisted reproductive technology. *Obstet Gynecol Clin North Am* 2012;**39**(4):551–66.

3. Patil M. Assessing tubal damage. *J Hum Reprod Sci* 2009;**2**(1):2.

4. Gordts S, Campo R, Rombauts, Brosens I. Endoscopic visualization of the process of fimbrial ovum retrieval in the human. *Hum Reprod* 1998;**13**(6):1425–8.

5. Johnson N, Vandekerckhove P, Watson A, et al. Tubal flushing for subfertility. *Cochrane Database Syst Rev* 2003; **3**:CD003718.

6. Belisle S, Collins JA, Burrows EA, Willan AR. The value of laparoscopy among infertile women with tubal patency. *J Soc Obstet Gynaecol Can* 1996;**18**:326–36.

7. Watrelot A, Dreyfus JM, Andine JP. Evaluation of the performance of fertiloscopy in 160 consecutive infertile patients with no obvious pathology. *Hum Reprod* 1999;**14**:707–11.

8. Nanini R, Chelo E, Branconi F, et al. Dynamic echohysteroscopy: a new diagnostic technique in the study of female infertility. *Acta Eur Fertil* 1981;**12**(2):165–71.

9. Richman TS, Visconi GN, deChurney A, et al. Fallopian tubal patency assessed by ultrasound fluid injection: work in progress. *Radiology* 1984;**152**(2):507–10.

10. Randolph JR, Ying YK, Maier DB, et al. Comparison of real time ultrasonography, hysterosalpingography and laparoscopy/hysteroscopy in the evaluation of uterine abnormalities and tubal patency. *Fertil Steril* 1986;**46**(5):828–32.

11. Tufekci EC, Girit S, Bayirli MD, et al. Evaluation of tubal patency by transvaginal sonosalpingography. *Fertil Steril* 1992;**57**:336–40.

12. Deichert U, Schlief R, van de Sandt M, et al. Transvaginal hysterosalpingo-contrast sonography (Hy-Co-Sy) compared with conventional tubal diagnostics. *Hum Reprod* 1989;**4**(4):418–24.

13. Dessole S, Farina M, Rubattu G, et al. Side effects and complications of sonohysterosalpingography. *Fertil Steril* 2003;**8**(3):620–4.

14. de Kroon CD, de Bock GH, Dieben SW, Jansen FW. Saline contrast hysterosonography in abnormal uterine bleeding: a systematic review and meta-analysis. *BJOG* 2003;**110**(10):938–47.

15. Stern J, Peters AJ, Coulam CB. Colour Doppler ultrasonography assessment of tubal patency: a comparison study with traditional techniques. *Fertil Steril* 1992;**58**(5):897–900.

16. Kupesic S, Kurjak A. Gynecological vaginal sonographic interventional procedures: what does colour add? *Gynecol Perinatol* 1994;**3**:57–60.

17. Deichert U, Schlief R, van de Sandt M, et al. Transvaginal hysterosalpingo-contrast sonography for the assessment of tubal patency with gray scale imaging and additional use of pulsed wave Doppler. *Fertil Steril* 1992;**57**(1):62–7.

18. Deichert U, van de Sandt M. Transvaginal hysterosalpingo-contrast sonography(Hy-Co-Sy). The assessment of tubal patency and uterine abnormalities by contrast enhanced sonography. *Adv Echo-Contrast* 1993;**2**:55–8

19. Kleinkauf-Houcken A, Huneke B, Lindner Ch, Braendle W. Combining B mode ultrasound with pulsed wave Doppler for assessment of tubal patency. *Hum Reprod* 1997;**12**(11):2457–60.

20. Peters AJ, Coulam CB. Hysterosalpingography with colour Doppler sonography. *Am J Obstet Gynecol* 1991;**164**(6 Pt 1):1530–2.

21. Jeanty P, Besnard S, Arnold A, et al. Air-contrast sonohysterography as a first step assessment of tubal patency. *J Ultrasound Med* 2000;**19**(8):519–27.

22. Sankpal RS, Confino E, Matzel A, Cohen LS. Investigation of the uterine cavity and fallopian tubes using three-dimensional saline sonohysterosalpingography. *Int J Gynaecol Obstet* 2001;**73**(2):125–9.

23. Kiyokawa K, Masuda H, Fuyuki T, et al. Three-dimensional hysterosalpingo-contrast sonography (3D-HyCoSy) as an outpatient procedure to assess infertile women: a pilot study. *Ultrasound Obstet Gynecol* 2000;**16**(7):648–54.

24. Davison GB, Leeton J. A case of female fertility investigated by contrast-enhanced echo-gynecography. *J Clin Ultrasound* 1988;**16**(1):44–7.

25. Bonilla-Musoles F, Simon C, Sampaio M, et al. An assessment of hysterosalpingosonography as a diagnostic tool for uterine cavity defects and tubal patency. *J Clin Ultrasound* 1992;**20**(3):175–81.

26. Prefumo F, Serafini G, Martinoli C, et al. The sonographic evaluation of tubal patency with stimulated acoustic emission imaging. *Ultrasound Obstet Gynecol* 2002;**20**(4):386–9.

27. Emanuel MH, Exalto N. Hysterosalpingo-foam sonography (HyFoSy): a new technique to visualize tubal patency. *Ultrasound Obstet Gynecol* 2011;**37**(4):498–9.

28. Emanuel MH, van Vliet M, Weber M, Exalto N. First experiences with hysterosalpingo-foam sonography (HyFoSy) for office tubal patency testing. *Hum Reprod* 2012;**27**(1):114–17.

29. Boudghene FP, Bazot M, Robert Y, et al. Assessment of fallopian tube patency by HyCoSy: comparison of a positive contrast agent with saline solution. *Ultrasound Obstet Gynecol* 2001;**18**(5):525–30

30. Van Schoubroeck D, Van den Bosch T, Meuleman C, et al. The use of a new gel foam for the evaluation of tubal patency. *Gynecol Obstet Invest* 2013;**75**(3):152–6.

31. Campbell S, Bourne TH, Tan SL, Collins WP. Hysterosalpingo contrast sonography (HyCoSy) and its future role within the investigation of infertility in Europe. *Ultrasound Obstet Gynecol* 1994;**4**(3):245–53.

32. Tanawattanacharaeon S, Suwajanakorn S, Uerpairojkit B, Boonkasemsamti W, Virutamasen P. Transvaginal hystero-contrast sonography (HyCoSy) compared with chromolaparoscopy. *J Obstet Gynecol Res* 2000;**26**(1):71–5.

33. Lucaino DE, Exacoustos C, Johns DA, et al. Transabdominal saline contrast sonohysterography: can it replace hysterosalpingography in low resource countries? *Am J Obstet Gynecol* 2011;**204**(1):79.el–5.

34. Korell M, Seehaus D, Strowitzki T, Hepp H. Radiologic versus ultrasound fallopian tube imaging: painfulness of the examination and diagnostic reliability of hysterosalpingography and hysterosalpingo-contrast-ultrasonography with Echovist. *Ultraschall Med* 1997;**18**(1):3–7.

35. Lanzani C, Savasi V, Leone FP, Ratti M, Ferrazzi E. Two-dimensional HyCoSy with contrast tuned imaging technology and a second-generation contrast media for the assessment of tubal patency in an infertility program. *Fertil Steril* 2009;**92**(3):1158–61.

36. Exacoustos C, Zupi E, Carusotti C, et al. Hysterosalpingo-contrast sonography compared with hysterosalpingography and laparoscopic dye perturbation to evaluate tubal patency. *J Am Assoc Gynecol Laparosc* 2003;**10**(3):367–72.

37. Balen FG, Allen CM, Gardener JE, Siddle NC, Lees WR. 3-dimensional reconstruction of ultrasound images of the uterine cavity. *Br J Radiology* 1993;**66**,588–91.

38. Exacoustos C, Di Giovanni A, Szabolcs B, et al. Automated sonographic tubal patency evaluation with three-dimensional coded contrast imaging (CCI) during hysterosalpingo-contrast sonography (HyCoSy) *Ultrasound Obstet Gynecol* 2009;**34**(5):609–12

39. Sladkevicius P, Ojha K, Campbell S, et al. Three dimensional power Doppler imaging in the assessment of fallopian tube patency. *Ultrasound Obstet Gynecol* 2000;**16**(7):644–7.

40. Exacoustos C, Di Giovanni A, Szabolcs B, et al. Automated three-dimensional coded contrast imaging hysterosalpingo-contrast sonography: feasibility in office tubal patency testing. *Ultrasound Obstet Gynecol* 2013;**41**(3):328–35.

41. Kupesic S, Plavsic MB. 2D and 3D hysterosalpingocontrast-sonography in the assessment of uterine cavity and tubal patency. *Eur J Obstet Gynecol Reprod Biol* 2007;**133**(1):64–9.

42. Zhou L, Zhang X, Chen X, et al. Value of three-dimensional hysterosalpingo-contrast sonography with SonoVue in the assessment of tubal patency. *Ultrasound Obstet Gynecol* 2012;**40**(1):93–8.

43. Chan CC, Ng EH, Tang OS, et al. Comparison of three-dimensional hysteron-contrast-sonography and diagnostic laparoscopy with chromopertubation in the assessment of tubal patency for the investigation of subfertility. *Acta Obstet Gynecol Scand* 2005;**84**(9):909–13.

44. Alcázar JL, Martinez-Astorquiza Corral T, Orozco R, et al. Three-dimensional hysterosalpingo-contrast-sonography for the assessment of tubal patency in women with infertility: a systematic review with meta-analysis. *Gynecol Obstet Invest* 2016;**81**(4):289–95.

45. Boudghene FP, Bazot M, Robert Y, et al. Assessment of fallopian tube patency by HyCoSy: comparison of a positive contrast agent with saline solution. *Ultrasound Obstet Gynecol* 2001;**18**(5):525–30.

46. Tanahatoe S, Hompes PG, Lambalk CB. Accuracy of diagnostic laparoscopy in the infertility work-up before intrauterine insemination. *Fertil Steril* 2003;**79**:361–6.

47. Dijkman AB, Mol BW, van der Veen F, Bossuyt PM,

Hogerzeil HV. Can hysterosalpingocontrast-sonography replace hysterosalpingography in the assessment of tubal subfertility? *Eur J Radiol* 2000;**35**:44–8.

48. Volpi E, De Grandis T, Sismondi P, et al. Transvaginal salpingo-sonography (TSSG) in the evaluation of tubal patency. *Acta Eur Fertil* 1991;**22**(6):325–8.

49. Practice Committee of the American Society for Reproductive Medicine. Diagnostic evaluation of the infertile female: a committee opinion. *Fertil Steril* 2015;**103**(6):e44–50.

50. Riska A, Leminen A, Pukkala E. Sociodemographic determinants of incidence of primary fallopian tube carcinoma, Finland 1953–97. *Int J Cancer* 2003;**104**:643–5.

51. King A, Seraj IM, Thrasher T, Slater J, Wagner RJ. Fallopian tube carcinoma: a clinicopathological study of 17 cases. *Gynecol Oncol* 1989;**33**:351–5.

52. Kosary C, Trimble EL. Treatment and survival for women with fallopian tube carcinoma: a population-based study. *Gynecol Oncol* 2002;**86**:190–1.

第11章

超声在辅助生殖治疗中的作用

Lukasz Polanski　Mamata Deenadayal
Aarti Deenadayal Tolani

引言

辅助生殖治疗（assisted reproductive treatment, ART）已成为众多不育夫妇生下自己孩子的唯一希望。据估计,发达国家出生的孩子中,1.7%~4.0%是助孕的结果[1-2]。超声作为侵入性最小的诊断工具,贯穿整个 ART 过程,从治疗前评估盆腔器官开始,到整个周期监测、卵母细胞采集和胚胎移植,再到并发症诊断和妊娠结局监测。

在本章,我们将介绍超声在辅助生殖中的应用。

治疗前扫查

在开始 ART 之前进行超声检查有多种目的。首先,用于识别可能导致不孕或可能影响治疗结局的任何疾病（如输卵管积水或子宫异常）。治疗前的超声扫查通过评估窦卵泡计数（AFC）,有助于预测卵巢对刺激的反应,为促性腺激素的使用剂量、子宫内膜容受性提供指导,并指导在卵巢内收集卵母细胞的时机。

AFC 和抗米勒管激素（AMH）水平能够较好地预测卵母细胞产量和 ART 中的刺激反应,然而哪种测试方式更具有优越性仍存在争议[3]。基于超声的 AFC 测量可以通过 2D 和 3D 超声模式轻松实现（方法在第7 章中进行介绍）（图 11.1）。月经周期开始时进行 AFC 评估,典型的卵泡直径为 2~10mm[4-6]。准确度如果在月经周期开始之后扫查可能会排除直径大于 10mm 的优势卵泡,从而低估 AFC 评估。也有一些证据表明,在月经周期的任何阶段进行扫查,AFC 都不会受到影响[7]。AFC 可实时显示结果,因此也优于 AMH。但这种检查也存在局限性,与不同医疗机构、超声设备的差异、培训时间及工作年限有关[3]。三维超声检查可在评估 AFC 时克服这种局限性,但该技术尚未常规使用。

未成年女性不适合经阴道超声检查,这限制了 AFC 作为卵巢储备预测指标的应用[8]。肥胖会导致超声图像质量差,从而影响 AFC 的结果,据报道该人群中 AFC 的周期差异非常显著[9-11]。

为了从 AFC 检查中获得最可靠的信息,该过程必须标准化且保持一致。常规建议在自然月经周期或避孕周期的第 2 至 4 天之间进行 AFC 检查;仅对 2~10mm 的卵泡进行计数,并且进行适当的培训,确保使用标准的超声设备和设置[4,12]。扫查期间必须对卵巢囊肿进行识别和鉴别。卵巢评估的详细信息在第 2 章和第 8 章中进行了描述。

治疗前扫查包括对子宫、子宫内膜以及附件的评估。子宫内膜和子宫肌层的评估包括子宫内膜息肉、子宫黏膜下和肌壁间肌瘤以及子宫腺肌病,以上在第 4 章和第 6 章中进行了描述。

为了排除子宫内膜息肉的存在,理想情况下应在卵泡末期或月经中期进行扫查。

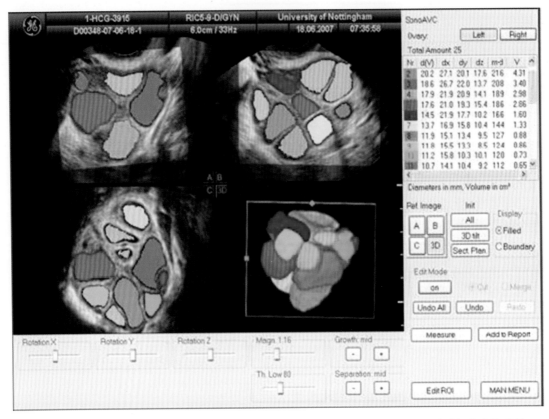

图 11.1　促排卵时卵巢的 SonoAVC 图,以不同的颜色表示卵泡。使用 SonoAVC 可对每个卵泡的体积和平均直径自动测量,并在 SonoAVC 图像右侧输出。它显示了卵泡总数,列出了每个卵泡编码数及其以毫米为单位的球形直径[d(V)],三个相互垂直的径线(dx、dy 和 dz),dx、dy 和 dz 的平均直径(m-d)以及卵泡体积(V)

子宫内膜息肉使内膜的三层结构变形,由于其高回声结构使子宫腔线回声异常并通常伴有单一滋养血管,较易分辨(图 11.2)。月经期脱落的细胞和血块可能会造成子宫腔扩张,因此月经周期早期子宫腔回声杂乱。多普勒成像有助于鉴别这些结构,息肉和子宫肌瘤内可检出多普勒信号,而经血成分内则不能(图 11.3)。由于异位子宫内膜的蜕膜反应,肌层的子宫腺肌病在月经周期的黄体期显示最清晰。子宫内膜异位区域回声高于正常子宫肌层,与子宫内膜回声相似(图 11.4)。正如在黄体期所见,高回声增厚

的子宫内膜可使子宫腔的轮廓更清晰,从而增加了先天性子宫畸形(CUA)诊断的机会和准确度。这部分在第 5 章中进行了详细介绍。

在治疗前扫查中可能会发现附件病变,主要是输卵管积水,也可发生在卵巢刺激过程中。在每项妇科扫查中,对附件区域都应进行详细扫查(见第 8 章),在 ART 中更是如此,因为扩张的输卵管会显著降低其成功的概率[13]。可以考虑进行超声引导下输卵管积水抽吸术来治疗输卵管积水(见第 12 章),但是输卵管切除术最有益于 ART 治疗中获得最佳结局[13]。

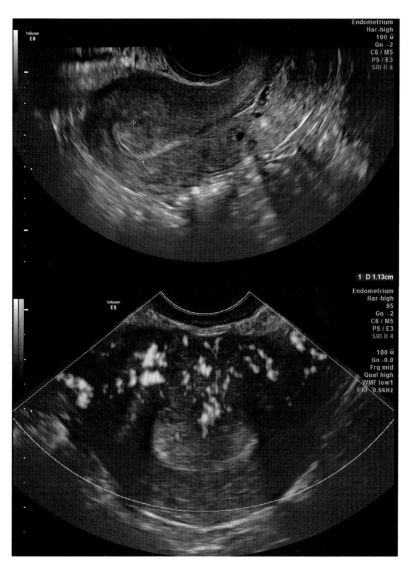

图 11.2　子宫内膜息肉改变子宫内膜中线回声。多普勒模式可见一条滋养血管

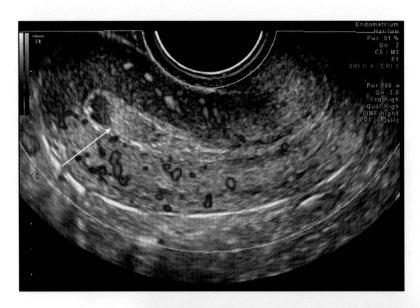

图 11.3　子宫内膜腔内月经残留物,可见液体平面(箭头),无多普勒血流信号

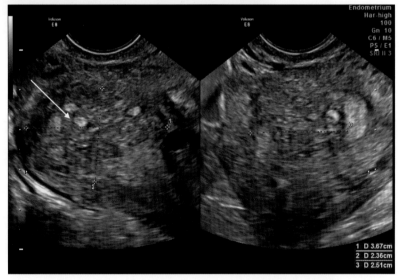

图 11.4　子宫腺肌病。异位子宫内膜的高回声区(箭头)遍布体积增大的子宫

周期监测

整个自然月经周期或控制性超促排卵(controlled ovarian hyperstimulation, COH)时可以使用超声来监测和评估卵泡成熟度和子宫内膜容受性[14]。子宫内膜评估包括形态和厚度的描述,详见第 2 章和第 6 章。卵泡评估旨在通过线性测量卵泡生长来衡量对治疗的反应,通常与血清雌二醇、黄体生成素(luteinizing hormone, LH)和孕酮的测量相结合[15]。

在自然月经周期中,卵泡以每天 2mm 的速度生长,直到大约 20～25mm 才开始排卵[14](图 11.5)。有时排卵前可能会看到卵丘,表现为优势卵泡内壁的不规则改变。即将排卵时,卵泡壁张力出现松弛,在超声下显得模糊(图 11.6),随后在直肠子宫陷凹中可见少量游离液体。排卵后,卵泡迅速变化并转变为黄体。黄体的超声表现形式多样,但最常见的是不规则的厚壁结构,内部回声不均匀,超声多普勒于周边可见丰富血流[15](图 11.7)。在极少情况下,卵泡成熟后没有破裂,持续黄体化,称为未破卵泡黄素化综合征(luteinized unruptured follicle syndrome, LUFS)(图 11.8)。

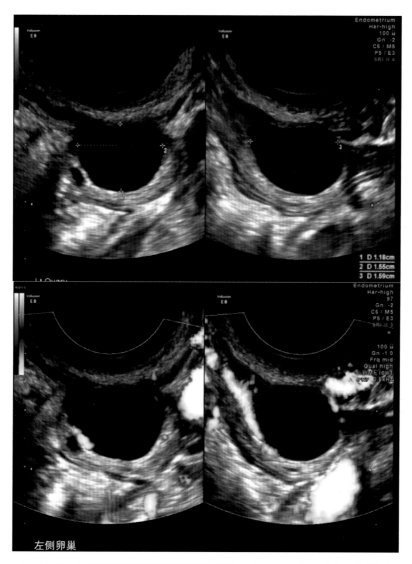

图 11.5 自然月经周期第 7 天的优势卵泡。在三个正交平面中获得的测量值。卵泡周围可见极少量的多普勒信号

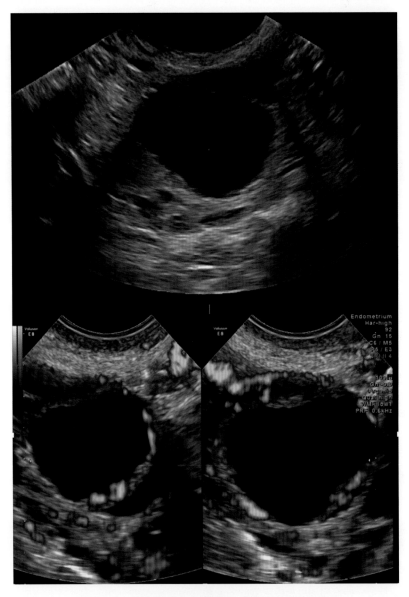

图 11.6　排卵期卵泡边缘模糊,周围血管分布增加

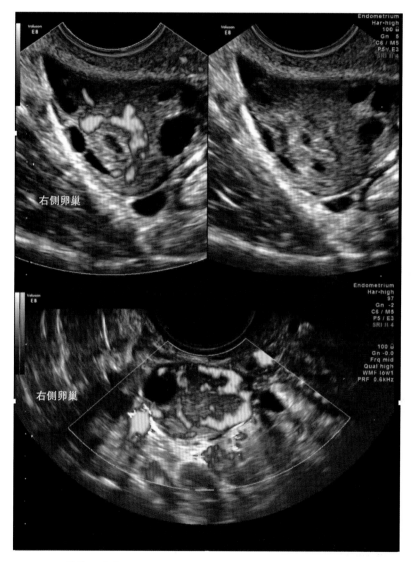

图 11.7　黄体具有各种超声表现。统一特征是周围显著的血流,称为"火环"

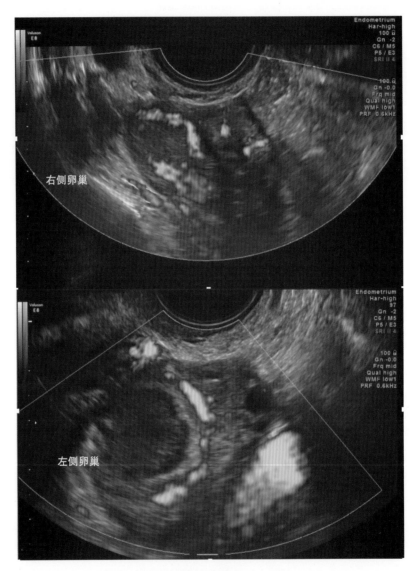

图 11.7(续)

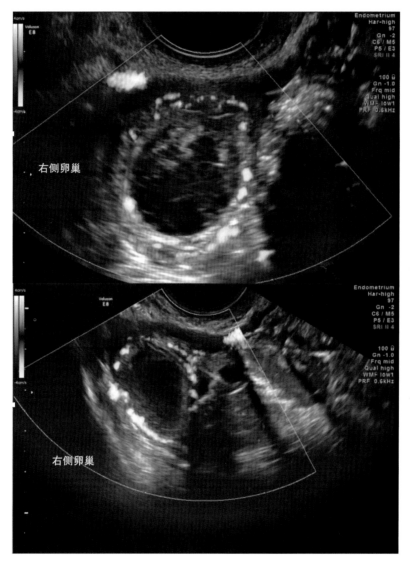

图 11.7(续)

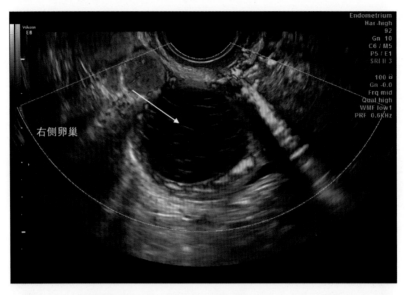

图 11.8 未破裂的卵泡伴内部出血（蜘蛛网状外观,箭头）。周围可见明显的血管,表明在向黄体转化

在体外受精（IVF）中,使用超声扫查来监测卵巢对促性腺激素的反应,以便安全地获得大量成熟的卵母细胞,最大限度地降低卵巢过度刺激综合征（OHSS）的风险及确定促使卵母细胞成熟的时机。大多数 IVF 中心在使用触发卵泡成熟药物之前,希望获得至少三个直径为 17~18mm 的卵泡。获得成熟卵母细胞的可能性随着卵泡的大小和体积增加而增加。当抽吸直径为 18~20mm 的卵泡（相当于 3~4ml 液体）时,卵母细胞的恢复率可以达到 83.5%。当从直径为 23~24mm（6~7ml 液体）卵泡中获取卵母细胞时,卵母细胞的卵裂率可高达 92%[16]。可使用 2D 和 3D 超声检查来追踪卵泡大小变化,并进行实时或离线分析。卵泡直径测量没有统一标准[17],有的建议测量单个切面的最大直径,有的建议分别从一个或两个切面获取两个或三个卵泡直径取平均值。虽然使用 SonoAVC 自动测量卵泡大小,可以加速分析,但并不能改善 ART 的疗效[18]（图 11.9）。然而,卵泡大小的三维评估与抽吸的卵泡液实际体积[19-20]和成熟卵母细胞的数量[20-21]密切相关（图 11.1）。

子宫内膜评估是超声周期监测不可或缺的组成部分,因为它可以对器官进行微创和无干扰的间接评估。通常评估包括子宫内膜厚度测量和形态描述（见第 2、6 章）。子宫内膜厚度低于 7mm 时,受孕概率较低[22],但也有子宫内膜厚度为 4mm 情况下成功受孕的报道[23]。Chen 等对 2 896 个 IVF/卵胞质内单精子注射（intracytoplasmic sperm injection,ICSI）周期进行了一项大型研究,调查了人绒毛膜促性腺激素（human chorionic gonadotrophin,hCG）给药当天的子宫内膜厚度和形态,结果表明子宫内膜薄（≤7mm）和非三层子宫内膜与不良结局关系密切（薄子宫内膜的女性临床妊娠率为 14.3%,而三层内膜的女性妊娠率为 24.4%；患者数 = 52,$P > 0.05$）。在同一项研究中,随子宫内膜厚度的增加,临床妊娠率增加,但与流产率没有关系。子宫内膜的形态在受孕和非受孕周期之间没有区别,但是子宫内膜非三层结构的女性流产率更高（子宫内膜非三层结构流产率 15.6%,而三层结构为 7.9%；$P < 0.05$）[24]。其他作者也报道了类似的发现[25-26]。研究表明子宫内膜过早黄体化,主要表现为均匀的高回声及中线回声消失,可导致子宫内膜与胚胎移植的时相不符,着床

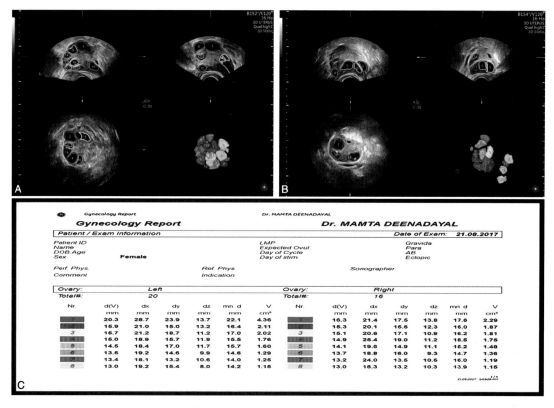

图 11.9　A、B. 取卵前一天,经阴道 3D 超声扫查和 SonoAVC 软件处理的两侧受激素刺激的卵巢,显示出经彩色编码 3D 重建的卵泡。C. 详细的 SonoAVC 报告显示测得的直径(dx,dy,dz),自动计算的平均直径和体积,并用颜色标注相应的卵泡

率降低[27]。在 Friedler 等的研究中发现 hCG 给药时,子宫内膜为均匀的三层结构者受孕的 NPV 和 PPV 分别为 87.5% 和 33.1%(特异度为 13.7%)[28]。

使用 2D 彩色、能量多普勒或脉冲波多普勒评估子宫内膜血流的研究结果有一定差异,其中一些研究指出低阻力螺旋动脉波形与妊娠相关[29],而另一些研究则认为没有这种相关性[30-31]。使用多普勒测量子宫内膜螺旋动脉复杂且耗时,同时受动脉与超声探头的距离和声波角度影响,因此不在临床实践中常规使用。同样,使用 3D 能量多普勒评估子宫内膜和子宫内膜下血管分布时,并不能将该方法作为子宫内膜容受性的标志和 ART 结局的预测指标[32-33]。最后,子宫内膜每分钟收缩 5 次及以上与受孕机会降低有关,这可能成为子宫内膜容受性评估的潜在标志[34-35]。

经阴道超声引导卵母细胞获取

一次成功的卵母细胞获取要做到快速、准确,旨在从卵巢的卵泡中获取出最大数量的完好卵母细胞,且无并发症。这是一个关键过程,因为适合 IVF 手术的成熟卵母细胞数量的增加会提高产生优质胚胎并成功怀孕的可能性。卵母细胞获取技术的发展和演变(图 11.10)使 ART 治疗的安全性及妊娠率得到提高。

通常,当超声可见至少 3 个大小 ≥17mm 的卵泡时,才给予最终卵母细胞的成熟诱导[36-37]。当直径为 18mm 的卵泡达 3 个,或者直径 ≥18mm 的卵泡达 1 个且 ≥15mm 的卵泡达 3 个时,也可以进行诱导[39-40]。给予 hCG 当天 10～17mm 卵泡比例达到 60%,并且平均每个卵母细胞血清雌二醇峰值水平在 100～399pg/ml 时,患者的妊娠率、着床率

卵母细胞提取技术发展的一系列事件

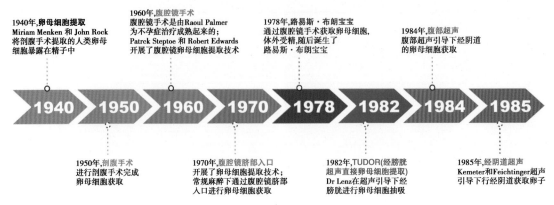

1940年,**卵母细胞提取**
Miriam Menken 和 John Rock
将剖腹手术提取的人类卵母
细胞暴露在精子中

1960年,腹腔镜手术
腹腔镜手术是由Raoul Palmer
为不孕症治疗成熟起来的;
Patrek Steptoe 和 Robert Edwards
开展了腹腔镜卵母细胞提取技术

1978年,路易斯·布朗宝宝
通过腹腔镜手术获取卵母细胞,
体外受精,随后诞生了
路易斯·布朗宝宝

1984年,腹部超声
腹部超声引导下经阴道
的卵母细胞获取

1940　1950　1960　1970　1978　1982　1984　1985

1950年,剖腹手术
进行剖腹手术完成
卵母细胞获取

1970年,腹腔镜脐部入口
开展了卵母细胞提取技术;
常规麻醉下通过腹腔镜脐部
入口进行卵母细胞获取

1982年,TUDOR(经膀胱
超声直接卵母细胞提取)
Dr Lenz在超声引导下经
膀胱进行卵母细胞抽吸

1985年,经阴道超声
Kemeter和Feichtinger超声
引导下行经阴道获取卵子

图 11.10　卵母细胞获取技术的历史和演变

和活产率更高[41]。尽管卵母细胞成熟诱导剂灵活给药对医患均较为方便[42],但会出现早期孕酮升高致使种植窗提前关闭的风险[43]。卵母细胞的获取通常在最终卵母细胞成熟诱导后的 36 小时内进行[44],也可以在 32~36 小时之间进行,曾有报道在 39 小时成功获取成熟卵母细胞的病例[45-47]。

设备的恰当选择、适量的麻醉和充足的患者准备对于确保手术安全且取得最佳效果至关重要。经阴道的超声换能器表面涂有超声凝胶并套有无菌探头套,以确保盆腔器官最佳显示。在超声换能器放入患者体内之前,将无菌且合适的导针器连接到换能器,并将取卵针穿过该导针器,以测试其通畅性。将换能器插入阴道后,扫查并评估卵巢、子宫,以及盆腔游离液体的存在(图 11.11)。同时通过能量多普勒检查阴道壁血管情况以及卵巢周围血管关系,评估可能的进针点(图 11.12)。旋转探头有助于区分同为圆形的卵泡和血管,血管在一个切面是环形,而在另一切面是管状的。此外,多普勒成像也有助于区分这些结构(图 11.13)。

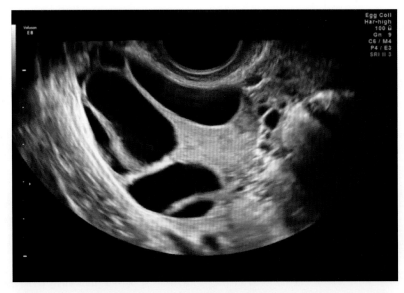

图 11.11　卵母细胞采集前的评估。将经阴道探头抵在阴道后穹窿,两侧卵巢与周围结构的关系和拟进行穿刺抽吸的路径即可直观显示

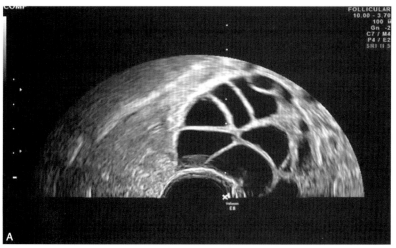

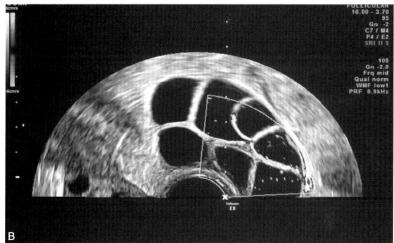

图 11.12　通过灰阶成像(A)确定穿刺点后,使用能量多普勒成像(B)评估穿刺点处的血管分布

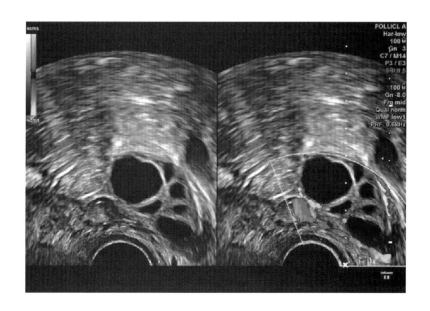

图 11.13　应用彩色多普勒成像显示卵巢与周围血管的关系,以评估进针点

但是,当声束与血流之间的角度为90°时,多普勒信号可能会缺失或非常微弱。选择取卵针的进入点时,应避免造成意外损伤,包括膀胱(图11.14)、肠管、子宫颈、输尿管或其他盆腔结构。如果无确切安全的穿刺点,则助手进行腹部按压,这可使盆腔脏器移动而创造安全穿刺针道(图11.15)。当只能通过子宫进入卵巢取卵时,经子宫穿刺也是一种安全的选择。在这种情况下,穿刺针穿过子宫肌层,但需避开子宫内膜和子宫血管[48]。由于经子宫取卵的流产率略有

增加,因此可以采用冷藏保存策略(全胚冻存策略)[49]。

确定安全进针点后,调整图像的深度和角度,将卵巢放置在图像视野的中心,以便观察整个卵巢及周围结构。在整个操作过程中,应在探头上施加稳定且恒定的压力。然后使针头穿过阴道壁进入卵泡,使针尖始终位于卵泡中心(图11.16)。旋转针头使针头斜面反射回声,从而实现更好的可视化。进入卵泡时抽吸泵应处于激活状态,只有当沿针道(活检引导线)上所有可能的卵泡被

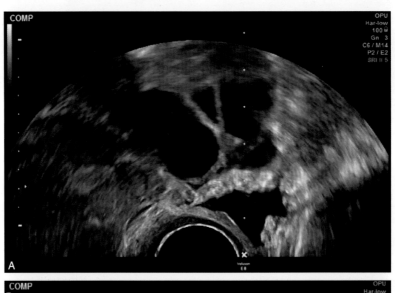

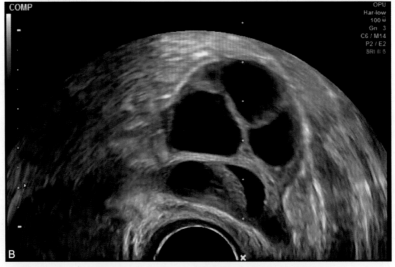

图11.14 A.阴道壁和要抽吸的卵泡之间有膀胱。B.调整探头位置,寻找避开膀胱区域作为穿刺点(虚线表示穿刺针道,即引导穿刺针)

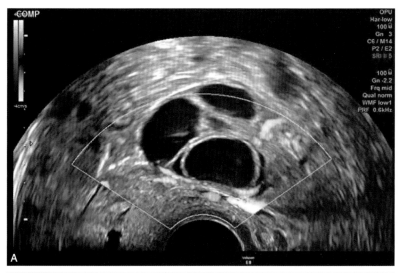

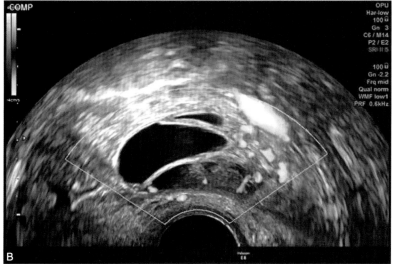

图 11.15 A. 位于阴道壁和卵巢之间的骨盆漏斗血管。B. 经腹部加压后,获取安全进针区域

图 11.16 图中清晰显示卵泡内穿刺针的末端,注意时刻要保证针尖在视野内

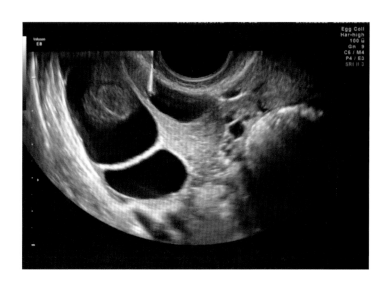

吸出时才停止,因为无负压拔针可能会导致卵泡液和卵母细胞丢失。在移动穿刺针对下一个或多个卵泡抽吸前,将针退回卵巢的外缘,以减少对卵巢切割和损伤的风险。

以同样的方法进入下一个卵泡,确保穿刺针尖位于卵泡的中心,避免针尖紧邻卵泡壁,这样可能会阻碍卵泡液的完全抽吸。旋转针头以确保卵泡液的完全抽吸,并最大限度地提高获得卵母细胞的机会。如果卵巢较大,一次阴道穿刺抽吸所有卵泡可能会由于剪切力损伤卵巢间质并造成出血。在这种情况下,尽管多次阴道穿刺可能造成较高的感染风险,但会明显降低出血和盆腔结构

损伤的风险[50]。将所有卵泡抽吸结束后,取出穿刺针并用培养基冲洗,然后马上进行超声扫查以评估直肠子宫陷凹中是否存在游离液体,如果有积液表示可能有出血,需使用超声动态监测出血量的变化(图 11.17)。

如果遇到米勒管发育不全,腹腔内粘连导致解剖位置变异,放射治疗前预防性上移卵巢,或增大的子宫使卵巢向头侧移位等情况,无法经阴道完成取卵时,可优先采用经腹部超声引导卵母细胞取出,也可以选择经阴道和经腹相结合的方式,而不是直接进行腹腔镜手术(图 11.18)。不论什么方法取卵,都应遵循相同的安全原则。

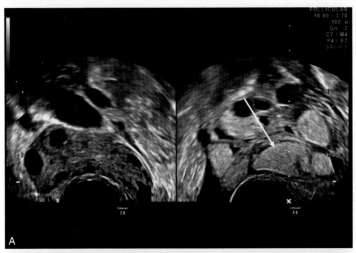

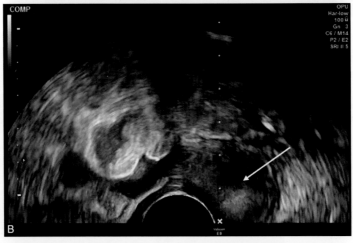

图 11.17　A.取卵术后立即使用超声观察双侧卵巢,可见卵泡内出血(箭头)。B.测量并记录取卵术后超声图像中直肠子宫陷凹内的游离液体(箭头)

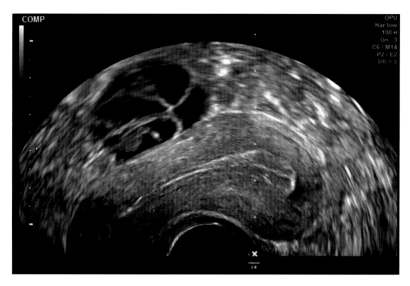

图 11.18 图像显示一侧卵巢位于子宫后方,无法经阴道取卵。经阴道在另一侧卵巢取卵后,该侧卵巢使用经腹部超声引导进行了取卵

胚胎移植

胚胎移植是 IVF 的关键步骤,即将胚胎移植到准备充分的子宫内膜腔中。有两种操作方法:盲插移植和超声引导移植。与盲插移植相比,超声引导方法可显著提高 ART 效果,是胚胎移植较为推荐的方法[51]。该过程使用经腹部超声成像,适度充盈膀胱使子宫能清晰显示。膀胱过度充盈会引起不适,应尽量避免。在纵切面上显示整个子宫内膜腔及子宫颈管。在此阶段,窥器叶片可能会遮盖子宫颈外口,但是置入胚胎移植导管可以适当地调整视野(图 11.19)。在将导管引入子宫腔时尽量保持超声探头不动,实时观察导管尖端的位置。超声扫查可清晰地观察到导管尖端的致密回声或导管内气泡回声。母体高 BMI、水平位子宫或后倾子宫可影响图像获取。在后几种情况下,排空膀胱可能会改善图像质量。

含有胚胎的液体被固定在两个气泡之间,一旦注入子宫内膜,超声图像即可见高回声斑点(图 11.20)。超声引导还可以防止尖端到达子宫腔的顶部,这可能会引起不适,也可能导致子宫内膜收缩并降低成功

率[52]。有研究为评估最佳胚胎移植区,进行了随机对照研究,但没有明确的结论。Coroleu 等发现,当胚胎移植到距子宫底 1.5~2cm 处时,妊娠率较高[53]。其他研究对这一结论提出质疑,他们认为胚胎移植到子宫腔上半部或下半部,妊娠率没有差异[54]。

子宫颈和子宫体之间呈锐角的解剖变异可能会给胚胎移植带来问题,从而导致移植失败。一些作者表明在胚胎移植前测量子宫颈和子宫体之间的角度,并制作可塑性的导管以匹配不同的子宫。与盲目临床直接操作(盲插移植)相比,这种方法妊娠率较高、难度低、出血少[55]。

超声引导下胚胎移植不能作为移植成功的预测指标,但却有它常规应用的理由。超声屏幕上观察胚胎抵达子宫内膜腔的过程,既为接受治疗的夫妇提供了强烈的直观感受和信心,也让临床医师确保胚胎移植的成功。卵母细胞提取后,有时可能在子宫腔积液中显示子宫内膜息肉,此时最好放弃本受孕周期并冷冻胚胎,从而提高受孕的概率。同样,在胚胎移植前超声评估 OHSS 的风险可防止计划移植时患者自身异常的出现。此外,可以为卫生专业人员提供在胚胎

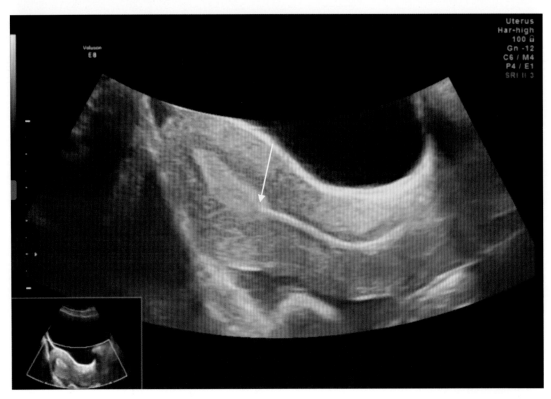

图 11.19　胚胎移植时经腹部超声扫查。矢状面显示子宫全貌,可见子宫腔内胚胎移植导管的远端(箭头)

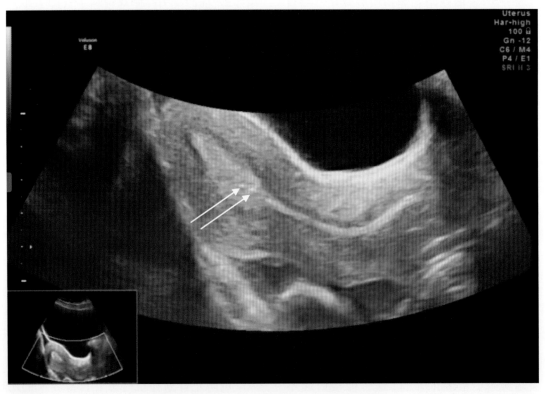

图 11.20　两个气泡(箭头)表示胚胎移植成功

移植过程中超声扫查的培训。

结局和并发症的监测

可使用超声监测 ART 的结局以及可能出现的任何并发症。通常在妊娠 6~8 周时进行早期检查,确保临床妊娠的存在、确认胎儿数量并排除异位妊娠。这些扫查有相应标准,详见第 14 章所述。

与 ART 直接相关的并发症包括腹腔内出血、感染、OHSS,其他并发症如表 11.1 所示。OHSS 是控制性超促排卵(COH)后潜在致命的医源性并发症,这种情况与卵巢增大和全身血管通透性增加有关。任何形式的卵巢刺激都可能导致这种情况的发生,包括氯米芬和促性腺激素,其中后者是致病的主要原因。也有自发性、与排卵无关的 OHSS 报道,但非常罕见[56]。

表 11.1 取卵术的并发症

常见并发症
卵巢过度刺激综合征(OHSS)
疼痛
阴道出血
腹腔积血
盆腔感染
罕见并发症
大量腹膜后出血
卵巢脓肿
腹膜后泌尿系统损伤
脊髓炎
尿道损伤
输尿管阴道瘘
肠道损伤
皮样囊肿破裂
皮样囊肿感染
子宫内膜异位症囊肿破裂
阑尾穿孔
附件扭转
卵巢坏死性血管炎

据报道,IVF 过程中 OHSS 的发生率是 2%~10%,有轻微症状者可高达 23%[57]。由于分类系统不同和存在未报道的情况,该病的实际患病率可能更高[56]。OHSS 可分为早发型和迟发型,以及轻度、中度、重度和极重度。超声作为辅助手段可对病情的严重程度进行分类,主要还是通过临床表现指导研究和后续处理。目前 OHSS 的分类结合了超声检查、临床症状和体征以及实验室检查[56,58-59]。妊娠的第 6 周 OHSS 症状可能会缓解。轻度的 OHSS 表现为腹胀、腹部不适和恶心。超声评估显示卵巢轻度增大(<8cm)、无腹腔积液(图 11.21)。极重度者可能会出现呼吸窘迫,张力性腹水,肾衰竭和静脉血栓栓塞。白细胞明显增多(>25 000/ml),卵巢>12cm,胸腔积液和腹腔积液也是常见特征。针对超声检查,表 11.2 对各种类型的 OHSS 进行描述。

据报道,取卵后的腹腔内出血占整个周期的 0~0.35%。这种并发症与卵巢的直接损伤、卵泡破裂出血或盆腔血管的损伤有关[60]。之前就存在的凝血功能障碍(遗传性或医源性)会增加这类并发症的风险。

取卵时,通过使用能量多普勒(如果对结构的性质有疑问)仔细观察卵泡和邻近髂血管,从而准确识别卵泡并避免穿刺到髂血管、卵巢或子宫血管。为了监测腹腔内出血的情况,经腹部超声检查足以识别腹内游离液体(图 11.22)。但是,经腹部或经阴道扫查可能无法立即看到组织内出血或腹膜后血肿,需要进行 CT 检查。与腹水不同,血液表现为伴有细小点状的液体,当使用超声探头轻微加压时,细小点状物质会自由移动。脓肿可能具有相似的超声表现,但根据临床表现(发热、心动过速、炎症标志物升高和血红蛋白水平稳定)应足以区分出血性腹水和脓肿。

脏器损伤(主要是肠管)虽然很少见,但症状很明显,在取卵术后女性中发生率为 0~1.3%[56]。由于超声无法直观显示肠道损伤,因此很少使用超声检查。立位胸部 X 线检查可显示膈下游离气体,并指导诊断。CT 成像是诊断和确定损伤程度的首选检查方式。

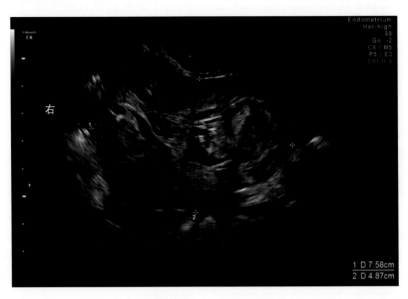

图 11.21　一名女性取卵后卵巢增大,出现轻度 OHSS。未见明显腹水,卵巢最大直径小于 8cm

表 11.2　鲁汶大学生殖中心 OHSS 分类系统[56]

OHSS 分级	症状
轻度 OHSS	轻度腹胀和疼痛 体重没有增加 卵巢大小<8cm
中度 OHSS	中度腹痛,通过休息和简单镇痛可以缓解 恶心 体重增加 1kg 超声可见腹水(最深处<3cm) 卵巢大小 8~10cm
重度 OHSS	不可控的腹痛 体重增加>1kg 临床腹水(偶有胸腔积液) 少尿 血细胞比容>45% 超声可见明显的腹水(上腹部最深处>3cm,如右上腹) 卵巢大小>10cm
极重度 OHSS	张力性腹水或大量胸腔积液 血细胞比容>55% 白细胞计数>25 000/ml 少尿/无尿 静脉血栓栓塞 成人型呼吸窘迫综合征

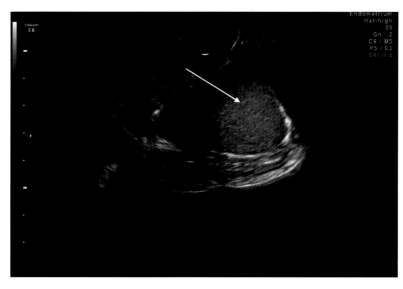

图 11.22　取卵后,卵巢旁可见伴有点状回声的游离液体(箭头),为出血

睾丸超声

有时,在进行 ART 前会使用超声评估男性伴侣情况。临床检查发现异常,怀疑有鞘膜积液或精索静脉曲张可作为睾丸超声检查的指征。

这项检查通常采用仰卧位,必要时可托起阴囊。为采集到最佳图像,使用线阵探头进行扫查,频率范围为 7~10MHz。应对睾丸进行全面扫查,并测量三个径线值。比较两侧睾丸的大小和回声。使用瓦尔萨尔瓦动作或站立姿势来评估睾丸静脉血流特征[61]。

应用多普勒成像可以区分梗阻性和非梗阻性无精子症,前者睾丸血运正常,后者显示无血运或血运显著减少[62]。一些作者建议在有多普勒血流显示的区域进行手术取精,因为在有血管区域活检能提高取精的成功率[63]。患有精索静脉曲张时超声检查显示出多个扩张的迂曲管状结构,主要位于睾丸前方和侧方。在严重者,扩张的血管可能占据睾丸后方和下方。针对低流速血流进行了优化的多普勒评估显示,在瓦尔萨尔瓦动作时静脉反流和相位变化最明显[61]。此外,睾丸动脉可能出现血流减少[62,64]。

小结

超声已成为 ART 的重要组成部分。它有助于确定不孕原因,监测对 COH 的反应,观察治疗结局。使用超声可以安全取卵,夫妇也可以此方式"看到"他们的胚胎安全植入子宫腔。由于患者的期望很高,并且在 COH 流程的每个步骤中都要保证安全性,因此任何现代 IVF 机构都要在超声引导下完成操作流程。

要点与技巧

- 对于 AFC 测量,卵巢的每个切面都要获取最佳质量的图像。
- 为了保证 AFC 作为 ART 疗效预测指标的可靠性,尽量在自然月经周期或口服避孕药月经周期的第 2 天到第 4 天进行超声扫查。
- 评估 AFC 时,仅包括 2~10mm 的卵泡。
- 监测卵泡可通过 2D 扫描进行实时监测,测量每个卵泡的直径,或使用离线 3D 扫描。关于最终卵母细胞成熟诱发剂的给药时间,两种方法均可提供充分的临床信息。
- 为了能够安全取卵,需配有高频经阴道探头和腹部探头的高档超声机,且均配有导针器。
- 能量多普勒有助于识别盆腔血管,同时旋转探头可避免无意中穿破血管。

161

- 谐波(超声机设置)可用于改善图像质量,尤其是在卵巢模糊的情况下。
- 录制取卵或胚胎移植的视频可以帮助将来回顾特殊病例,并可以作为教材。
- 助手的腹部按压可以帮助将高位卵巢移至盆腔,并在取卵时固定卵巢位置。
- 在整个取卵过程中,必须实时关注针尖位置。
- 抽吸完所有卵泡后,盆腔扫查需注意是否有游离液体,以及阴道穹窿是否有出血。
- 如果经子宫进入卵巢取卵是唯一的选择,应避免经过子宫内膜。
- 适度充盈的膀胱可在胚胎移植时清晰显示子宫内膜。如果子宫呈后倾或水平位,排空膀胱可能会改善成像效果。

(史婧文 译　黄瑛 校)

参考文献

1. Klemetti R, Gissler M, Hemminki E. Comparison of perinatal health of children born from IVF in Finland in the early and late 1990s. *Hum Reprod* 2002;**17**(8):2192–8.

2. Williams C, Sutcliffe A. Infant outcomes of assisted reproduction. *Early Hum Dev* 2009;**85**(11):673–7.

3. Fleming R, Seifer DB, Frattarelli JL, Ruman J. Assessing ovarian response: antral follicle count versus anti-Mullerian hormone. *Reprod Biomed Online* 2015;**31**(4):486–96.

4. Broekmans FJ, de Ziegler D, Howles CM, et al. The antral follicle count: practical recommendations for better standardization. *Fertil Steril* 2010;**94**(3):1044–51.

5. Chang MY, Chiang CH, Chiu TH, Hsieh TT, Soong YK. The antral follicle count predicts the outcome of pregnancy in a controlled ovarian hyperstimulation/intrauterine insemination program. *J Assist Reprod Genet* 1998;**15**(1):12–17.

6. Chang MY, Chiang CH, Hsieh TT, Soong YK, Hsu KH. Use of the antral follicle count to predict the outcome of assisted reproductive technologies. *Fertil Steril* 1998;**69**:505–10.

7. Deb S, Campbell BK, Clewes JS, Pincott-Allen C, Raine-Fenning NJ. Intracycle variation in number of antral follicles stratified by size and in endocrine markers of ovarian reserve in women with normal ovulatory menstrual cycles. *Ultrasound Obstet Gynecol* 2013;**41**(2):216–22.

8. Bauman D. Diagnostic methods in pediatric and adolescent gynecology. *Endocr Dev* 2012;**22**:40–55.

9. Broekmans FJ, Kwee J, Hendriks DJ, Mol BW, Lambalk CB. A systematic review of tests predicting ovarian reserve and IVF outcome. *Hum Reprod Update* 2006;**12**(6):685–718.

10. Broer SL, Mol BW, Hendriks D, Broekmans FJ. The role of antimullerian hormone in prediction of outcome after IVF: comparison with the antral follicle count. *Fertil Steril* 2009;**91**(3):705–14.

11. La Marca A, Sighinolfi G, Radi D, et al. Anti-Mullerian hormone (AMH) as a predictive marker in assisted reproductive technology (ART). *Hum Reprod Update* 2010;**16**(2):113–30.

12. Iliodromiti S, Anderson RA, Nelson SM. Technical and performance characteristics of anti-Mullerian hormone and antral follicle count as biomarkers of ovarian response. *Hum Reprod Update* 2015;**21**(6):698–710.

13. Strandell A, Lindhard A, Waldenstrom U, et al. Hydrosalpinx and IVF outcome: a prospective, randomized multicentre trial in Scandinavia on salpingectomy prior to IVF. *Hum Reprod* 1999;**14**(11):2762–9.

14. Penzias AS, Emmi AM, Dubey AK, et al. Ultrasound prediction of follicle volume: is the mean diameter reflective? *Fertil Steril* 1994;**62**(6):1274–6.

15. Jayaprakasan K, Deb S, Sur S, et al. Ultrasound and its role in assisted reproduction treatment. *Imaging Med* 2010;**2**(2):135–50.

16. Wittmaack FM, Kreger DO, Blasco L, et al. Effect of follicular size on oocyte retrieval, fertilization, cleavage, and embryo quality in in vitro fertilization cycles: a 6-year data collection. *Fertil Steril* 1994;**62**(6):1205–10.

17. Raine-Fenning N. Doppler assessment of uterine artery blood flow for the prediction of pregnancy after assisted reproduction treatment. *Ultrasound Obstet Gynecol* 2008;**31**(4):371–5.

18. Raine-Fenning N, Deb S, Jayaprakasan K, et al. Timing of oocyte maturation and egg collection during controlled ovarian stimulation: a randomized controlled trial evaluating manual and automated measurements of follicle diameter. *Fertil Steril* 2010;**94**(1):184–8.

19. Raine-Fenning N, Jayaprakasan K, Clewes J, et al. SonoAVC: a novel method of automatic volume calculation. *Ultrasound Obstet Gynecol* 2008;**31**(6):691–6.

20. Rodriguez-Fuentes A, Hernandez J, Garcia-Guzman R, et al. Prospective evaluation of automated follicle monitoring in 58 in vitro fertilization cycles: follicular volume as a new indicator of oocyte maturity. *Fertil Steril* 2010;**93**(2):616–20.

21. Shmorgun D, Hughes E, Mohide P, Roberts R. Prospective cohort study of three- versus two-dimensional ultrasound for prediction of oocyte maturity. *Fertil Steril* 2010;**93**(4):1333–7.

22. Oliveira JB, Baruffi RL, Mauri AL, et al. Endometrial ultrasonography as a predictor of pregnancy in an in-vitro fertilization programme after ovarian stimulation and gonadotrophin-releasing hormone and gonadotrophins. *Hum Reprod* 1997;**12**(11):2515–18.

23. Sundstrom P. Establishment of a successful pregnancy following in-vitro fertilization with an endometrial thickness of no more than 4 mm. *Hum Reprod* 1998;**13**(6):1550–2.

24. Chen SL, Wu FR, Luo C, et al. Combined analysis of endometrial thickness and pattern in predicting outcome of in vitro fertilization and embryo transfer: a retrospective cohort study. *Reprod Biol Endocrinol*

2010;**8**:30.

25. Killick SR. Ultrasound and the receptivity of the endometrium. *Reprod Biomed Online* 2007;**15**(1):63–7.

26. Fanchin R, Righini C, Ayoubi JM, et al. New look at endometrial echogenicity: objective computer-assisted measurements predict endometrial receptivity in in vitro fertilization-embryo transfer. *Fertil Steril* 2000;**74**(2):274–81.

27. Bosch E, Valencia I, Escudero E, et al. Premature luteinization during gonadotropin-releasing hormone antagonist cycles and its relationship with in vitro fertilization outcome. *Fertil Steril* 2003;**80**(6):1444–9.

28. Friedler S, Schenker JG, Herman A, Lewin A. The role of ultrasonography in the evaluation of endometrial receptivity following assisted reproductive treatments: a critical review. *Hum Reprod Update* 1996;**2**(4):323–35.

29. Kupesic S, Bekavac I, Bjelos D, Kurjak A. Assessment of endometrial receptivity by transvaginal color Doppler and three-dimensional power Doppler ultrasonography in patients undergoing in vitro fertilization procedures. *J Ultrasound Med* 2001;**20**(2):125–34.

30. Jinno M, Ozaki T, Iwashita M, et al. Measurement of endometrial tissue blood flow: a novel way to assess uterine receptivity for implantation. *Fertil Steril* 2001;**76**(6):1168–74.

31. Zaidi J, Campbell S, Pittrof R, Tan SL. Endometrial thickness, morphology, vascular penetration and velocimetry in predicting implantation in an in vitro fertilization program. *Ultrasound Obstet Gynecol* 1995;**6**(3):191–8.

32. Raine-Fenning NJ, Campbell BK, Kendall NR, Clewes JS, Johnson IR. Endometrial and subendometrial perfusion are impaired in women with unexplained subfertility. *Hum Reprod* 2004;**19**(11):2605–14.

33. Alcazar JL. Three-dimensional ultrasound assessment of endometrial receptivity: a review. *Reprod Biol Endocrinol* 2006;**4**:56.

34. Fanchin R, Righini C, Olivennes F, et al. Uterine contractions at the time of embryo transfer alter pregnancy rates after in-vitro fertilization. *Hum Reprod* 1998;**13**(7):1968–74.

35. Lesny P, Killick SR. The junctional zone of the uterus and its contractions. *BJOG* 2004;**111**(11):1182–9.

36. Borm G, Mannaerts B. Treatment with the gonadotrophin-releasing hormone antagonist ganirelix in women undergoing ovarian stimulation with recombinant follicle stimulating hormone is effective, safe and convenient: results of a controlled, randomized, multicentre trial. The European Orgalutran Study Group. *Hum Reprod* 2000;**15**(7):1490–8.

37. Kolibianakis EM, Albano C, Kahn J, et al. Exposure to high levels of luteinizing hormone and estradiol in the early follicular phase of gonadotropin-releasing hormone antagonist cycles is associated with a reduced chance of pregnancy. *Fertil Steril* 2003;**79**(4):873–80.

38. Garcia-Velasco JA, Isaza V, Vidal C, et al. Human ovarian steroid secretion in vivo: effects of GnRH agonist versus antagonist (cetrorelix). *Hum Reprod*

2001;**16**(12):2533–9.

39. Kolibianakis EM, Albano C, Camus M, et al. Prolongation of the follicular phase in in vitro fertilization results in a lower ongoing pregnancy rate in cycles stimulated with recombinant follicle-stimulating hormone and gonadotropin-releasing hormone antagonists. *Fertil Steril* 2004;**82**(1):102–7.

40. de Jong D, Macklon NS, Fauser BC. A pilot study involving minimal ovarian stimulation for in vitro fertilization: extending the "follicle-stimulating hormone window" combined with the gonadotropin-releasing hormone antagonist cetrorelix. *Fertil Steril* 2000;**73**(5):1051–4.

41. Hu X, Luo Y, Huang K, et al. New perspectives on criteria for the determination of HCG trigger timing in GnRH antagonist cycles. *Medicine (Baltimore)* 2016;**95**(20):e3691.

42. Chen Y, Zhang Y, Hu M, Liu X, Qi H. Timing of human chorionic gonadotropin (hCG) hormone administration in IVF/ICSI protocols using GnRH agonist or antagonists: a systematic review and meta-analysis. *Gynecol Endocrinol* 2014;**30**(6):431–7.

43. Falagario M, Trerotoli P, Chincoli A, et al. Dynamics of the development of multiple follicles by early versus late hCG administration in ART program. *Gynecol Endocrinol* 2017;**33**(2):105–8.

44. Wang W, Zhang XH, Wang WH, et al. The time interval between hCG priming and oocyte retrieval in ART program: a meta-analysis. *J Assist Reprod Genet* 2011;**28**(10):901–10.

45. Bokal EV, Vrtovec HM, Virant Klun I, Verdenik I. Prolonged HCG action affects angiogenic substances and improves follicular maturation, oocyte quality and fertilization competence in patients with polycystic ovarian syndrome. *Hum Reprod* 2005;**20**(6):1562–8.

46. Andersen AG, Als-Nielsen B, Hornnes PJ, Franch Andersen L. Time interval from human chorionic gonadotrophin (HCG) injection to follicular rupture. *Hum Reprod* 1995;**10**(12):3202–5.

47. Fleming R, Coutts JR. Induction of multiple follicular development for IVF. *Br Med Bull* 1990;**46**(3):596–615.

48. Wisanto A, Braeckmans P, Camus M, et al. Perurethral ultrasound-guided ovum pickup. *J In Vitro Fert Embryo Transf* 1988;**5**(2):107–11.

49. Davis LB, Ginsburg ES. Transmyometrial oocyte retrieval and pregnancy rates. *Fertil Steril* 2004;**81**(2):320–2.

50. Dicker D, Ashkenazi J, Feldberg D, et al. Severe abdominal complications after transvaginal ultrasonographically guided retrieval of oocytes for in vitro fertilization and embryo transfer. *Fertil Steril* 1993;**59**(6):1313–15.

51. Abou-Setta AM, Mansour RT, Al-Inany HG, et al. Among women undergoing embryo transfer, is the probability of pregnancy and live birth improved with ultrasound guidance over clinical touch alone? A systemic review and meta-analysis of prospective randomized trials. *Fertil Steril* 2007;**88**(2):333–41.

52. Matorras R, Urquijo E, Mendoza R, et al. Ultrasound-guided embryo transfer improves pregnancy rates and increases the frequency of easy transfers. *Hum Reprod*

163

2002;**17**(7):1762–6.

53. Coroleu B, Barri PN, Carreras O, et al. The influence of the depth of embryo replacement into the uterine cavity on implantation rates after IVF: a controlled, ultrasound-guided study. *Hum Reprod* 2002;**17**(2):341–6.

54. Franco JG, Jr., Martins AM, Baruffi RL, et al. Best site for embryo transfer: the upper or lower half of endometrial cavity? *Hum Reprod* 2004;**19**(8):1785–90.

55. Sallam HN, Agameya AF, Rahman AF, Ezzeldin F, Sallam AN. Ultrasound measurement of the uterocervical angle before embryo transfer: a prospective controlled study. *Hum Reprod* 2002;**17**(7):1767–72.

56. Vloeberghs V, Peeraer K, Pexsters A, D'Hooghe T. Ovarian hyperstimulation syndrome and complications of ART. *Best Pract Res Clin Obstet Gynaecol* 2009;**23**(5):691–709.

57. Golan A, Ron-el R, Herman A, et al. Ovarian hyperstimulation syndrome: an update review. *Obstet Gynecol Surv* 1989;**44**(6):430–40.

58. Aboulghar MA and Mansour RT. Ovarian hyperstimulation syndrome: classifications and critical analysis of preventive measures. *Hum Reprod Update* 2003;**9**(3):275–89.

59. Royal College of Obstetricians and Gynaecologists (RCOG). *The Management of Ovarian Hyperstimulation Syndrome*. Green-top Guideline 5. RCOG, 2006; 1–11.

60. Bodri D, Guillen JJ, Polo A, et al. Complications related to ovarian stimulation and oocyte retrieval in 4052 oocyte donor cycles. *Reprod Biomed Online* 2008;**17**(2):237–43.

61. Dogra V, Gottlieb R, Oka M, Rubens D. Sonography of the scrotum. *Radiology* 2003;**227**(1):18–36.

62. Schurich M, Aigner F, Frauscher F, Pallwein L. The role of ultrasound in assessment of male fertility. *Eur J Obstet Gynecol Reprod Biol* 2009; 144(1):S192–8.

63. Foresta C, Garolla A, Bettella A, et al. Doppler ultrasound of the testis in azoospermic subjects as a parameter of testicular function. *Hum Reprod* 1998;**13**(11):3090–3.

64. Tarhan S, Gumus B, Gunduz I, Ayyildiz V, Goktan C. Effect of varicocele on testicular artery blood flow in men: color Doppler investigation. *Scand J Urol Nephrol* 2003;**37**(1):38–42.

第12章

妇科术中超声

Kanna Jayaprakasan　Uchechukwu N. Ijeneme

引言

超声除了作为诊断工具,还可以在妇科手术中起到引导作用。妇科涉及的操作(特别是子宫腔内操作)缺乏影像学的引导,手术视野比较受限,仅依靠操作者的临床经验。但术中超声可以使结构可视化,提高手术的有效性和安全性。

术中超声的应用主要依赖于对正常女性盆腔解剖结构的超声特征的充分理解。尽管有一些证据表明术中超声可以降低手术并发症,但产科及妇科的术中超声的应用仍然进展缓慢。在宫腔镜治疗中,穿孔或创伤的发生率仍可高达1.7%[1]。尤其是在合并子宫腔病理性因素的女性,应用超声引导下宫腔镜手术可以减少子宫穿孔并发症,避免不必要的腹腔镜手术[2],而且可以减少手术时间,降低并发症的发生率。当实施子宫手术(如清宫术、宫内节育器放置术)伴有子宫腔异常或病情复杂时,应用超声引导可以确保手术顺利完成,减少子宫和盆腔脏器损伤的风险。在辅助生殖技术(ART)的取卵和胚胎移植过程中,超声起到了不可或缺的作用,这已在第11章详述。超声引导还可以用于卵巢囊肿抽吸术、体外受精胚胎移植(in vitro fertilization embryo transfer,IVF-ET)前输卵管积水抽吸术、OHSS所致的腹水抽吸术。

超声引导下宫腔手术

一般来说,可以使用经腹部超声引导宫腔镜和宫内手术。膀胱应中度充盈,以便于更好地观察子宫和子宫颈。腹部探头由无菌薄膜覆盖,置于腹部获得子宫的纵切面。在腹部探头应用受限时,可以采用经阴道和经直肠探头,但这可能会限制经阴道进行的操作。

检查开始时,将探头置于腹部,要清晰显示子宫颈管、子宫内膜腔、肌层厚度及边界(图12.1)。若膀胱充盈欠佳,可以用无菌生理盐水充盈膀胱,以期得到最佳图像效果。如果需要扩张子宫颈管,需在超声引导下置入扩宫棒,将穿孔的可能性降到最低。手术时需同步操作探头以提供实时的图像,尤其是注意对手术器械末端、手术部位、正确的切除平面、肌层厚度或深度的显示。

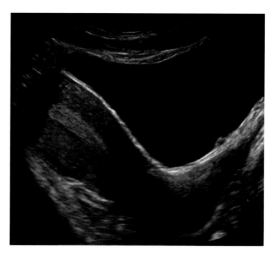

图12.1　经腹部超声扫查,长轴切面显示子宫及子宫颈

子宫纵隔切除术

子宫纵隔是由于胚胎期纵隔的不完全吸收,表现为纤维肌肉组织从子宫底向子宫

腔内突出。子宫纵隔分为完全性纵隔和部分性纵隔，虽然大部分有子宫纵隔的妇女生殖功能正常，但有些纵隔可能会导致不良妊娠结局。子宫纵隔切除术改善生育功能的有效性和安全性尚缺乏随机对照试验证实，但有对照研究表明，宫腔镜下的子宫纵隔切除术可以减少流产率，增加胎儿存活率。NICE 建议，在临床管理、知情同意和审核符合正常流程的前提下，宫腔镜下子宫纵隔切除术对于治疗反复妊娠丢失的有效性可以得到保证[3]。然而对于原发性不孕症的患者，目前的疗效证据尚不充分，因此应该在临床处理中合理安排应用这一手术[4]。

尽管对经验丰富的术者来说，宫腔镜下子宫纵隔切除术并不复杂，但仍存在发生纵隔切除不完全、子宫穿孔、子宫瘢痕等并发症的风险。在宫腔镜下切除子宫纵隔时，虽然可以直接观察到纵隔，但很难确定其深度，仅能估测其距子宫底的距离，这有可能导致纵隔切除不完全或子宫穿孔。有研究显示，纵隔切除不完全可以导致反复妊娠丢失[5]、孕中期子宫破裂[6]。术前充分准备、三维超声测量纵隔长度、术中动态扫查可以提高手术的安全性和有效性。应用超声可以准确测量纵隔的长度及纵隔基底部两旁的肌层厚度。术中使用超声实时同步观察子宫底，便于确认纵隔的完全切除，避免过度切除肌层所致的子宫穿孔或子宫瘢痕形成。手术完成的标志是两个输卵管开口同时被观察到，并且子宫底肌层厚度为 8～10mm[7]，术中超声引导可以减小穿孔发生率，且价格低于腹腔镜引导，因此在宫腔镜下行子宫纵隔切除术或子宫腔粘连手术时，采用超声引导是理想的手术方式[8]。

子宫肌瘤切除术

子宫黏膜下肌瘤可以引起月经失调，与一些不良的生殖结局（如生育能力低下、流产）有关。宫腔镜下子宫肌瘤切除术可以改善流血症状、提高生育能力，是子宫黏膜下肌瘤的标准治疗方式。应用超声引导下行宫腔镜手术治疗对于分型为 0 型的子宫黏膜下肌瘤（全部位于子宫腔内）的切除无明显益处，但对于 1 型（<50% 位于肌层）和 2 型（≥50% 位于肌层）的子宫黏膜下肌瘤，超声可以准确观察到肌瘤的位置、突入子宫腔的占比、肌层延伸的范围以及子宫肌层的游离壁的情况。1 型及 2 型子宫黏膜下肌瘤常见的术中及术后并发症包括不完全切除、穿孔和积液等。Korkmazer 等在超声引导下实施宫腔镜下子宫黏膜下肌瘤切除术，采用单极或者双极的电切镜对肌层部分进行环状切除[9]，子宫腔内部分应用分层切除，从顶部到底部、从后向前，直到内膜平面，避免不必要的子宫内膜切除。一旦确定了肌瘤与下方无肌瘤受累子宫肌层之间的裂隙，就可以使用空化技术切除肌瘤的壁内部分。手术结束后，电切镜退回到子宫颈，子宫腔内充满膨宫液，此时应使用超声对子宫和肌瘤的边界进行评估。一个前瞻性多中心研究显示，64 例患者在超声引导下行宫腔镜下子宫黏膜下肌瘤（1 型及 2 型）切除术，全部完全切除，且无穿孔发生。笔者认为，超声引导下宫腔镜切除术是安全有效的切除子宫黏膜下肌瘤的手术方法[9]。

子宫腔粘连的治疗

子宫腔粘连一般是由宫腔手术或感染引起，表现为月经过少、闭经、不孕或反复妊娠丢失。宫腔镜下粘连分离术是改善症状的治疗方式。对于中度或者重度粘连的病例，在宫腔镜手术时很难观察子宫腔内的情况以及宫腔镜具体到达的位置。超声引导可以准确地识别器械的位置、子宫腔情况以及肌层厚度（图 12.2）。子宫颈扩张时应用经腹部超声引导，可以保证扩宫棒沿着子宫腔线进入，避免肌层或子宫穿孔。术中超声可以提供切除平面和肌层厚度的实时反馈。一个回顾性队列研究显示，超声引导下宫腔镜手术穿孔率较低，性价比高[8]。

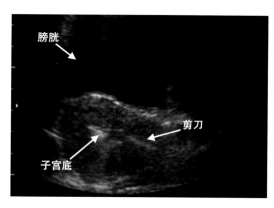

图 12.2 宫腔镜手术中剪刀的尖端的显示。超声引导可准确定位子宫腔内的器械,并且直观显示子宫肌层深度

其他宫腔镜手术

宫腔镜下手术取嵌入肌层异物时,应用超声引导可以达到很好的效果,尤其是在宫腔镜不能直接观察到异物的情况下[10]。在子宫颈狭窄或子宫内膜切除术引起子宫积血的情况下,超声可以用于引导子宫颈扩张和宫腔镜下子宫内容物引流[11]。当子宫内膜息肉不能在宫腔镜下被直接观察到时,超声引导下手术治疗的方式与子宫肌瘤切除术时相似。

流产的手术处理

处理流产或终止妊娠在妇科择期手术及急诊手术中非常常见。常见的处理方式包括药物或手术治疗,对于药物治疗失败或反复出血的病例,手术干预必不可少。流产的手术处理存在一定风险,如术后残留、子宫穿孔(罕见)、需要进行后续治疗。超声引导下行人工流产手术可以使相关的风险最小化。超声有助于判断子宫的位置,扩张子宫颈时可用于引导手术器械沿着子宫颈管进入子宫腔内,并且可以实时观察子宫的大小和位置、妊娠囊的位置,指导术中操作,确认残留物是否完全清除。

超声可以帮助确定子宫方位及残留妊娠物(retained products of conception,RPOC)

的具体位置。应用超声评估子宫前倾或后倾,可以提示术者将手术器械维持于与子宫长轴平行的方向,避免子宫穿孔。手术结束时,超声可以很好地评估残留物的有无。超声引导可以降低子宫腔粘连的风险,使创伤最小化,指导器械直达残留物位置,当超声提示无残留物后,立刻停止手术。相反,为完全清除残留物,"盲刮"可能会出现过度刮宫,导致继发的子宫内膜损伤。对照试验显示,与"盲刮"相比,超声引导下流产手术可以减少流血和操作时间,并减少残留[12]。

剖宫产切口部妊娠

剖宫产切口部妊娠(caesarean scar pregnancy,CSP)是一种少见的异位妊娠,是指妊娠囊着床在上一次剖宫产切口部(图 12.3)。CSP 共两种类型:1 型(内生型)和 2 型(外生型)。它们的处理方式相同。1 型 CSP 是妊娠囊着床于切口部,妊娠囊朝着颈峡部或子宫腔内生长,胎儿可足月分娩,但会有种植部位大量流血的可能。2 型 CSP 是指妊娠囊完全着床于切口部和周围的子宫肌层,并向膀胱方向外突。对于外生型 CSP,早期尚可观察到妊娠囊与膀胱间的子宫肌层,但子宫肌层会逐渐变薄,甚至缺失。随着产程进展,妊娠囊从缝隙中膨出,早期出现子宫破裂的风险会明显增加。三分之二的病例中切口部厚度小于 5mm[13]。

大部分的患者临床表现为轻微阴道出血和轻度腹部不适,有一些病例会表现为急性腹痛和大量阴道出血。少数无症状妇女会在常规早孕检查时发现。在可疑 CSP 的病例中,一旦出现血流动力学不稳定,则强烈提示子宫破裂且伴有腹腔活动性出血。为避免严重并发症,需进行准确可靠的诊断,并及时进行适当的处理。

经阴道超声是首选的诊断方式,必要时可以采用经腹部超声补充诊断。CSP 诊断的关键是超声检查显示的高度可疑的特征性表现。

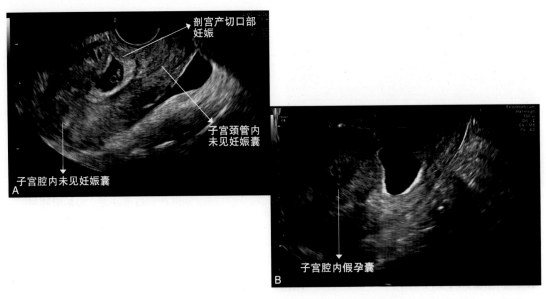

图 12.3　剖宫产切口部妊娠。经阴道超声显示妊娠囊(内见胎芽和卵黄囊)附着在切口部。A. 位于子宫腔下段的卵圆形的妊娠囊。B. 三角形的妊娠囊伴子宫腔内假孕囊

CSP 的超声诊断标准包括：

- 子宫腔内未见妊娠囊。
- 子宫颈管内未见妊娠囊。
- 妊娠囊或滋养细胞形成的实性包块着床于子宫颈内口水平，剖宫产切口部。
- 三角形或圆形、卵圆形的妊娠囊嵌于切口部。
- 妊娠囊和膀胱之间的子宫肌层菲薄或缺失。
- 妊娠囊附近的子宫前壁连续中断。
- 卵黄囊、胎芽、胎心活动可正常或消失。
- 彩色多普勒可以观察到明显的滋养层或胎盘循环的证据。
- "滑动征"阴性：难免流产病例中，阴道探头轻微加压，在子宫颈内口水平妊娠囊可能会向子宫颈管方向滑动，子宫峡部或子宫颈区域的组织疏松。在 CSP 中，由于妊娠囊贴附于颈峡部区域，无此征象。

早期的 CSP 应采用药物及手术治疗，额外的止血措施视情况而定。尽管有很多种药物及手术治疗的选择，目前并没有哪种治疗方法有明显的优势。近期的文献显示，手术比药物治疗更加有效。在超声引导下扩张子宫颈和刮宫对有症状的 CSP 及内生型 CSP(肌层厚度≥2mm)可以达到很好的治疗效果。多种方式可以减轻术中及术后的流血，比如采用宫颈环扎术可以有效减少刮宫之后的流血症状。其他止血技术包括术中及术后子宫腔内置入气囊管、术前子宫动脉栓塞等[13]。

应用经腹部超声获得子宫、子宫颈及妊娠囊位于同一切面的矢状面(图 12.4)。在笔者所在医疗中心，术前需经直肠给予 800μg 的米索前列醇。应用环扎带进行宫颈环扎术，但在这个阶段并不系紧。经超声引导行子宫颈扩张，便于负压管插入。先将子宫腔内蜕膜抽吸干净(确保无残留物以减少术后出血风险)，然后在超声引导下行 CSP 手术(图 12.5)。术中一旦大量出血，应采用高压力的负压尽快抽吸妊娠囊。实时超声的应用可以保证妊娠囊组织完全排出。手术结束后将环扎带系紧。环扎环应该在 2~4 天后于门诊取出。术后一周进行复查，包括血清 hCG 值或尿妊娠检测，视情况进行超声检查，保证异位妊娠囊完全清除。一般进行 1~2 周的随访。

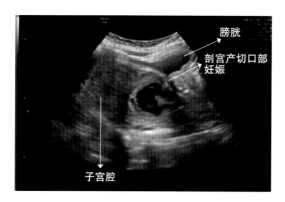

图 12.4　经腹部超声扫查显示剖宫产切口部妊娠。注意妊娠囊和膀胱之间菲薄的子宫肌层

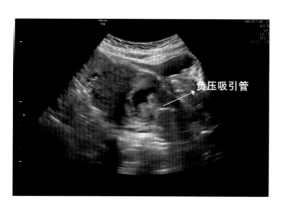

图 12.5　超声引导下剖宫产切口部妊娠负压吸引

CSP 的药物治疗包括局部或全身注射甲氨蝶呤,且需长期随访。对于外生型 CSP,妊娠囊及膀胱之间仅剩菲薄的子宫肌层,可以在妊娠囊内注射甲氨蝶呤后再进行抽吸。无论是否结合全身性注射甲氨蝶呤,这种方法都可以提高成功率,避免增加额外的治疗。妊娠囊内注射甲氨蝶呤和抽吸需要在超声引导下进行,可采用经腹部或经阴道两种途径注射,经阴道途径离目标区域更近,可以避免脏器损伤,是优先推荐的注射途径。这一过程与 IVF 经阴道取卵相似,经阴道探头上需配备活检针导器。治疗 CSP 需要的时间取决于原始妊娠囊的大小和 hCG 值水平,注射时应采用 16~18Fr 针(图 12.6)。甲氨蝶呤剂量、术前评估、方案

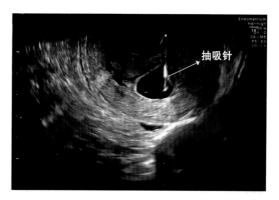

图 12.6　剖宫产切口部妊娠。经阴道超声引导下进行妊娠囊抽吸及囊内直接注射甲氨蝶呤

制订和随访与异位妊娠的甲氨蝶呤全身用药方法相似。

卵巢囊肿和输卵管积水抽吸术

卵巢囊肿抽吸术

如果在 IVF 卵巢刺激之前出现卵巢囊肿,尤其是功能性卵巢囊肿,可能会影响卵巢刺激反应以及 IVF 的结局[14]。可以在经阴道超声引导下对卵巢囊肿行穿刺抽吸术(图 12.7)。该过程与经阴道取卵类似,对有经验的操作者来说操作相对简单。经阴道探头需配置针导器。应用常规的取卵针(16-18G,带有特氟纶管),管与抽吸泵相连。确保囊肿内所有的液体抽吸干净后,将针拔出。超声扫查需排除盆腔出血或积液。一般情况下,术后疼痛非常轻微,如果疼痛难

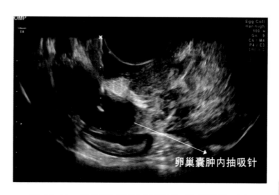

图 12.7　经阴道超声引导下卵巢囊肿抽吸术

忍,可以给一些镇痛药。如果不确定囊内成分,需将抽吸出来的液体送到病理科进行细胞学检查。抽吸术后复发率较高,最好在卵巢囊肿抽吸术后马上进行卵巢刺激。

输卵管积水抽吸术

证据表明,输卵管积水不利于 IVF 的结局[15]。这可能是由于输卵管积水对移植胚胎有毒性作用,或直接的机械性堵塞作用。输卵管切除术或输卵管结扎术是有效的治疗方式。对于经历过复杂腹部手术的患者,腹腔镜手术会增加手术风险,如果输卵管积水在 IVF 的卵巢刺激阶段出现,经阴道超声引导下输卵管积水抽吸术可以提高胚胎移植和 IVF 的成功率[16](图 12.8)。由于输卵管积水容易复发,抽吸术是一个暂时的解决办法,最终需行结扎术或手术切除。抽吸术步骤同样与经阴道取卵相似。围手术期需给予抗生素,避免感染。

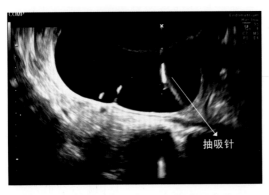

抽吸针

图 12.8　经阴道超声引导下输卵管积水抽吸术

小结

由于超声可以提供盆腔结构、内容物、平面以及手术器械等的直观图像,超声引导可以提高多种妇科手术的安全性及有效性。在笔者的手术中心,超声被频繁用于引导多种宫腔手术,以期降低术中风险及并发症(如子宫穿孔和脏器损伤)。超声的应用需要一定的经验,但常规应用超声可以增加受训人员和临床医师的训练机会。

(朱天彤　译　王鑫璐　校)

参考文献

1. Royal College of Obstetricians and Gynaecologists (RCOG). *Best Practice in Out Patient Hysteroscopy*. Green-top Guideline 59. RCOG, 2011.

2. Shalev E, Shimoni Y, Peleg, D. Ultrasound controlled operative hysteroscopy. *J Am Coll Surg* 1994;**179**(1):70–1.

3. NICE. Hysteroscopic metroplasty of a uterine septum for recurrent miscarriage. Available at: www.nice.org.uk/guidance/ipg510, 2014.

4. NICE. Hysteroscopic metroplasty of a uterine septum for primary infertility. Available at: www.guidance.nice.org.uk/ipg509, 2015.

5. Kormanyos Z, Molnar BG, Pal A. Removal of a residual portion of a uterine septum in women of advanced reproductive age: obstetric outcome: *Hum Reprod* 2006;**21**(4):1047–51.

6. Satiroglu MH, Gozukucuk M, Cetinkaya SE, et al. Uterine rupture at the 29th week of subsequent pregnancy after hysteroscopic resection of uterine septum. *Fertil Steril* 2009;**91**(3):934e1.

7. Fedele L, Bianchi S, Marchini M, et al. Residual uterine septum of less than 1 cm after hysteroscopic metroplasty does not impair reproductive outcome. *Hum Reprod* 1996;**11**(4):727–9.

8. Kresowik J, Syrop C, Van Voorhis B, Ryan G. Ultrasound is the optimal choice for guidance in difficult hysteroscopy. *Ultrasound Obstet Gynecol* 2012;**39**:715–18.

9. Korkmazer E, Tekin B, Solak N. Ultrasound guidance during hysteroscopic myomectomy in G1 and G2 submucous myomas: for a safer one step surgery. *Eur J Obstet Gynecol Reprod Biol* 2016;**203**:108–11.

10. Wu MH, Hsu CC, Lin YS. Three-dimensional ultrasound and hysteroscopy in the evaluation of intrauterine retained fetal bones. *J Clin Ultrasound* 1997;**25**(2):93–5.

11. Kohlenberg CF, Pardey J, Ellwood DA. Transabdominal ultrasound as an aid to advanced

hysteroscopic surgery. *Aust N Z J Obstet Gynaecol* 1994;**34**(4):462–4.

12. Abbas, AM, Ali MK, Abdel-Reheem M, et al. Surgical evacuation of first trimester missed miscarriage with & without use of transabdominal ultrasound: a randomized clinical trial. *J Gynecol Neonatal Biol* 2016;**2**(1):1–4.

13. Jayaram P, Okunoye G, Konje J. Caesarean scar ectopic pregnancy: diagnostic challenges and management options. *Obstet Gynaecol* 2017;**19**:13–20.

14. Qublan HS, Amarin Z, Tahat YA, Smadi AZ, Kilani M, et al. Ovarian cyst formation following GnRH agonist administration in IVF cycles:

incidence and impact. *Hum Reprod* 2006;**21**(3):640–4.

15. Strandell A, Lindhard A, Waldenstrom U, et al. Hydrosalpinx and IVF outcome: a prospective randomized multicentre trial in Scandinavia on salpingectomy prior to IVF. *Hum Reprod* 1999;**14**:2762–9.

16. Hammadieh N, Coomarasamy A, Bolarinde O, et al. Ultrasound-guided hydrosalpinx aspiration during oocyte collection improves pregnancy outcome in IVF: a randomized controlled trial. *Hum Reprod* 2008;**23**:1113–17.

第13章

辅助生殖技术相关并发症的超声评估

Miriam Baumgarten　Lukasz Polanski

引言

对于不能自然受孕的夫妇来说，辅助生殖技术（ART）是拥有生物学后代的唯一希望。在发达国家，高达 4.0% 的出生儿都是使用体外受精（IVF）或卵胞质内单精子注射（ICSI）等方法辅助受孕的结果[1-2]。与治疗相关的干预措施虽然已经确立，但并不是没有并发症，夫妇们往往忽视了这些并发症，因为拥有孩子的愿望可能会削弱人类最重要和最基本的本能之一——自我保护。

ART 的并发症可能出现在该过程的任何阶段，从诱导排卵开始，一直到妊娠和分娩。由于报道不足或一些并发症的良性属性，实际患病率很可能被低估。感染性并发症和流产的发生率分别为 0.02%，23%[3-4]。ART 的并发症主要分为手术相关和妊娠相关并发症两类。手术相关并发症包括经阴道超声引导下取卵术（transvaginal ultrasound-guided oocyte retrieval, TVOR）后导致的卵巢扭转、出血和感染以及卵巢过度刺激综合征（OHSS）。当妊娠时，可能是异位妊娠、复合妊娠或多胎妊娠，也可能以流产告终。有证据表明，使用 ART 妊娠的前三个月，出生缺陷、早产、低出生体重、妊娠糖尿病和先兆子痫的风险增加[5-6]。而导致这种风险增加的原因可能是技术或者母体自身的因素[7]。

在这一章中，我们主要讲述在 ART 的操作和妊娠相关并发症中超声方面的内容。

卵巢过度刺激综合征

卵巢过度刺激综合征（OHSS）是一种具有潜在致命性的疾病，主要表现为卵巢增大和全身血管通透性增加。任何形式的卵巢刺激都可以引起该病，包括氯米芬和促性腺激素，后者尤为多见。自然发生的、与排卵诱导无关的 OHSS 也曾有报道，但是非常罕见[8]。

虽然分类系统不同，也存在一定的未报道病例，OHSS 总体发生率约占 IVF 周期中的 2%～10%[8]，严重型的发生率约为 0.1%～2%，轻型的发生率则高达 23%[9]。直接或间接（由于并发症）与 OHSS 相关的死亡估计在 400 000~500 000 次卵巢刺激周期中出现 1 例[10]。

导致该病临床表现的主要病理学变化是液体从血管内转移到血管外。受刺激卵泡和被穿刺卵泡中血管内皮生长因子（vascular endothelial growth factor, VEGF）的释放以及肾素-血管紧张素系统（renin-angiotensin system, RAS）的相关激活是导致整体血管通透性增加的原因[8]。这一过程的确切机制仍存在争议，各种因素如雌激素、孕激素、白细胞介素、血管生成蛋白、内皮素、前列腺素、组胺、催乳素和激肽均被认为起作用[11]。上述分子变化导致临床上出现血容量减少、低血压、心动过速、血细胞比容增加、肾脏低灌注伴肾衰竭和急性呼吸衰竭。血管通透性增加导致渗出性腹水和胸腔积液，引起腹部不适与腹胀，以及呼吸窘迫。更严重的可以出现心包积液[12]。胃肠道症状（腹泻和呕吐）和肝功能紊乱主要是由于腹内压升高，供应腹腔器官（肝、肠道）的腹部血管压力下降[13]。血液黏稠和高雌激素血症使血液呈高凝状态，导致严重的静脉血栓形成，若未经诊断和治疗,会显著增加死亡率。

临床上,OHSS 有早发型和迟发型,分为轻度、中度、重度或极重度[14]。OHSS 最常使用的旧分类是基于超声所见的卵巢增大程度和腹水的量[9]。新的分类结合了超声诊断、临床症状和体征以及实验室结果[8,15-16]。每个临床类型的详细说明见表 13.1。OHSS 的症状一般在妊娠第 6 周得到缓解。

表 13.1　鲁汶大学生殖中心 OHSS 分类系统[8]

分级	症状	处理
轻度 OHSS	轻度腹胀和疼痛 体重没有增加 卵巢大小<8cm	保守,门诊观察为主 如果症状恶化,建议寻求医疗帮助
中度 OHSS	中度腹痛,通过休息和单纯镇痛可以缓解 恶心 体重增加 1kg 超声可见腹水(最深处<3cm) 卵巢大小 8~10cm	保守,门诊观察为主
重度 OHSS	不可控的腹痛 体重增加>1kg 临床腹水(偶有胸腔积液) 少尿 血细胞比容>45% 超声可见明显的腹水(最深处>3cm) 卵巢大小>10cm	住院治疗
极重度 OHSS	张力性腹水或大量胸腔积液 血细胞比容>55% 白细胞计数>25 000/ml 少尿/无尿 静脉血栓栓塞 成人型呼吸窘迫综合征	进入重症监护室

当疑似为 OHSS 时,应通过经腹部和经阴道超声进行评估。这种方法可以全面扫查盆腔器官,尤其是超出盆腔的增大卵巢以及上腹部的大量腹水。由于声束衰减,卵巢大小大于 12cm 时可能无法进行完整的评估,并且可能会遗漏卵泡内的出血。在这种情况下,如果没有妊娠,可以进行临床判断或 CT 检查。

收集卵子后,卵巢的外观会发生显著变化。卵巢明显增大,卵泡内又充满了液体和血液。卵巢内血运明显增多,形成多发性黄体。这些黄体的大小和外观各不相同,有些充满了透明液体,有些呈实性,有些则混合了血液、血块和透明液体(图 13.1)。灰阶超声显示这些与卵巢间质回声相同。主要特征是存在较多的外周多普勒信号,表明新血管迅速生成。

在评估中,应先进行腹部扫查,然后进行经阴道扫查,标准的盆腔器官的扫查应按照第 2 章所述进行。应特别关注任何压痛点的评估、增大卵巢内是否有出血性囊肿(意味着出血进入卵巢)、一侧或双侧卵巢内是否出现无血供、直肠子宫陷凹和肝肾隐窝(上腹部)内液体深度、腹腔内的血块以及腹水的性状(透明或颗粒状,后者代表血液或脓液)(图 13.2)。

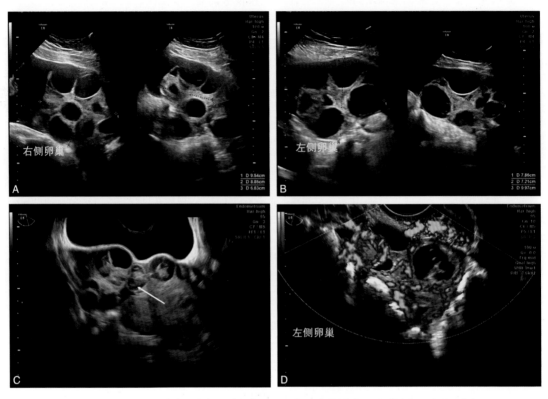

图 13.1　A、B. 经腹部超声扫查所见，应用 ART 取卵后中度增大的卵巢，卵泡大小不同。C. 经阴道超声扫查所见，应用 ART 后双侧增大的卵巢，两个卵巢都位于子宫上方，并在中线会合（"卵巢接吻"），有些卵泡含有血块（箭头）。D. 经阴道超声扫查所见，取卵后，能量多普勒显示卵巢的血流明显增加

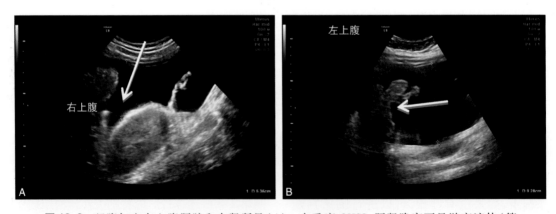

图 13.2　经腹扫查右上腹肝脏和右肾所见（A）。在重度 OHSS，肝肾隐窝可见游离液体（箭头）。左上腹也充满游离液体（B）。可见自由浮动的肠管（箭头）

根据英国皇家妇产科医师协会（RCOG）的标准，临床评估轻至中度 OHSS 女性时应包括体重记录、腹围测量和盆腔超声检查，每 2~3 天进行一次，以确定病情是否加重[16]。对于严重病例，如出现大量腹水导致严重不适或呼吸困难，应考虑超声引导下穿刺[17-18]。同样，降低腹内压对适当补液后尿量仍少和伴有腹水的患者有益，因为这会改

善肾循环,恢复尿量[19]。应使用猪尾巴导管逐步引流腹水,以防液体快速流失所致的心血管衰竭[20]。

取卵术相关并发症

目前,全世界大多数 IVF 中心都是首选经阴道超声引导下取卵[21]。虽然手术总体上是安全的,但也存在一定的风险,如出血、腹腔内脓毒症和盆腔脏器损伤。

出血

由阴道穿刺导致的出血最常见,可通过限制阴道穿刺次数减少出血。在取卵过程中,0.5% ~ 8.6% 的病例会发生阴道出血,0.8% 的病例阴道出血超过 100ml[22]。卵巢或腹腔的隐性出血是更严重的并发症,发生率为 0 ~ 0.35%。这种并发症与卵巢直接损伤、穿刺卵泡破裂出血或盆腔大血管损伤有关[23]。遗传性或医源性凝血功能障碍也会增加出血的风险。

如果对结构的性质不确定,应仔细观察卵泡和邻近的髂血管,应用能量多普勒可以帮助识别卵泡,避免刺穿邻近血管。关于取卵过程的详细描述参见第 12 章。

如果是简单的经阴道超声引导下取卵术(TVOR),预计失血量不应超过 250ml,血细胞比容下降约 5%。更大量的失血、TVOR 后的血红蛋白值降低,或有症状的血容量减少,都需要进一步的排查[24]。应进行经腹部和经阴道超声扫查,以鉴别和量化腹腔的游离液体(图 13.2)。对盆腔边缘以上、腹膜后和子宫阔韧带的陈旧性血肿可能无法立即看到,需要使用其他影像学检查,如 CT。

与 OHSS 一样,应对盆腹腔进行全面和系统的评估,但一定要先进行腹部扫查。应描述卵巢的外观,包括对出血性囊肿的识别,主要描述其大小并判断是含有液体的新鲜出血性囊肿,还是血液机化形成血块的陈旧囊肿(图 13.3)。

应注意盆腔和腹腔的积液量,如果上腹部肝肾隐窝出现液体,则表明出血量超过 400ml[25]。当施加压力时,腹水内有移动的颗粒状回声,则表明正在出血。如果出血停止,可在直肠子宫陷凹内或卵巢、子宫周围看到机化的混合回声或无血供肿块(图 13.4)。当用探头加压时,肿块可能不会移动,或与它所附着的器官(卵巢)一起移动。当患者有腹胀和疼痛时,应考虑检查的时间以及取出的卵母细胞的数量,因为可能发生 OHSS 而不是腹腔内出血,或者这两种并发症同时存在。

脏器损伤

肠管、膀胱或输尿管损伤是非常少见的并发症,肠管损伤可能相对常见。然而,大多数损伤会在无任何症状的情况下自愈[26]。曾报道过两例 TVOR 后阑尾反复穿孔的病例[27-28]。尿潴留、血尿或腰痛应分别怀疑膀胱[29]或输尿管[26,30]损伤。

超声在脏器损伤病例中的价值是有限的,计算机体层增强扫描能清晰显示肾脏、集合系统、输尿管全程以及肠管损伤导致的并发症。立位胸部 X 线检查可排除肠管损伤,若膈下存在游离气体,则证实合并肠道损伤。

感染

盆腔感染或盆腔脓肿是 TVOR 的一种严重并发症,发生率为 0 ~ 1.3%,可能与肠管损伤、静止期盆腔炎的复发或阴道病原体的侵入有关[31]。应根据脓毒症治疗指南给予迅速治疗。在这类并发症中,超声扫查和 CT 成像都可以使用。与超声相比,CT 在评估肠道或较深的盆腔和腹腔结构方面更有优势,但会使妇女暴露在高剂量的电离辐射下,尤其不适合在胚胎植入后使用。在这种情况下,盆腔和腹部超声是一种简单、安全

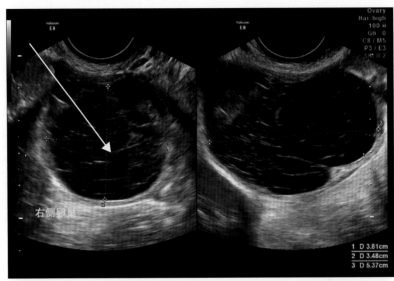

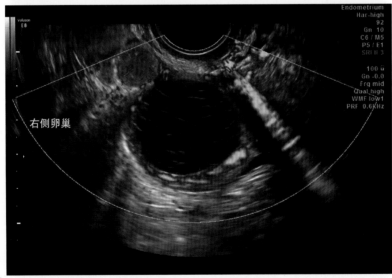

图 13.3 TVOR 后出血性卵泡囊肿。注意囊肿内广泛的纤维蛋白沉积(箭头),其内没有多普勒信号

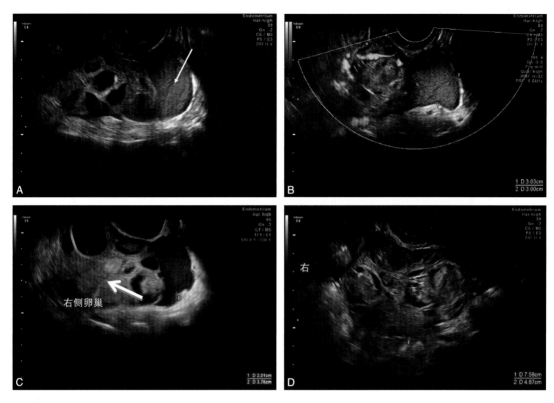

图 13.4　A、B. 在 TVOR 后立即有新鲜的出血进入直肠子宫陷凹。注意液体内有颗粒样回声（箭头）。实时扫描可见颗粒的运动。C. 直肠子宫陷凹内低回声液体代表"陈旧"出血（TVOR 术后两天检查）。卵巢增大（箭头）。D. 胚胎移植（第 5 天），右侧卵巢增大，抽吸后的卵泡内含有混合成分物

和容易实施的检查方法，并且会提供相关的附加信息。

如果出现盆腔积液，在直肠子宫陷凹中可以看到有颗粒状回声的游离液体。扫查时的触痛是另一个诊断感染的特征。输卵管积脓表现为迂曲的管状病变，有不全分隔、厚壁和混合回声。管壁内可检出明显的血流信号。输卵管卵巢脓肿表现为丰富多普勒血流信号的混合性回声肿块，可伴有直肠子宫陷凹内细小点状回声的游离液体。

其他并发症

增大卵巢发生扭转是一种罕见但严重的并发症，据报道在卵巢过度刺激的女性中发生率为 0.08% ~ 0.2%[8,23,28,32]。超声检查发现卵巢增大，边缘模糊，无多普勒信号。这些分别意味着间质水肿和血流消失或减少。卵巢蒂区漩涡状血流是诊断附件扭转

的另一个有用的标志。然而在扭转早期阶段，由于较高的灌注压和较厚的动脉壁，动脉血流有可能仍然存在。随着病情的进展，动脉可能闭塞，进而完全失去血供。因此，卵巢扭转的诊断应以临床为基础，即表现为卵巢囊肿或增大卵巢同时合并突然发作的疼痛[8,33]。

妊娠相关并发症

ART 最好的结局是活胎分娩。然而，也可能会遇到其他结局，如异位妊娠、复合妊娠、流产以及多胎妊娠，这对患者的健康构成重大风险。ART 妊娠的超声评估和自然妊娠并没有不同。但在进行超声评估时，仍有一些差异需要予以考虑，包括卵巢增大，卵巢多囊样改变，以及直肠子宫陷凹中的游离液体。根据卵巢中的卵泡数量和取出卵母细胞数量的不同，卵巢在 6~8 周扫查时仍可表现为增大（图 13.5）。OHSS 的发生可

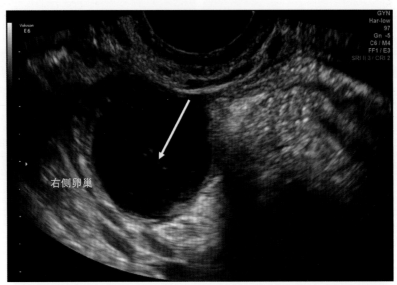

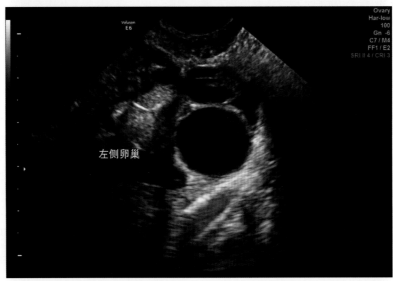

图 13.5　取卵 8 周后卵巢的表现。右侧卵巢增大，卵泡内有出血，因为内部含有纤细的纤维蛋白沉积（箭头）

能会明显延长这一时期,但到孕 20 周时都会恢复正常。

第 14 章将对超声评估早期妊娠并发症进行更详细的描述。

要点与技巧

- 最重要的是使用经腹部和经阴道超声进行系统评估。
- 取卵后卵巢增大,解剖结构也发生相应改变。
- 收集卵母细胞后可能会出现游离液体——评估积液外观并定量。
- OHSS 和腹腔内出血两种并发症可能同时存在,要始终保持警惕。
- 彩色多普勒或能量多普勒成像可能有助于排除卵巢扭转,但有血流时也不能完全排除扭转的可能性!

（王博 译 黄瑛 校）

参考文献

1. Klemetti R, Gissler M, Hemminki E. Comparison of perinatal health of children born from IVF in Finland in the early and late 1990s. *Hum Reprod* 2002;**17**:2192–8.

2. Williams C, Sutcliffe A. Infant outcomes of assisted reproduction. *Early Hum Dev* 2009;**85**:673–7.

3. Ferraretti A, Goossens V, Kupka M, et al. Assisted reproductive technology in Europe, 2009: results generated from European registers by ESHRE. *Hum Reprod* 2013;**28**:2318–31.

4. Klemetti R, Sevon T, Gissler M, Hemminki E. Complications of IVF and ovulation induction. *Hum Reprod* 2005;**20**:3293–300.

5. Isaksson R, Gissler M, Tiitinen A. Obstetric outcome among women with unexplained infertility after IVF: a matched case-control study. *Hum Reprod* 2002;**17**:1755–61.

6. Talaulikar VS, Arulkumaran S. Reproductive outcomes after assisted conception. *Obstet Gynecol Surv* 2012;**67**:566–83.

7. Talaulikar VS, Arulkumaran S. Maternal perinatal and long-term outcomes after assisted reproductive techniques (ART): implications for clinical practice. *Eur J Obstet Gynecol Reprod Biol* 2013;**170**:13–19.

8. Vloeberghs V, Peeraer K, Pexsters A, D'Hooghe T. Ovarian hyperstimulation syndrome and complications of ART. *Best Prac Res Clin Obstet Gynaecol* 2009;**23**:691–709.

9. Golan A, Ron-el R, Herman A, et al. Ovarian hyperstimulation syndrome: an update review. *Obstet Gynecol Surv* 1989;**44**:430–40.

10. Brinsden PR, Wada I, Tan SL, Balen A, Jacobs HS. Diagnosis, prevention and management of ovarian hyperstimulation syndrome. *Br J Obstet Gynaecol* 1995;**102**:767–72.

11. Soares SR, Gomez R, Simon C, Garcia-Velasco JA, Pellicer A. Targeting the vascular endothelial growth factor system to prevent ovarian hyperstimulation syndrome. *Hum Reprod Update* 2008;**14**:321–33.

12. European Society of Human Reproduction (ESHRE). *Special Interest Group (SIG) Guidelines on Ovarian Hyperstimulation Syndrome (OHSS)*. ESHRE, 2005.

13. Vlahos NF, Gregoriou O. Prevention and management of ovarian hyperstimulation syndrome. *Ann NY Acad Sci* 2006;**1092**:247–64.

14. Mathur RS, Akande AV, Keay SD, Hunt LP, Jenkins JM. Distinction between early and late ovarian hyperstimulation syndrome. *Fertil Steril* 2000;**73**:901–7.

15. Aboulghar MA, Mansour RT. Ovarian hyperstimulation syndrome: classifications and critical analysis of preventive measures. *Hum Reprod Update* 2003;**9**:275–89.

16. Royal College of Obstetricians and Gynaecologists (RCOG). *The Management of Ovarian Hyperstimulation Syndrome*. Green-top Guideline 5. RCOG, 2006.

17. Maslovitz S, Jaffa A, Eytan O, et al. Renal blood flow alteration after paracentesis in women with ovarian hyperstimulation. *Obstet Gynecol* 2004;**104**:321–6.

18. Levin I, Almog B, Avni A, et al. Effect of paracentesis of ascitic fluids on urinary output and blood indices in patients with severe ovarian hyperstimulation syndrome. *Fertil Steril* 2002;**77**:986–8.

19. Meldrum DR, Moore FA, Moore EE, et al. Prospective characterization and selective management of the abdominal compartment syndrome. *Am J Surg.* 1997;**174**:667–72.

20. Abuzeid MI, Nassar Z, Massaad Z, et al. Pigtail catheter for the treatment of ascites associated with ovarian hyperstimulation syndrome. *Hum Reprod* 2003;**18**:370–3.

21. Wikland M, Enk L, Hamberger L. Transvesical and transvaginal approaches for the aspiration of follicles by use of ultrasound. *Ann NY Acad Sci* 1985;**442**:182–94.

22. Bennett SJ, Waterstone JJ, Cheng WC, Parsons J. Complications of transvaginal ultrasound-directed follicle aspiration: a review of 2670 consecutive procedures. *J Assist Reprod Genet* 1993;**10**:72–7.

23. Bodri D, Guillen JJ, Polo A, et al. Complications related to ovarian stimulation and oocyte retrieval in 4052 oocyte donor cycles. *Reprod Biomed Online* 2008;**17**:237–43.

24. Dessole S, Rubattu G, Ambrosini G, et al. Blood loss following noncomplicated transvaginal oocyte retrieval for in vitro fertilization. *Fertil Steril* 2001;**76**:205–6.

25. Branney SW, Wolfe RE, Moore EE, et al. Quantitative sensitivity of ultrasound in detecting free intraperitoneal fluid. *J Trauma* 1995;**39**:375–80.

26. Ludwig AK, Glawatz M, Griesinger G, Diedrich K, Ludwig M. Perioperative and post-operative complications of transvaginal ultrasound-guided oocyte retrieval: prospective study of >1000 oocyte retrievals. *Hum Reprod* 2006;**21**:3235–40.

27. Akman MA, Katz E, Damewood MD, Ramzy AI, Garcia JE. Perforated appendicitis and ectopic pregnancy following in-vitro fertilization. *Hum Reprod* 1995;**10**:3325–6.

28. Roest J, Mous HV, Zeilmaker GH, Verhoeff A. The incidence of major clinical complications in a Dutch transport IVF programme. *Hum Reprod Update* 1996;**2**:345–53.

29. Sauer MV. Defining the incidence of serious complications experienced by oocyte donors: a review of 1000 cases. *Am J Obstet Gynecol* 2001;**184**:277–8.

30. Fugita OE, Kavoussi L. Laparoscopic ureteral reimplantation for ureteral lesion secondary to transvaginal ultrasonography for oocyte retrieval. *Urology* 2001;**58**:281.

31. Sharpe K, Karovitch AJ, Claman P, Suh KN. Transvaginal oocyte retrieval for in vitro fertilization complicated by ovarian abscess during pregnancy. *Fertil Steril* 2006;**86**:219e11–e13.

32. Serour GI, Aboulghar M, Mansour R, et al. Complications of medically assisted conception in 3,500 cycles. *Fertil Steril* 1998;**70**:638–42.

33. Fleischer AC, Brader KR. Sonographic depiction of ovarian vascularity and flow: current improvements and future applications. *J Ultrasound Med* 2001;**20**:241–50.

孕早期超声评估

Anita Jeyaraj

引言

经阴道超声扫查是孕早期首选检查方法[1]。如果女性不愿意接受经阴道超声扫查,可以选择经腹部扫查,但要告知孕妇这种方法相对于经阴道超声的局限性。经阴道超声检查能详细评估子宫内膜和卵巢。与经腹部超声相比,经阴道超声探头频率高,近场具有较高分辨率,但穿透力较低,远场成像效果有限[2-3]。经阴道探头靠近子宫,可以很好地观察子宫和盆腔,以便观察和测量孕早期的妊娠囊和胚胎结构。

孕早期扫查的主要目的是确定妊娠囊位置,评估胚胎是否存活和胎龄,并确定妊娠数量。关注母体解剖也很重要,因为这有助于确定宫内妊娠和异位妊娠[1,3]。虽然在进行经阴道扫查时滑动和平移受到限制(表14.1),但可以通过四个关键动作来实现全面评估[3]。

表 14.1 孕早期经阴道途径扫查时探头的移动

探头应轻轻地缓慢移动:

滑动指的是沿着阴道的长轴移动探头。

旋转是将探头沿探头长轴转动90°(探头标记点,如凹槽,从12点钟的位置移动到9点钟位置)。

探头的摇摆或倾斜是指在探头头侧保持静止的情况下沿探头长轴进行的运动。

平移是在一个平面上(水平或横向)移动整个探头。

扫查方法在第1章中有过描述,这里将深入讨论。开始学习超声扫查时,不断移动探头可能未必能得到要检查器官的图像。用梨举例(图14.1),如果你把梨放在手掌里,较窄的一端指向手腕,类似于你的手上有一个子宫的模型,梨的较宽部分代表子宫底,而较窄的一端代表子宫颈。

当你将探头放入阴道时,你可能获得的第一个切面是矢状面(图14.1和图14.3)。将梨想象成一个子宫,如果我们把梨像切片面包一样切成均匀薄片,我们将创建一个三维的超声"切片"图像。同样,如果我们沿着梨的宽度,继续像切片面包一样均匀地切开(图14.2),我们就可以绘制出子宫横切面的图像(图14.4)。

宫内妊娠囊位于偏离中线的子宫内膜内,即图14.4中亮白色的水平线。

系统扫查方法

当开始进行超声扫查时,为避免遗漏任何病变,最重要的是建立一个系统的扫查方法。操作者很容易因过度关注胚胎而忘记确认胚胎的位置。

一旦获得子宫的矢状面,下一步就是从一侧到另一侧扫查子宫。在不给患者造成太多不适的情况下,确定子宫图像及妊娠囊位置(图14.5和图14.6)。子宫底、子宫颈与妊娠囊在同一平面上有助于避免遗漏输卵管间质部妊娠,而输卵管间质部妊娠往往偏离中线。将探头逆时针旋转90°,从纵切面切换到横切面。

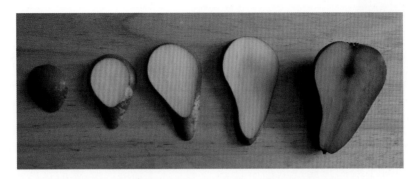

图 14.1 梨的纵切观察,类似于扫查过程中矢状面的子宫

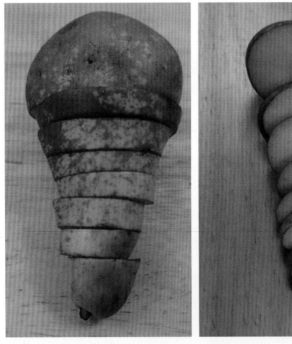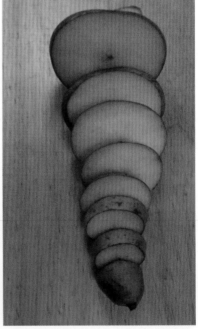

图 14.2 梨横切面图

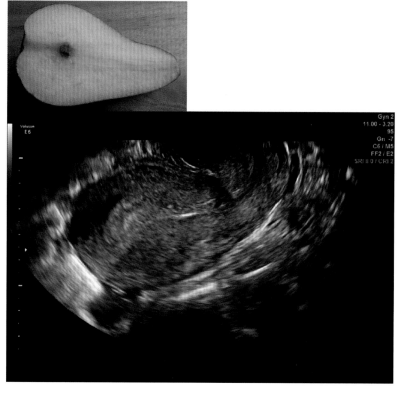

图 14.3　子宫的超声纵切面图像(与梨的纵切面相似)

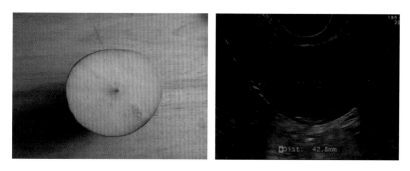

图 14.4　子宫横切面超声图像(与梨横切面相似)

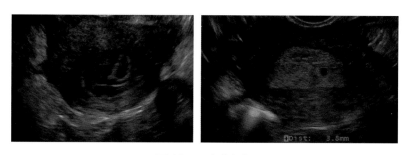

图 14.5　宫内妊娠

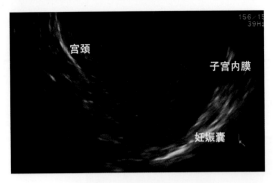

图 14.6　在侧面着床的孕囊

纵切面观察完成后,将探头移回患者中线,逆时针旋转探头 90°,轻轻上下倾斜探头,横向扇扫观察子宫。子宫最大横切面的图像,即显示子宫内膜和子宫轮廓的切面,几乎呈椭圆形(图 14.4)。子宫前倾时,将探头向上倾斜,会显示子宫底,而向下移动探头,会显示子宫颈。子宫后倾时,情况正好相反:向上移动探头可以显示子宫颈,向下倾斜探头可以显示子宫底。如果子宫过度前倾或后倾,由于阴道空间有限,在这个平面上很难完成对整个子宫的扫查。

测量妊娠囊时,应遵循与测量任何囊性结构相同的原则。妊娠囊应在三个正交平面上测量最大纵径、最大前后径和横切面上的最大横径。

正常宫内妊娠的结构

妊娠囊是确定宫内妊娠的首个标志,最早可以在第 4 周看到,但通常第 5 周开始才比较清楚。在能看到妊娠囊之前,子宫内膜增厚,在孕酮的作用下呈现高回声。妊娠囊内充满透明液体,无声波反射。它被描述为无回声,是指妊娠囊内部在超声上表现为黑色。实际妊娠囊内包括两个充满液体的腔室:内部的羊膜腔和外部的绒毛膜腔。相比之下,妊娠囊的外缘是明亮的,有回声的,相对于内部液体来说是高回声。这个亮环对应于组织学上侵入的绒毛。根据女性月经周期的长短,有时在第 5 周之后才能看到妊娠囊。停止激素避孕的时间、母乳喂养和月经周期不规

律等原因都可导致受孕日期不确定,妊娠囊显示的时间可能与患者所记的日期不符。在诊断位置不明的妊娠、是否存活的宫内妊娠以及异位妊娠时,都应考虑这一点。

边缘回声清晰、偏于中线是真正的妊娠囊(图 14.7),这是区别于"假孕囊"(图 14.8)的特征性表现。值得注意的是,宫内妊娠失败的囊壁可能比正常的妊娠囊壁更薄。在诊断异位妊娠时也应该注意"假孕囊"的问题。它本身不是一个囊,因为它没有囊壁,是子宫腔内少量未凝结的血液形成。它的无回声内容物周围没有一个双回声环,这可以区别于正常的妊娠囊。正常的妊娠囊在纵切面上呈规则的圆形,而假孕囊张力低,细长形,回声不明显,与子宫腔的形状相近(图 14.8)[3-5]。双角子宫女性一侧子宫腔妊娠时,未怀孕的一侧子宫腔内可能会有少量出血,形成"假孕囊"。当操作者看到越多的正常妊娠囊,越容易识别子宫腔内不正常的无回声结构。降低机器上的增益(使图像变暗)有助于突出显示正常妊娠囊周围的蜕膜反应,假孕囊没有这一特征。

卵黄囊是妊娠囊内一个明亮的"环状"回声结构,可以在妊娠第 5 周左右看到。胎芽将在 6 周左右出现在其附近(图 14.9 和图 14.10)。胎芽较卵黄囊回声低。大多数情况下胚胎的头臀长(CRL)达到 7mm 时,可以检测到胎心搏动,有时候 CRL 达到 3mm 时,

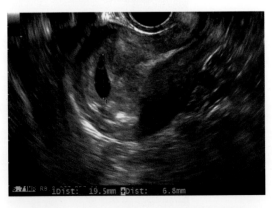

图 14.7　宫内妊娠囊——偏离子宫内膜中线的明亮的回声环

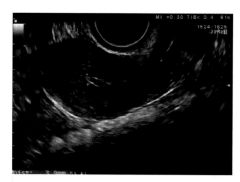

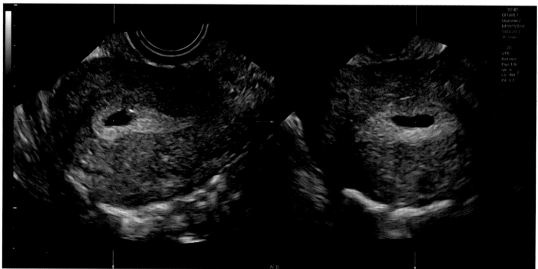

图 14.8 假孕囊——子宫腔内未凝结的血液,轮廓不规则,无蜕膜反应

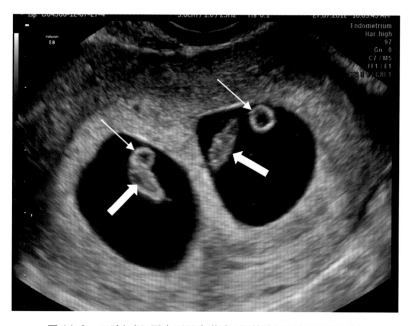

图 14.9 双胎妊娠,图中可见卵黄囊(细箭头)和胎芽(粗箭头)

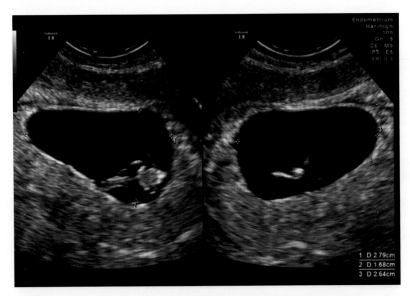

图 14.10 宫内妊娠:妊娠囊(光标)测量。应在三个平面测量妊娠囊:纵向长径、前后径和横径,要测量妊娠囊的内侧缘

也可以检测到。在这个阶段,心脏为一个小的等号(=)回声,等号线以搏动的方式进行开合运动。

即使妇女月经周期规律,最后一次月经的日期也可能不可靠,因为排卵可能或早或晚发生。随着非处方孕龄计算的推出和手机应用程序的使用,人们通常会混淆怀孕日期,使扫查结果与日期无法完全对应。因此,我们既要根据孕妇自述的闭经时间,对超声结果有所预测,又要在超声结果矛盾时仔细考虑所述的信息准确性。

妊娠囊有时会在子宫腔下段着床,但最终仍是发展为正常妊娠。此类低位着床的病例需要与流产、CSP(图 14.11)或子宫颈

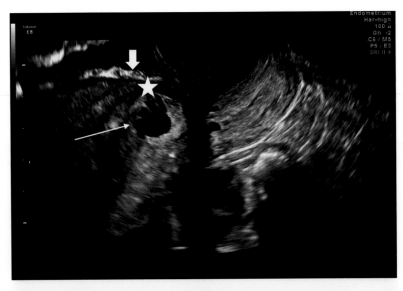

图 14.11 剖宫产切口部妊娠,子宫腔空虚,妊娠囊位于剖宫产切口部(细箭头)。注意妊娠囊与膀胱的距离,以及妊娠囊与较高回声(粗箭头)的膀胱后壁之间的菲薄的子宫肌层(★)。由于妊娠囊的位置,子宫底也向后移位(该图未显示)

妊娠鉴别。对于有过剖宫产史的女性,应重点检查妊娠囊或滋养细胞组织是否植入切口部。这将在本章后面详细介绍。

有鉴别意义的 hCG 水平是指在正常宫内单胎妊娠中超声能够检出妊娠囊时的水平。传统上,经阴道扫查为 1 500IU/L,经腹扫查为 6 000IU/L[6],但随着高分辨率超声设备的出现,目前有鉴别意义的 hCG 水平要低得多。因此,即使 hCG 水平低于 1 500IU/L,也应进行超声检查。因为此时可能是异位妊娠,并可能在低于此水平时发生破裂。子宫肌瘤的存在和子宫的解剖结构都会影响对早期妊娠的观察。当妊娠囊平均直径(mean sac diameter,MSD)为 5～12mm 时,卵黄囊可见,它的功能是向胚胎输送营养,造血和储

存原始生殖细胞[2]。

头臀长的测量

为了说明对胚胎[妊娠 10 周(40 周为周期)以后的胎儿]的测量,制作胚胎模型(胶糖所制的一种人形甜食)和扫描中看到的胚胎进行类比。将模型纵向放在示指和拇指之间,轻轻地挤压它,使其形成一个小的弯曲度,这相当于一个 7 周的胚胎,包括前脑、心隆起和臀部。白线代表 CRL 的测量,获得胚胎的切面不同,光标放置的位置就不同(图 14.12)。在孕早期的实际扫查中,这些测量值仅略有不同,对实际预产期的估计没有重大影响(图 14.13)。孕早期很难分出头部和臀部,所以只要测量最长径线。

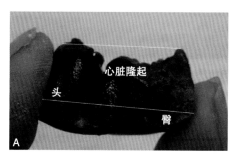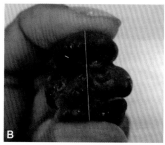

图 14.12　模型的矢状面(A)和冠状面(B)

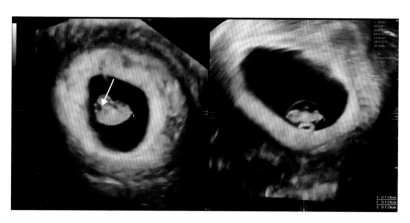

图 14.13　7 周胎儿的矢状面和冠状面。测量值 1 和测量值 2 相同,因为它们在两个平面上测量相同的距离(左侧为矢状面,右侧为冠状面)。但是,更精确的 CRL 测量是测量值 3 表示,因为测量是从顶端开始。然而,测量的差异可以忽略不计。冠部的特征是端脑(低回声区用箭头标记)。通过容积对比成像(VCI)可提高图像质量

图 14.12 和图 14.13 显示了矢状面和冠状面之间的差异,以及 CRL 的冠状面测量与矢状面测量的差异。当胚胎只有几毫米时,少一毫米都会影响孕周(图 14.14 和图 14.15)。然而,由于胎儿位置影响,经阴道扫查可能无法获得胎儿矢状面来测量"真正"的 CRL,因此冠状面可能是唯一可用的切面。这种情况下,可以在 7~14 天内重新检查,以便更准确地确定怀孕日期。由于胎儿结构在孕早期非常小,探头只要沿长轴旋转和轻微移动,就能获得理想的胎儿图像并进行精确测量。在确认流产时,这一点尤为重要(详见后面的章节)。在妊娠 12 周时,胎儿初具人形,有时他们的位置会影响对 CRL 的准确测量。可等待胎儿移动,或让孕妇改变姿势(即上下抬起骨盆,倾斜),或在确认是宫内妊娠后换成经腹部扫查。

可以使用仪器上内置的 CRL 计算软件(即 Hadlock 图表或 Chitty 图表)来确定妊娠日期,或者在检查后使用数据库软件,编写和存储报告。图 14.14 显示了不同的测量起止点和不同的切面导致的测量差异。胎儿颈后透明层厚度(nuchal translucency,NT)检查时间可根据早孕扫描结果进行预约,假设 CRL 每天增长 1mm,NT 筛查当天的 CRL 应在 45~84mm 之间。图 14.15 至图 14.23 显示了妊娠的超声表现及其发展变化。

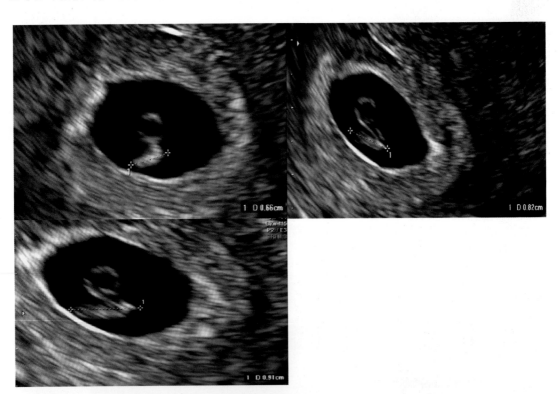

图 14.14　同一病例扫查过程中拍摄的图像。光标放置的不同位置能改变 CRL 的测量值,从而影响孕周的计算。扫描过程中切面不同也能导致测量值的差异

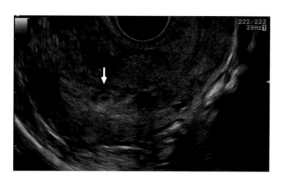

图 14.15 4⁺周的妊娠囊。在前倾前屈的子宫内,可以看到一个小的妊娠囊(箭头)。注意周围较亮的区域(蜕膜反应)。子宫内膜也增厚(光标)

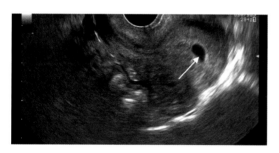

图 14.16 妊娠 5 周。可以看到一个小的无回声的规则的妊娠囊(箭头)偏于中线(在这个后倾子宫中,浅灰色的线越过囊顶)。一般到妊娠 5⁺²周,或妊娠囊平均直径大于12mm 时,在妊娠囊内可以看到卵黄囊

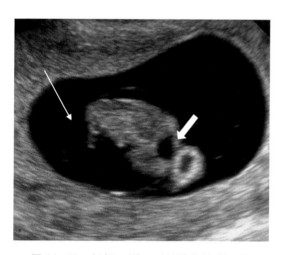

图 14.17 妊娠 6 周。可见胎儿的明显特征。菱脑是胎儿头部的低回声区(粗箭头)。羊膜囊清晰可见(细箭头),卵黄囊靠近胎头。如果把卵黄囊误认为是菱脑,这可能会导致胎龄估算错误

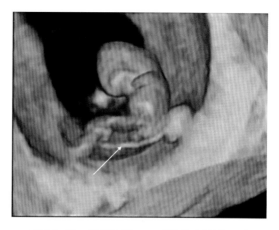

图 14.18 妊娠 7 周——三维重建图像。可以清晰显示胚胎,并通过卵黄管(箭头)与卵黄囊区分开

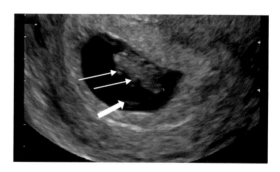

图 14.19 妊娠 8 周。胎儿的特征更加明显,肢芽开始出现(冠状面)。在图像中可以看到上肢和下肢的芽(细箭头)从胚胎体部向外突出。扫查时也能观察到胎儿运动。胎儿周围可见羊膜囊(粗箭头)。前脑、中脑、菱脑和颅骨都可以检测到[5]

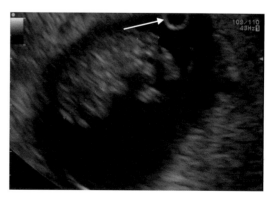

图 14.20 妊娠 9 周。肢芽已开始变长,卵黄囊(箭头)下方可见左腿

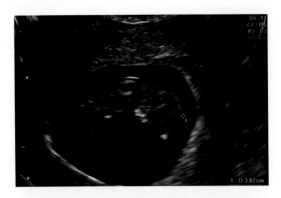

图14.21　妊娠10周。四肢进一步延长,可以看到手和脚。卵黄囊开始消失[3,5]。在这一阶段,脐带入口处可以看到生理性肠疝。在妊娠的第12周,肠管应该还纳到腹腔

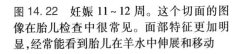

图14.22　妊娠11~12周。这个切面的图像在胎儿检查中很常见。面部特征更加明显,经常能看到胎儿在羊水中伸展和移动

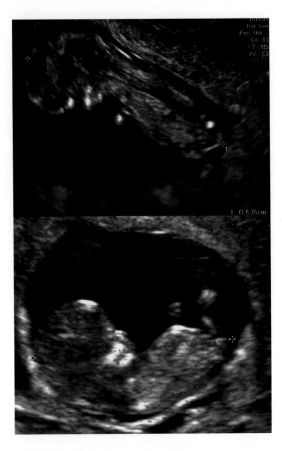

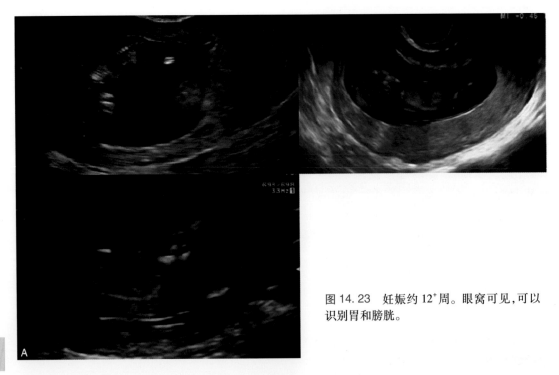

图14.23　妊娠约12+周。眼窝可见,可以识别胃和膀胱。

A

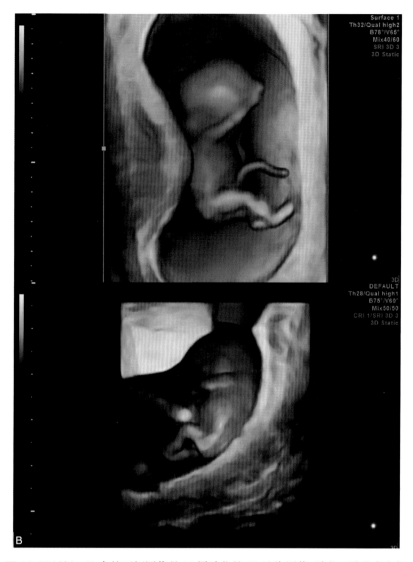

图 14.23(续)　B 中的两幅图像是 12 周胎儿的 3D 渲染图像,胎儿四肢发育良好

多胎妊娠

由于双胎或多胎的围产期患病率和死亡率增加,应尽早确定绒毛膜和羊膜性质[3-5]。单绒毛膜囊双羊膜囊(monochorionic diamniotic,MCDA)双胎妊娠发生双胎输血综合征(twin-to-twin transfusion syndrome,TTTS)的概率为 25%,导致一胎或双胎死亡率较高。单绒毛膜囊单羊膜囊(monochorionic monoamniotic,MCMA)双胎因脐带缠绕易发生脐带意外,羊水过多易导致早产。单卵多胎妊娠易发生结构缺陷和宫内生长受限

(intrauterine growth restriction,IUGR)[3-5]。

妊娠囊的数量可以在第 5~6 周确定。通过纵向和横向系统扫查子宫的方法,充分扫查子宫腔,以确保不漏计妊娠囊。在第 9~12 周需要重复扫查。第 7 周就可以确定羊膜囊的存在和数量。"λ"或"双峰"征是指两个妊娠囊之间的楔形绒毛膜,是双绒毛膜囊双羊膜囊(dichorionic diamniotic,DCDA)双胎妊娠的特征(图 14.24)。当羊膜融合在一起时出现"T"征,此时为单绒毛膜囊双羊膜囊(MCDA)双胎妊娠(图 14.25)。以上征象在孕早期更容易看到。到 20 周时,大约

191

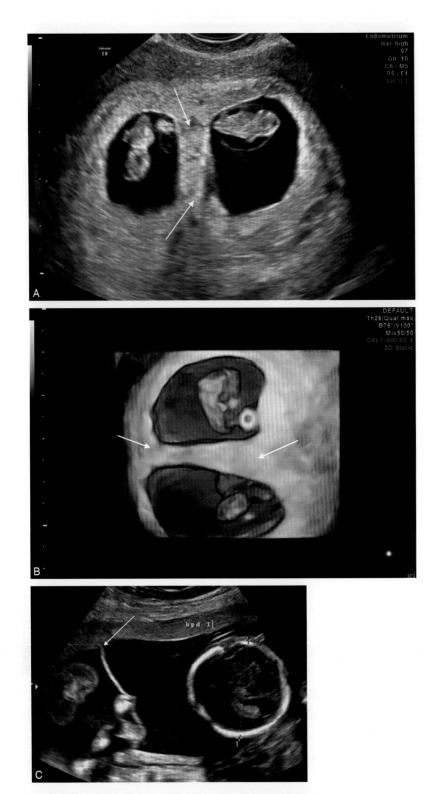

图 14.24　双绒毛膜囊双羊膜囊双胎妊娠。A、B. 可以清楚地看到"λ"征（箭头）。B. 双绒毛膜囊双羊膜囊双胎妊娠的三维重建图像。C. 在妊娠 18^{+5} 周时，"λ"征不明显，分隔中的绒毛膜几乎不显示（箭头）

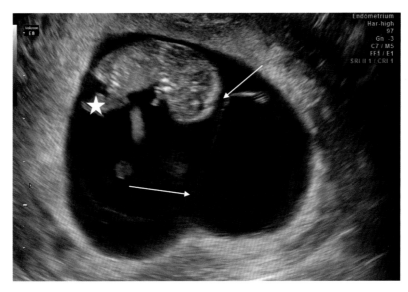

图 14.25　单绒毛膜囊双羊膜囊妊娠。羊膜囊融合成一条细白线（"T"征，箭头）。由于胎儿的位置，只能看到一个胚胎。注意生理性肠疝（★）

10% 的双绒毛膜囊妊娠不会再表现出"λ"征[5]。一个妊娠囊内出现两个胎儿且没有羊膜分隔，说明是单绒毛膜囊单羊膜囊（MC-MA）多胎妊娠（图 14.26）。三胎及三胎以上妊娠以类似的方式描述（即单胎妊娠和 DC-DA/MCDA/MCMA 双胎妊娠；单绒毛膜囊三羊膜囊三胎妊娠）（图 14.27）。标记双胞胎的标准方法是通过胎囊与子宫颈的距离来鉴别。双胎 1 靠近子宫颈，双胎 2 远离子宫颈（三胎 1、2 和 3，以此类推）。对于单羊膜囊双胎，只有在生长速度不同或其中一胎有结构异常时才需标记。

有时，子宫腔内的出血（绒毛膜下血肿）类似于第二个（或第三个）妊娠囊。根据扫描时出血时间的长短，血肿可能有不同的超声表现，从等回声、混合回声到高回声不等，但总是与妊娠囊和子宫腔的形状一致。应在三个正交平面上测量其大小，并记录其与妊娠囊和子宫颈内口的关系（图 14.28）。

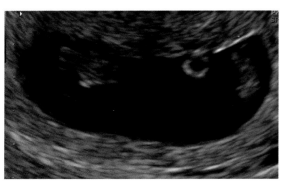
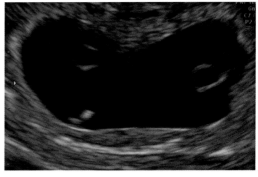

图 14.26　单绒毛膜囊单羊膜囊妊娠。注意妊娠囊内胚胎和卵黄囊的数量，并且没有看到羊膜腔内分隔

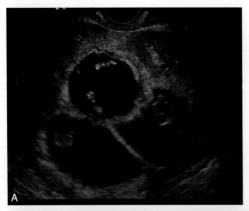

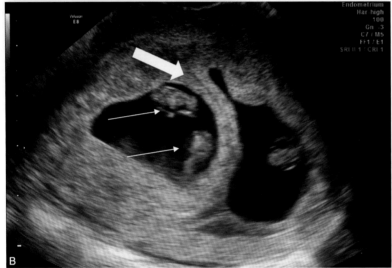

图 14.27　三胎妊娠。A. 三绒毛膜囊三胎妊娠。B. 三胎妊娠, 单卵单胎和单绒毛膜囊双羊膜囊双胎。注意分开两个妊娠囊的"λ"征(粗箭头)。"T"征尚未形成, 但可以看到两个不同的羊膜囊

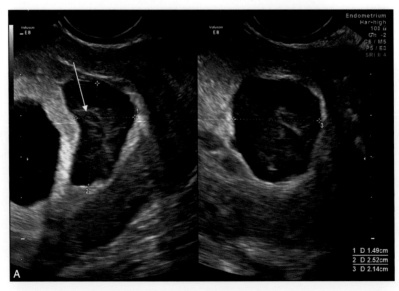

图 14.28　绒毛膜下血肿。A. 在三个正交平面中进行测量(光标)。血肿的内容物开始机化, 纤维束变得明显(细箭头)

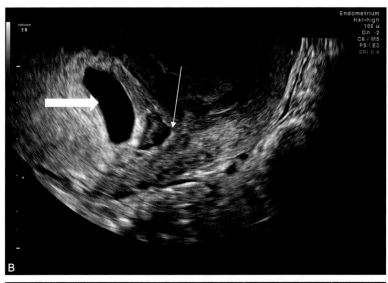

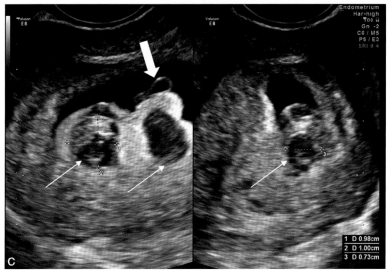

图 14.28(续)　B. 在子宫矢状面上,血肿位于子宫颈内口(细箭头)上方和妊娠囊(粗箭头)下方。C."绒毛膜隆起"——小血肿导致妊娠囊内壁的不规则(细箭头),通常是预后不良的因素。卵黄囊(粗箭头)位于隆起的上方

要点与技巧

- 一定要确保是真的多胎妊娠——纵隔子宫合并单胎妊娠时,子宫横切面上一个妊娠囊可能会由于纵隔的存在被误认为是两个。
- 要在同一切面同时显示两个或所有胚胎。
- 排除其他可能被误认为妊娠囊的情况:血肿、在横切面上产生两个囊的侧向伪影。

异位妊娠

　　不同部位的异位妊娠有不同的超声表现。95%的异位妊娠是输卵管妊娠,表现为与卵巢分离的一个小、圆形、不均匀的附件区团块(blob sign)。另一个典型的描述是高回声环,被称为"面包圈"征(bagel sign)(图14.29)。除了子宫腔内未见妊娠囊以外,50%～60%的病例可见这些特征。如果发生破裂,盆腔可出现血肿,或滋养细胞组织周围有出血(图 14.30)。可发生异位妊娠的其他部位包括:输卵管间质部(1%～6%)、剖宫产切口部(<1%)、卵巢(<1%)、子宫颈(<1%)、子宫肌壁间(<1%)和腹腔(<1%)[7]。

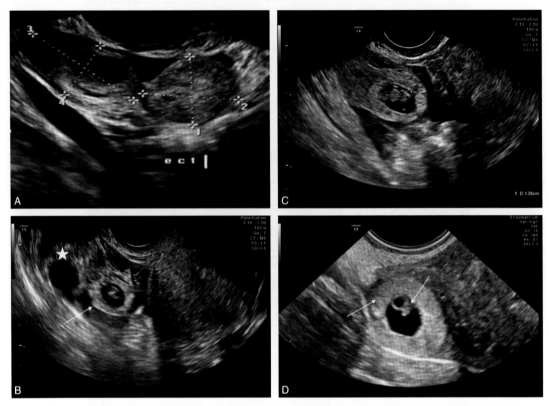

图 14.29　输卵管妊娠。A. 圆形,不均匀团块("团块"征;与卵巢相邻的光标 1 和 2)。B. 妊娠囊周围的高回声环("面包圈"征,箭头),其旁可见卵巢(★)。C. 进展期的输卵管妊娠,CRL 为 12.6mm(光标),并可检出胎心搏动。明显的"面包圈"征。D. 近端输卵管异位妊娠。可见异位妊娠囊内非常明亮的胎盘组织、卵黄囊(箭头)及胚胎

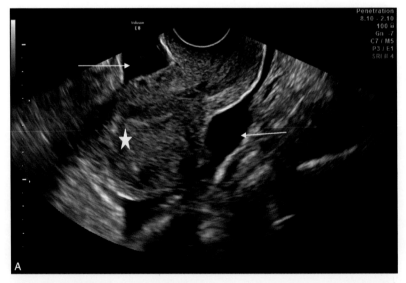

图 14.30　破裂的异位妊娠伴有腹腔积血。A. 子宫内膜增厚,未见宫内妊娠(★)。直肠子宫陷凹及子宫前方可见低回声液体(箭头)。仔细观察积液(特别是在膀胱子宫陷凹)会发现其内有小斑点(颗粒),高度提示为血液

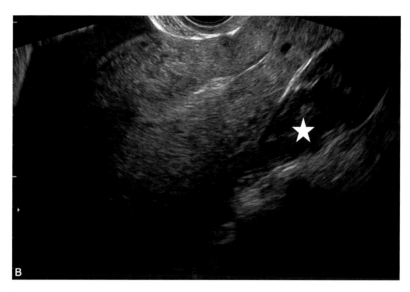

图 14.30（续） B. 直肠子宫陷凹（星号）内可见机化物聚集（血块）

随着超声机图像质量的提高，越来越多的异位妊娠在孕早期被发现，为患者提供了更多的治疗方式。为了选择适当的治疗方法，必须确定异位妊娠的确切位置和类型。如果能够排除输卵管间质部妊娠，确认妊娠囊是在子宫角区植入，就可以避免甲氨蝶呤的治疗。图 14.31 中显示输卵管间质部，在子宫横切面上，子宫内膜从子宫腔的侧面向输卵管延伸，并走行于子宫肌层的部分即间质部[1]。三维超声可以明确诊断输卵管间质部妊娠，被视为诊断"金标准"。

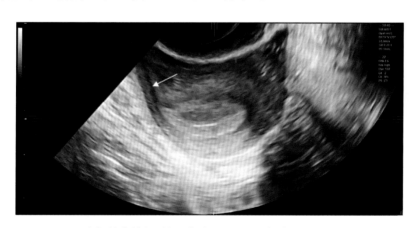

图 14.31 右侧输卵管间质部（箭头）。由于解剖位置，在同一幅图像中几乎不可能同时显示双侧间质部。通过容积对比成像（VCI），可以增强图像的对比度

要点与技巧

• 使用增益来评估液体并确定回声。增加增益会使液体内部产生回声。

为了鉴别输卵管间质部、残角或子宫颈的异位妊娠，必须对子宫进行纵切面扫查。按照从子宫颈管、子宫内膜腔到妊娠部位的扫查顺序，确定妊娠囊在子宫内（子宫腔）的位置。在子宫的矢状面上看不到妊娠囊可能意味着妊娠囊高侧位着床或输

卵管间质部妊娠。为了鉴别两者,可以请有经验的医师会诊,或者使用三维超声重建。重复扫查(至少间隔 7 天)时,高侧位植入的妊娠囊将在子宫矢状面看到。在横切面上,正常妊娠囊位于输卵管间质部的内侧(图 14.32)。正常妊娠囊周围可见子宫内膜-肌层结合带,而输卵管间质部妊娠只有一层薄薄的肌层包围着妊娠囊(图 14.33)。三维超声有助于确定诊断(图 14.34)。

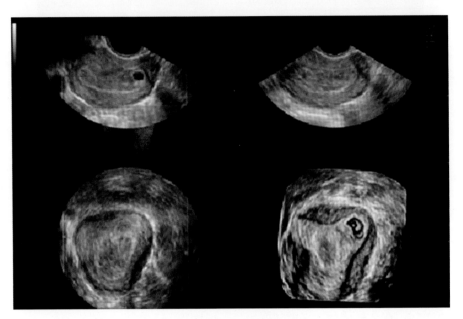

图 14.32　妊娠囊位于左侧子宫角区的宫内妊娠(子宫角妊娠),在横切面(左上图像)和三维冠状面渲染模式(右下图像)上可以清晰看到

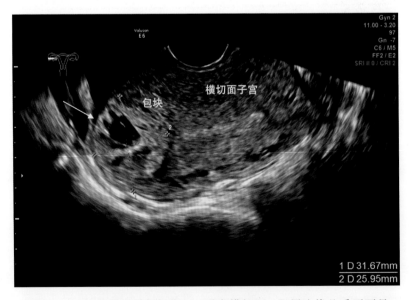

图 14.33　输卵管间质部妊娠——子宫横切面。肌层边缘几乎不可见(箭头)。异位妊娠("包块")内有低回声的妊娠囊

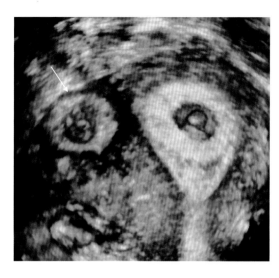

图 14.34 宫内妊娠同时合并输卵管间质部妊娠——三维冠状面。异位妊娠周围有一层非常薄的肌层(箭头)。图片由 Amna Malik 提供

如果妊娠囊位于子宫腔下段或位于子宫颈管内,则需进行详细评估,以排除子宫颈妊娠(图 14.35 和图 14.36)和 CSP(图 14.37)。正常妊娠时,妊娠囊应位于子宫颈内口的上方。如果妊娠囊位于子宫颈内口以下,医师则需要鉴别流产的子宫颈期、子宫颈妊娠和 CSP。探头在阴道内缓慢滑动并轻轻挤压子宫颈,流产时的妊娠囊可以沿子宫颈管滑动("器官滑动"征阳性)。没有滑动征表明妊娠囊附着在周围结构上。彩色多普勒可有助于鉴别子宫颈妊娠时滋养细胞的浸润(图 14.36)。

在自然受孕中复合妊娠(图 14.38)的发生率为 1/30 000,但实际发生率可能高达 1/7 500[7]。随着 IVF 的出现,其发生率正在上升。

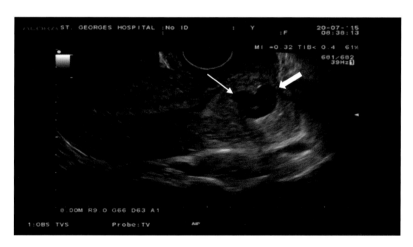

图 14.35 子宫颈妊娠。妊娠囊(细箭头)位于子宫颈外口(粗箭头)的正上方,着床于子宫颈后唇

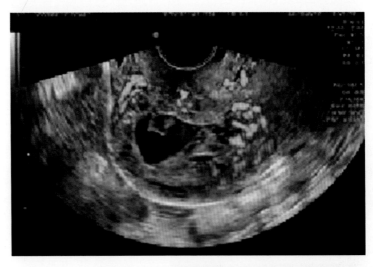

图 14.36　子宫颈妊娠,能量多普勒显示妊娠囊周围有明显血管形成

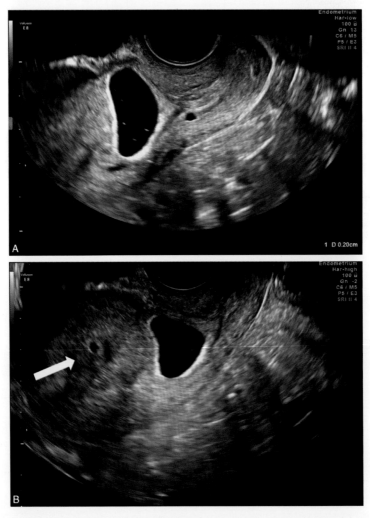

图 14.37　剖宫产切口部妊娠。三角形胎囊附着于切口部,切口部肌层厚度为 2mm(A)。B 中的子宫腔内有混合回声物质存在,可能是蜕膜化的子宫内膜和血块(箭头)

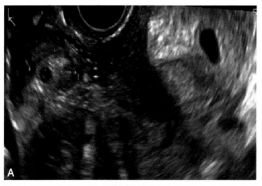

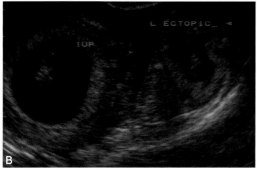

图 14.38　A. 妊娠 5 周左右的异位妊娠（光标显示输卵管妊娠）。B. 存活的异位妊娠，两个胚胎都有胎心搏动。IUP，宫内妊娠

要点与技巧

- 一旦确定妊娠囊的存在，必须确定其与子宫的位置关系，从而明确是异位妊娠还是宫内妊娠。

流产的诊断

不明活性宫内妊娠

为防止不必要的终止妊娠，必须准确诊断稽留流产，并使患者意识到超声预测价值的局限性。尽管焦虑的患者能忍受长达两周的等待，但仍需在进行治疗之前尽早确定胚胎是否存活[7-9]。

如果妊娠囊平均直径（MSD）小于 25mm，并且无法看到胚胎，则需要进行重复扫查，以确定是早期宫内妊娠还是稽留流产。如果是前者，7～14 天后扫查可以看到胚胎的胎心搏动。虽然患者在等待期间会担心，但扫查间隔时间越长，其结果就越明确。例如，初次扫查仅见妊娠囊，一周后复查可能会检出一个小于 7mm 但没有胎心搏动的胚胎，在这种情况下，建议再次检查以确认胚胎的存活[7-9]。

如果初次扫查时子宫腔内可见妊娠囊和胚胎，胚胎的 CRL 未超过 7mm 且未检出胎心搏动，应在 7～14 天内重复经阴道超声检查，观察是否能检出胎心搏动[9]。图 14.39 中可以找到此种情况的处理方法。

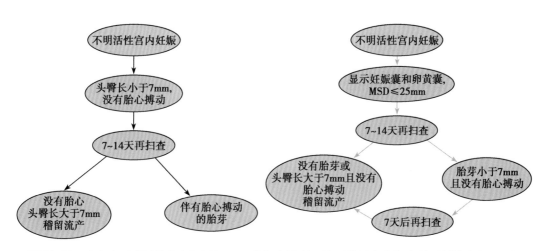

图 14.39　流产和不明活性宫内妊娠（IPUV）的超声诊断。按照英国皇家妇产科医师协会（RCOG）和国家卫生与临床优化研究所（NICE）指南进行跟进。MSD，妊娠囊平均直径

流产

　　由于孕早期流产的发生率较高,前往早孕门诊(early pregnancy unit,EPU)就诊的女性通常有阴道出血和/或疼痛的症状,或因既往流产史而高度焦虑。虽然大多数流产都是由染色体异常引起的,但是流产(即使是最初几周内)对患者和她的伴侣来说影响很大。因此,应以清晰和委婉的方式向患者讲解扫查结果,并认识到患者可能以不同的心情接受这个结果。这一点在讨论宫内妊娠,特别是不明活性宫内妊娠(intrauterine pregnancy of uncertain viability,IPUV)时尤为重要,因为作出最终诊断之前需要等待一段时间再扫查。还应让患者了解有可能在下次预约检查前已经发生流产。应向患者解释在等待下次检查期间可能会出现大量出血和疼痛。对于辅助生育的患者,更要考虑

治疗日期,而不是推迟对流产的诊断。

　　当满足以下任一标准时,可以诊断流产:①CRL 大于 7mm 时,没有检测到胎心搏动。②MSD>25mm 且没有胚胎。③初次检查确认为宫内妊娠,但为 IPUV 时,应间隔一段时间重复扫查,以确定是否流产。

　　图 14.40 和图 14.41 是不同妊娠期流产的超声表现。

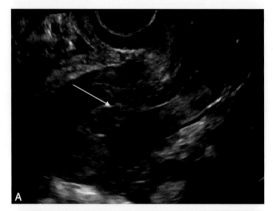

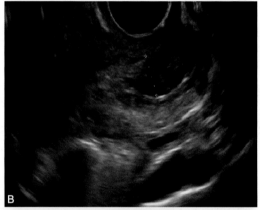

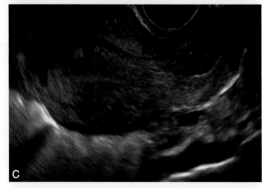

图 14.41　A. 妊娠囊已经排出,但子宫腔内仍有残留组织(箭头)。B、C. 可以看到子宫颈内口和外口开放。这些都提示为不全流产

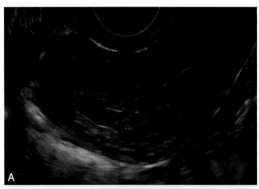

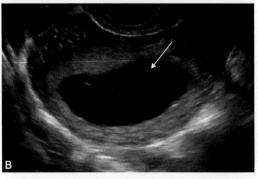

图 14.40　与正常妊娠囊相比,A 中妊娠囊不圆,轮廓回声较弱(囊周围没有亮环)。注意 B 中的双胎,其中一个蜷缩着(矢状面,箭头),回声低于活胚胎。与 8 周(共 40 周)的正常妊娠相比,缺少正常妊娠的特征

残留妊娠物

若排除了流产后残留妊娠物（RPOC），应在矢状面最厚处测量子宫内膜厚度。一定要在横切面上仔细扫查子宫的每个侧壁，以确保不遗漏妊娠物（products of conception，POC）。子宫内膜光滑均匀，测量值小于15mm，表明已经完全流产。子宫腔内任何改变都可能提示为POC，它呈混合回声，因为其内有血液、滋养细胞和子宫内膜组织（图14.42）。

RPOC（图14.43）可能被误认为子宫内膜息肉，但后者回声高、形态规则，并含有供血血管。彩色多普勒有助于区分RPOC、机化的血块和子宫内膜息肉。因此，所有流产和怀疑RPOC的病例都建议进行多普勒评估。确定血管分布也有助于排除动静脉畸形（arteriovenous malformation，AVM），这为手术干预的决策提供依据。完全流产时，从子

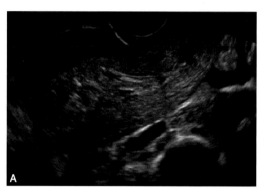
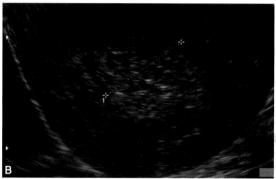

图 14.42　A.无法看到中线，但可以清楚地看到机化的血块。B.可以清晰地看到中线，并且有回声均匀的妊娠物（光标）

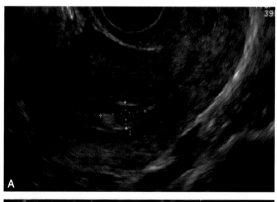
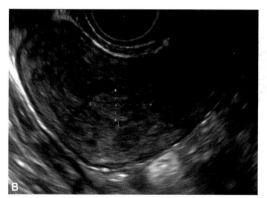
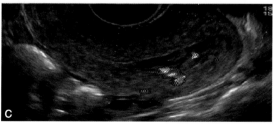

图 14.43　图像显示残留妊娠物（A 和 B 上的光标）的各种超声表现。对于持续出血和类似 A 和 B 的扫查结果，可使用宫腔镜检查，因为反复的负压吸引术可能会遗漏病灶或导致子宫腔粘连。多普勒成像（C）显示肌层内有血流，但滋养细胞组织内没有。子宫腔内少量的残留妊娠物和血液（液体回声）极可能会自然流掉

宫底到子宫颈的内膜中线是完整的,回声薄而规则。为了排除中线外侧或子宫腔内高位的 RPOC,每次扫查子宫都要在矢状面和横切面上全面扫查。

葡萄胎

完全性葡萄胎(图 14.44 和图 14.45)的典型超声表现为:

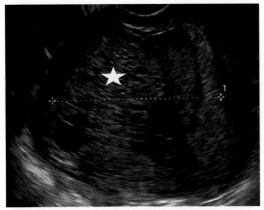

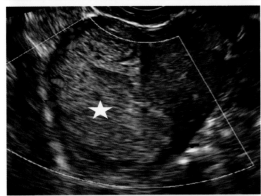

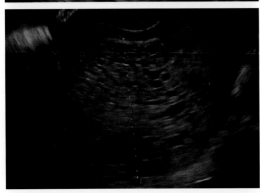

图 14.44　完全性葡萄胎。子宫腔内有多个囊腔(扩张的绒毛)。图像显示滋养层(★)典型的"暴风雪"征

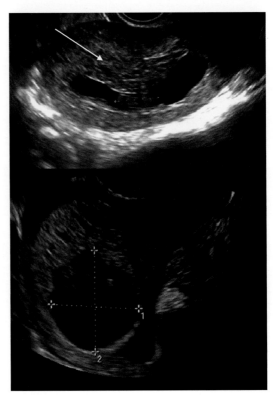

图 14.45　部分性葡萄胎。妊娠囊内可见胚胎(光标),并伴有囊状滋养细胞组织(箭头)

- 增大的子宫腔内出现含有多个囊性区域的不均匀肿块。
- 没有胚胎结构。
- 15% 的病例合并双侧黄素化囊肿。

RPOC 发生水样变性可能会具有类似囊性的外观。严重阴道出血史更倾向于不全流产诊断,而不是葡萄胎,因为完全性葡萄胎的患者通常出血很少。

什么会影响图像?

影响图像质量的因素:

- BMI 高。
- 子宫肌瘤可能使子宫腔变形。这就妨碍了操作者从子宫颈管到妊娠囊在单一平面上连续性观察。经阴道超声很难完全看到合并肌瘤的增大的子宫。
- 水平位子宫。
- 膀胱排空不完全,导致伪影出现并使子宫腔视野模糊。

要点与技巧

- 找到子宫颈管后顺着它向上寻找子宫内膜和妊娠囊,从而确认宫内妊娠。
- 如果子宫底受子宫肌瘤影响而显示不清,可以采用经腹扫查来确定妊娠囊的位置。
- 当怀疑宫外异位妊娠时,脂肪组织会明显影响附件的显像。
- 了解机器上的设置:现在大多数设备都有穿透模式,可以降低超声波的频率,便于评估盆腔的深层结构。

（王博 译　黄瑛 校）

参考文献

1. Jurkovic D, Mavrelos D. Catch me if you scan: ultrasound diagnosis of ectopic pregnancy. *Ultrasound Obstet Gynaecol* 2007;**30**:1–7.

2. Jurkovic D, Gruboeck K, Campbell S. Ultrasound features of normal early pregnancy development. *Curr Opin Obstet Gynecol* 1995;7(6):493–504.

3. Chudleigh T, Thilaganathan B (eds). *Obstetric Ultrasound: How, Why and When*. 3rd ed. Elsevier Churchill Livingstone, 2004.

4. Alty J, Hoey E. *Practical Ultrasound: An Illustrated Guide*. 2nd ed. CRC Press, 2013.

5. Smith NC, Smith APM. *Obstetric and Gynaecological Ultrasound: Made Easy*. 2nd ed. Elsevier Churchill Livingstone, 2006.

6. Nyberg DA, Filly RA, Mahony BS, et al. Early gestation: correlation of HCG levels and sonographic identification. *Am J Roentgenol* 1985;**144**:951–4.

7. Kirk E (ed.). *Early Pregnancy Ultrasound: A Practical Guide*. Cambridge University Press, 2017.

8. National Institute for Health and Care Excellence (NICE). *Ectopic Pregnancy and Miscarriage*. Evidence Update 71. NICE, 2014.

9. Bottomley C, Bourne T. Diagnosing miscarriage. *Best Prac Res Clin Obstet Gynaecol* 2009;**23**:463–77.

第 15 章

节育门诊超声检查的要点与技巧

Sheila Radhakrishnan　Shilpa Kolhe

引言

长效可逆性避孕药具,如宫内节育器(intrauterine devices,IUD)和宫内节育系统(intrauterine system,IUS)以及皮下埋植避孕剂(subdermal implant,SDI)是当今世界广泛使用的避孕工具[1]。IUD 和 IUS 合称为宫内避孕药具(intrauterine contraception,IUC)。在英国,育龄妇女使用的避孕用品中,IUS 和 SDI 约占 38%[2]。影像学检查在节育门诊中发挥着重要作用,可确保正确放置 IUD/IUS。即使有尾丝缺失的情况,仍可准确定位,从而协助 IUD/IUS 的取出或放置。

在目前应用的影像学方法中,超声检查是最常用的,因为使用方便,不产生辐射且费用低廉。通常使用经阴道超声探头和腹部凸阵探头来定位 IUC,后者更有助于进行超声引导。只有超声扫查在子宫腔内没有发现异位节育环时,才使用其他的成像方法,如 X 线检查。

腹部和盆腔的 X 线平片可以确定节育环位置,判断其在腹膜内、子宫外或已经排出。很少使用磁共振成像(MRI)或计算机体层成像(CT)去定位 IUD,但因其他指征需要进行该项检查时,MRI 和 CT 可显示节育环。

IUC 的类型

在对女性进行超声扫查时,如果 IUC 在原位,最好在病史中记录放置节育环的类型。节育环一般可分为三种类型。

惰性宫内节育器

这是一类具有较长历史且曾经风靡一时的节育环,不过目前已经非常少见了。使用超声扫查非常容易观察到惰性 IUD,没有尾丝,最好在局部麻醉下由超声引导取出。如果取环失败,就必须全身麻醉进行宫腔镜直视下取环。

带铜宫内节育器

这类宫内节育器经过多年的发展,从第一代发展到第二代,再到我们今天常用的第三代节育环(T Safe Cu 380A)。现在节育门诊内使用的第三代节育环通常有一个横杆和一个竖直柄,类似“T”形。杆的密度和铜圈使其容易被识别。新一代的节育环还添加了钡元素,这不仅使得超声容易扫查到,X射线也容易识别。在超声图像中,铜节育环的横杆和竖柄的回声都非常明显(图 15.1 至图 15.3)。

释放激素的宫内节育器

释放激素的 IUD 在英国市场上常见的品牌有曼月乐(Mirena®),莱沃泽特(Levosert®)和久得思(Jaydess®)。曼月乐由一个 T 形聚乙烯框架组成,该框架具有 32mm 的垂直杆和 32mm 的含钡水平臂。垂直杆内有一个储药器,储有被硅膜覆盖的左炔诺孕酮和硅酮的混合物[3]。曼月乐环在超声图像中有特异征象,即在近端和远端之间有声影(图 15.4),而带铜 IUD 则具有完整的轮廓回声[4]。早期的曼月乐环很难在超声图像中观察到,近期的几代产品都有一个很容易识别的杆状外观,以及稍低回声但很容易识别的细线结构。

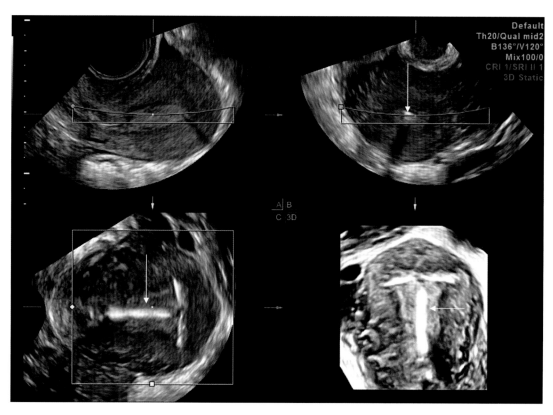

图 15.1　三维超声图像显示带铜宫内节育器(箭头)

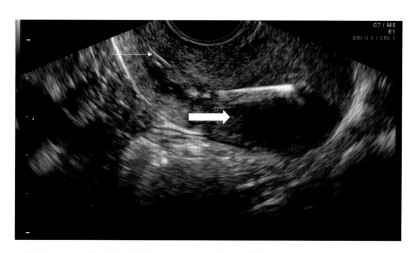

图 15.2　子宫纵切面图像,可见子宫腔内的带铜宫内节育器。子宫颈管
内可见强回声的尾丝(细箭头)。带铜宫内节育器后方伴声影(粗箭头)

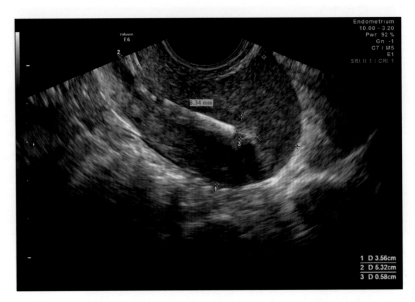

图 15.3　子宫纵切面图像,可见子宫腔内的带铜宫内节育器。带铜宫内节育器向下移位(距子宫底约 0.58cm)

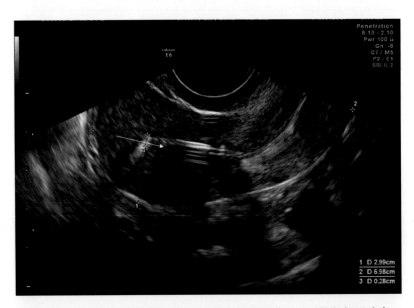

图 15.4　子宫纵切面图像,可见子宫腔内的曼月乐环。环的竖柄呈多条平行亮线回声,后方伴声影(箭头)

IUC 的并发症

只有发生 IUC 的并发症时才需行影像学检查。这些并发症包括节育环位置不正、子宫穿孔、盆腔炎和带器妊娠。

IUC 异位

为了充分发挥 IUC 的效果，其位置应该尽可能靠近子宫底。对于 IUC 距离子宫底多少才无法发挥避孕效果，目前医学界没有形成共识。对于带铜 IUD 来说，如果它距离子宫底 3mm 以上，通常就会被认为是节育环位置异常，无法保证避孕效果[5]。理论上，含激素的 IUD（如曼月乐）可以在距离子宫底较远的位置仍保持避孕效果。然而，性与生殖健康委员会（Faculty of Sexual and Reproductive Health）的指南中指出：如果 IUC 距离子宫底 2cm 以上，就无法发挥避孕效果[6]。

超声图像上可以看到异位的 IUC，其顶端位于子宫中下部或子宫颈处。然而，对于释放激素的 IUD 而言，只要其处于子宫腔内就能一直发挥避孕效果，这一点与带铜 IUD 不同。异位的 IUC 可能会引起疼痛，特别是在性生活中。当 IUC 位置较低时，会有自发排出的风险，尽管个别病例会有 2~3 个月后回到正常位置的情况[7]。然而，除非 IUC 完全在子宫腔内，否则建议将异位的 IUC 取出并替换。经阴道三维超声比经阴道二维超声更能准确地识别 IUC 的类型和位置[8]。但在临床工作中，没必要都使用三维超声。三维超声特别适合准确评估错位的 IUC，因为这种成像模式可以将不在同一平面上的组织结构同时成像，从而给出更清晰的异位 IUC 的图像[9]。

研究表明，有子宫手术史的患者，IUC 可能会迁移到手术瘢痕中，导致患者疼痛[1]。在剖宫产患者中，IUC 的下端可能会延伸到瘢痕内。虽然这种异位对人体有何影响尚不明确，但如果患者感觉疼痛，建议移除 IUC。

IUC 异位也可能是柄或横杆插入子宫肌层内。可能是偶然发现，或因患者感到宫区疼痛而被发现。当横杆在子宫内处于较低位置，或呈前后方向伸展，而不是典型的子宫底横位时，就可以做出诊断（图 15.1 和图 15.2）。嵌顿到子宫肌层的情况通常发生在放置的时候，因此在超声扫查时，重点评估子宫肌层内是否出现 IUC 的回声。有时只能在某个切面上看到嵌顿的 IUC，容易漏诊。

子宫排出 IUC

此类并发症的发生率约为 5%[6]，多发生在放置 IUC 后的头三个月，尤其是月经期。临床上，当患者或临床医师都找不到 IUC 的尾丝时，其原因可能如下：①IUC 已经排出；②IUC 在子宫内（正常或异常的位置），但尾丝断裂或发生移位；③子宫已经穿孔，IUC 移位至子宫腔外。

最常导致 IUC 排出的情况是阴道分娩后立即放置 IUC[10]。

子宫穿孔

IUC 造成的子宫穿孔的发生率通常低于 0.1%，但以下情况会增加子宫穿孔的风险：①由经验不足的临床医师放置 IUC；②产后不足 6 个月立即放置 IUC。当 IUD 移出子宫时，可能会导致其他并发症，如肠穿孔或膀胱穿孔。此外，含有激素的 IUC 位于腹膜内时，可导致患者血清激素水平增至在子宫内的 10 倍。当超声检查无法在子宫腔内观察到 IUC 时，腹部和盆腔的 X 线平片可以帮助确定 IUC 的位置。

带器妊娠

带器妊娠时，一定要注意排查异位妊娠。因此，IUC 在正常位置且妊娠试验阳性的患者，在未得到证实之前，应考虑异位妊娠的可能。然而，带环宫内妊娠也可能发生，特别是在 IUC 位置异常的情况下。对于带器妊娠的患者，通常会在超声引导下取出

IUC,以避免感染、流产、胎膜早破和/或分娩时的风险。超声扫查时一定要注意 IUC 相对于妊娠囊的位置关系(图 15.5)。如果 IUC 位于妊娠囊的下方,并且很容易看到尾丝,就应尽早在孕早期(12 周内)移除。如果妊娠囊位于 IUC 下方,几乎不可能在不危及妊娠囊的情况下移除 IUC,因此必须让患者知情同意。

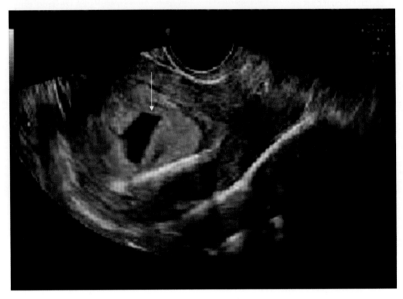

图 15.5　子宫纵切面图像,可见子宫腔内的带铜宫内节育器及妊娠囊(箭头)

盆腔炎性疾病

与过去观点一致的是,患者使用 IUC 很少会增加盆腔炎的风险。然而,放置 IUC 时,如果患者已存在子宫颈衣原体或淋病感染,则会增加盆腔感染的风险。盆腔炎可表现为子宫内膜炎、输卵管脓肿或输卵管卵巢脓肿。如果抗生素治疗 72 小时后复查症状没有改善,需要考虑移除 IUC。

IUC 残留碎片

如果 IUC 长期滞留于子宫,可能会形成纤维性的硬壳,难以取出。它也可能是绝经后易发生感染的部位。在取出过程中,有时会出现全部或部分 IUC 碎裂和残留碎片。这种情况下,最好的选择是在超声介导下确保完整取出 IUC。如果不能完整取出,就必须在宫腔镜引导下进行操作。

皮下埋植避孕剂

皮下埋植避孕剂(SDI)或植入式避孕棒是一根 4cm 长的聚乙酸乙烯酯材料的棒,内含 68mg 依托孕烯。植入后的前 5 周,释放依托孕烯的速率约为 $60 \sim 70 \mu g/d$,到第三年末的时候,速率会下降为 $20 \sim 30 \mu g/d$。

在使用 SDI 的患者中无法定位植入物时,可应用超声进行扫查。这可能发生在临床操作人员没有遵循皮下植入的操作指导,或患者体重过度增加的情况下。这些避孕植入物是不可生物降解的,应该在植入三年后或当患者不再使用其避孕时将其取出。如果未能触及皮下植入物,则不应采用常规手段进行取出。

如果未能触及,首先应考虑是否未植入,需要了解病史以确认植入物的存在,同时建议妇女使用其他避孕方法。其次才考虑是植入物位置较深。

不能确定植入物的精确位置时,也应尽

量避免实施外科手术切开[11]。高频线阵超声是定位无法触及或位置较深的植入物的首选影像学方法。如果植入物难以被超声识别,应当检查双臂是否有植入部位的瘢痕。现在植入物/植入式避孕棒中已经添加了硫酸钡,从而使其不能透过射线。除了超声和 MRI,X 线平片和 CT 平扫也可见。因此,X 线检查可以用来检测超声无法发现的且无法触及的植入物/植入式避孕棒。

在没有精确定位和具备熟练操作技能的情况下,不应该尝试移除植入物[12]。线阵探头最好放置在非惯用臂的内侧表面(这是插入的通常位置),与手臂长度成直角,然后

缓慢地从头侧向尾侧移动。这时探头与植入物大致成直角。当检测到植入物时,声束将从植入物表面反射,形成 2mm 的高回声(图 15.6)。注意植入物的第一个"断端",后方伴声影,用记号笔在皮肤上标记,接着扫查,当声影消失时,再标记一下。两点之间的距离为植入物的长度,大约是 4cm。还应注意有关植入物距离皮肤表面的深度,以及与附近血管的毗邻关系等信息。然后,助手持探头,可以在超声引导下使用局部麻醉和"改良版 U 技术"移除植入物,操作者可以沿轴握住植入物的任何位置,不仅仅是尖端。

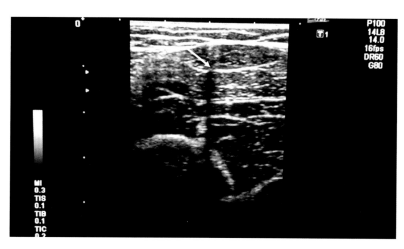

图 15.6 皮下埋植避孕剂一端的声像图(箭头),在手臂深层可见低回声影

当植入物无法探查到时,目前普遍认为是植入时位置较深,而不是在植入后发生移位[12-13]。植入过深更可能发生在体型较瘦的女性身上[14]。在植入后患者体重增加可能会使植入物不易被探查,从而导致难以取出。

如果超声未扫查到植入物,可根据制造商的血液 ENG(依托孕烯)化验报告判断。如果血液中发现 ENG,使用透射线植入物的患者可考虑 MRI 检查,不透射线植入物的患者可考虑 X 线检查。当植入物放入后的三年内都无法检测到 ENG 时,可以放心认为体内没有植入物。

然而,从药物警戒、地方自行报告和法医学案例分析中已经发现了未植入病例的报道。这些病例仅与单棒植入有关,其中单棒包含在一个涂药器内。2010 年,尽管对涂药器进行了重新设计,从依托孕烯植入剂改为植入式避孕棒,但仍有报道称新版本出现未植入情况[15]。当图像中没有看到植入物时,需要考虑这种可能。

ESSURE 装置的定位

自 2002 年至 2017 年,对于永久避孕的女性,宫腔镜绝育被视为替代腹腔镜绝育的方法。据制造商估计,约有 750 000 名女性

使用了 Essure 装置[16]。在使用 Essure 后，一根用于诱导纤维化和输卵管闭塞的线圈被放入两侧输卵管，可阻止受精。这种 Essure 微插入装置是在宫腔镜下找到输卵管口后插入的，通常作为门诊手术。美国食品药品管理局（Food and Drug Administration，FDA）建议三个月后进行经阴道超声或子宫输卵管造影（HSG）检查，以确定 Essure 装置和输卵管阻塞的准确位置。

遗憾的是，2017 年 9 月拜耳停止销售 Essure 后，Essure 已经退出市场。我们在本章节介绍使用超声技术来定位 Essure 装置，因为这是与本书主题相关的，而且有相当一部分妇女植入过这种装置。超声是手术后可靠的影像学检查方法，而且了解这些微插入装置的图像特点也将有助于评估过去使用 Essure 装置绝育的妇女。

大多数提供 Essure 宫腔镜绝育的医院使用 HSG 或经阴道超声作为确认的标准检查。与 HSG[17]相比，经阴道超声的创伤性小，容易被女性接受，最大限度地减少非意愿妊娠的概率，提高患者的依从性和改善结局。如果 Essure 植入的过程有些困难，则不宜使用超声扫查。也就是说，如果两个装置中的任何一个难以放置，又或者在插入时宫腔镜检查发现在输卵管口处没有或超过 8 个线圈，此时都不应使用超声扫查。

经阴道超声应使用高分辨率探头（至少 6MHz）进行扫查。需要得到冠状面或斜位冠状面图像，以显示位于子宫角的植入物图像。在矢状面上进行扫查时可看到装置的壁内部分的横切面图像。在图像上看到子宫内膜，植入物微插入部分与其接触时，这便是 Essure 装置的最佳位置（图 15.7）。装置的近端也可位于子宫内膜的远端，这可以在位置稍深的装置上看到（图 15.8）。该装置的长轴位于子宫角的肌层内。位于输卵管内的部分可见与否取决于输卵管的位置。如果超声检查结果不理想或不明确，则建议妇女进行输卵管造影检查以明确装置的位置，确保输卵管闭塞。

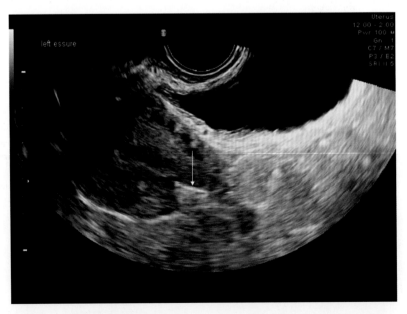

图 15.7　横切面图像显示左侧 Essure 微插入装置（箭头）最佳位置，即与子宫内膜相邻的位置

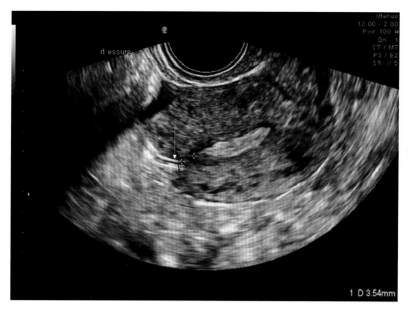

图 15.8 经阴道超声检查发现位置合适/位置稍深的 Essure 装置(箭头)

小结

影像学检查(特别是超声)在确定 IUC 的位置以及相关并发症的处理中占重要地位。了解各种各样的 IUC 及其影像学表现对超声医师有很大帮助。目前,越来越多的异位 IUC,尾丝缺失的 IUC,增大、畸形子宫腔内的 IUC 均需要在超声引导下移除。

同样,如前所述,尽管大力培训临床工作人员正确使用长效可逆性避孕药具,并改进 SDI 涂药器的设计,但仍有无法定位植入物的情况。线阵超声探头有助于定位较深位置的植入物,并在门诊局部麻醉下将其移除。这可以避免不必要的手术干预,既方便,性价比又高。

> **要点与技巧**
> - 规范使用二维超声扫查可以准确定位 IUC,但必须在子宫的纵切面和横切面进行全面扫查。
> - 在条件允许的情况下,可以使用三维超声定位 IUC。
> - 在放置 IUC 后立即行超声扫查以确定其初始位置,但这并不能保证子宫不会自发排出 IUD。

- 影像学检查中未见 IUC,并不一定代表 IUC 被排出体外或者发生移位,也可能是植入失败。
- 浅表线阵探头可用于 SDI 的定位。应在皮肤上标记植入物两端的位置。

(景文达 译 黄瑛 校)

参考文献

1. Peri N, Graham D, Levine D. Imaging of intrauterine contraceptive devices, *J Ultrasound Med* 2007;**26**:1389–401.

2. Health and Social Care Information Centre. *Statistics on Sexual and Reproductive Health Services. England 2015/ 2016*. Health and Social Care Information Centre, 2016.

3. Schering Oy. Mirena [product information], 2006.

4. Zalel Y. Sonographic and Doppler flow characteristics of levonorgestrel and copper-releasing intrauterine devices. *Med Gen Med* 2003;**5**:38.

5. Wildemeersch D, Hasskamp T, Goldstuck ND. Malposition and displacement of intrauterine devices: diagnosis, management and prevention. *Clin Obstet Gynecol Reprod Med* 2016;**2**(3):183–8.

6. Faculty of Sexual and Reproductive Healthcare. Intrauterine contraception: CEU guidance. 2015.

7. Morales-Rosello J. Spontaneous upward movement of lowly placed T-shaped IUDs. *Contraception* 2005;**72**:430–1.

8. Bonilla-Musoles F, Raga F, Osborne NG, Blanes J. Control of intrauterine device insertion with three-dimensional ultrasound: is it the future? *J Clin Ultrasound* 1996;**24**:263–7.

9. Lee A, Eppel W, Sam C, et al. Intrauterine device localization by three-dimensional transvaginal ultrasonography. *Ultrasound Obstet Gynecol* 1997;**10**:289–92.

10. Muller LAL, Ramos LJG, Martins-Costa SH, et al. Transvaginal ultrasonographic assessment of the expulsion rate of intrauterine devices inserted in the immediate postpartum period: a pilot study. *Contraception* 2005;**72**:192–5.

11. Faculty of Sexual and Reproductive Healthcare. Progestogen-only implants, 2014. Available at: www .fsrh.org/pdfs/CEUGuidanceProgestogenOnlyImplant s.pdf.

12. Walling M. How to remove impalpable Implanon® implants. *J Fam Plann Reprod Health Care* 2005;**31** (4):320–1.

13. Singh M, Mansour D, Richardson D. Location and removal of non-palpable Implanon® implants with the aid of ultrasound guidance. *J Fam Plann Reprod Health Care* 2006;**32**(3):153–6.

14. Mansour D, Fraser IS, Walling M, et al. Methods of accurate localisation of non-palpable subdermal contraceptive implants. *J Fam Plann Reprod Health Care* 2008;**34**(1):9–12.

15. Rowlands S, Searle S. Contraceptive Implants: current perspective – a review. *OAJC* 2015;**5**:73–84.

16. Jeirath N, Basinski CM, Hammond MA. Hysteroscopic sterilization device follow-up rate: hysterosalpingogram versus transvaginal ultrasound. *J Minim Invasive Gynaecol* 2017;**25**(5):836–41.

17. Dhruva SS, Ross JS, Gariepy AM. Revisiting Essure – towards safe and effective sterilization. *NEJM* 2015;**373**:e17.

多普勒超声在妇科中的应用

第 16 章

Ligita Jokubkiene   Victor P. Campos
Walter C. Borges   Wellington P. Martins

引言

多普勒超声是叠加在二维超声图上的彩色编码技术,可以用于明确及评估血管情况。这一效应是由奥地利科学家 Christian Doppler 在 19 世纪中期首先描述的。在过去的五六十年里,这项技术已经被用于日常超声工作,提供有关血流动力学的信息。这项技术可以记录动脉和静脉血流,以便对正常和病变血管内收缩期和舒张期的血流进行分析。随着时间的推移,多普勒技术成为血流动力学评估的重要超声诊断技术,在许多情况下已经取代一些侵入性方法[1-2]。

本章主要讲述多普勒超声在妇科中的应用,妇科中重要的多普勒设置及其在鉴别正常和疾病特征中的作用。

多普勒设置

血流可通过彩色、能量和脉冲波多普勒检测及显示。脉冲波多普勒多用于产科,彩色多普勒和能量多普勒则为妇科提供必要信息。利用彩色多普勒超声直观显示具有多普勒频移特征的彩色血流,可以对结构中的血流成分进行主观评价。彩色多普勒也能够确定血流方向。在能量多普勒(也指振幅多普勒、多普勒血管造影)成像中,能够显示变频下的背向散射声波能量。为了检测多普勒信号,正确的多普勒设置是必不可少的。在妇科,由于需要评估低速度的血流,多普勒的设置不同于产科。

在日常工作中,超声检查者需要"校准大脑"以适应超声系统的质量(多普勒技术

灵敏度),并对控件进行更改,尝试不同的探头位置以优化图像[3]。影响多普勒超声图像的因素包括多普勒增益、功率、频率、脉冲重复频率(PRF)、壁滤波(WMF)、多普勒持续性、声波角度、探头与血管的距离、感兴趣区域的大小和红细胞密度。检查每个患者时都要考虑到影响多普勒超声检查的因素,同时要调整这些多普勒设置。其中,三个最重要的多普勒设置是 PRF,WMF 和增益。我们建议妇科超声使用低 PRF(0.3~0.6kHz)和低 WMF,以免滤过低速血流。对于增益的调整,我们建议使用亚噪声技术,即通过增加增益直到噪声伪影出现,然后减少增益直到噪声伪影消失[4]。

月经周期之中的子宫变化

在自然月经周期的女性中,由于生理性血管生成,子宫内膜的血流每月都会发生变化。在 3D 能量多普勒超声研究中发现,子宫内膜血流在卵泡期增加,排卵前 2~3 天达到最大,随后在排卵后 2~5 天急剧下降,在后续的黄体期再逐渐增加[5-6]。排卵后子宫内膜的低血管化可能对子宫内膜容受性和血管生成非常重要。绝经后妇女正常子宫内膜较薄(≤4mm),多普勒超声检测子宫内膜无血流[7]。

不孕

输卵管通畅性

近年来,超声检查评估不孕越来越受到重视,建议患者在月经周期的第 5 天到第 9

天进行"一站式"超声检查,以彻底检查不孕原因[8]。作为综合评估的一部分,将对比剂注射入子宫腔来评估输卵管通畅情况(空气+盐水,HyCoSy)准确度,或将泡沫对比剂注入子宫腔(HyFoSy)[9]。

多普勒和 3D 超声可作为输卵管通畅性研究的补充工具,以提高诊断[9]。使用经阴道探头进行 2D/3D 超声扫查,观察子宫横切面/冠状面子宫角水平,启动能量多普勒,这时注入泡沫对比剂,这就是 2D/3D 多普勒HyFoSy 技术[10](图 16.1)。通畅的输卵管在子宫侧壁附近形成正向流动,提示对比剂在输卵管腔内自由移动。正向流动被描述为"火焰管"征(flaming-tubes sign)[10],这有助于提高输卵管通畅性检查的可靠性[11]。

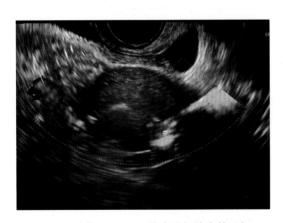

图 16.1　使用 HyFoSy 技术进行输卵管通畅性的超声检查:在子宫角水平的横切面上,同时打开能量多普勒并注射泡沫

胚胎移植的子宫内膜容受性

一些研究显示,多普勒(特别是量化的3D 能量多普勒)能够帮助预测胚胎移植后的结局,因为高血管化子宫内膜会导致较高的妊娠率和较低的流产率。在这种情况下,频谱多普勒有助于识别阻力较小或血管化指数较高的子宫内膜,从而选择理想的胚胎移植周期[12-16]。

然而,应用的局限性主要体现在一些研究结果的矛盾性[12,17],研究设计和测量变量

之间的高度异质性[14],纳入的患者人数较少[17],较低的复现性以及高度依赖机器设置[18],多普勒超声评估子宫内膜血流仍然被认为是评估子宫内膜容受性的较为有限的工具[19]。

子宫良性病变

多普勒超声在评估子宫内膜和子宫腔时能够区分子宫内膜病变的良恶性[20-21]。子宫内膜病变的性质不同,其血管形成不同,多普勒超声有助于鉴别不同性质的病变。

子宫内膜增生

子宫内膜增生需要超声检查。子宫内膜增生伴或不伴有不典型增生形态学上存在重叠。高达 28% 的病例由不典型增生进展为子宫内膜癌,所以早期发现十分重要[22]。子宫内膜增生使用彩色和能量多普勒时,可以看到血管紊乱(图 16.2),而多处局灶性血管的存在可能与子宫内膜癌有关。子宫内膜-肌层交界处的血管增多与非特异性表现有关,包括萎缩型子宫内膜、分泌性或增殖性子宫内膜炎。

子宫内膜息肉

多数子宫内膜息肉是良性的,但也有1% ~ 4% 的息肉是恶性的[23-24]。与子宫内膜癌风险相关的因素包括年龄、超重、糖尿病、高血压、林奇综合征及 PCOS。供血血管(蒂动脉)的存在是诊断息肉强有力的证据,特异度为 98%,PPV 为 96%[25](图 16.3)。在多普勒研究中,存在单一的优势血管,即"蒂动脉",无论有无分支,都可以降低恶性病变的风险。但是,绝经后妇女只有 24% 的息肉中能够观察到蒂动脉[7]。

子宫肌瘤

子宫肌瘤是妇科常见的良性病变,大约25% 的女性患有子宫肌瘤。肌瘤通常为界

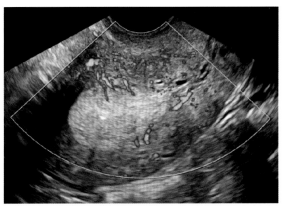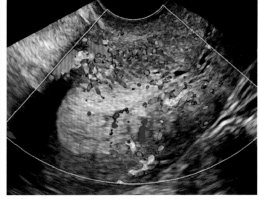

图 16.2　61 岁绝经后出血妇女,子宫内膜不典型增生。超声检查表现为子宫内膜高回声,伴多发血管

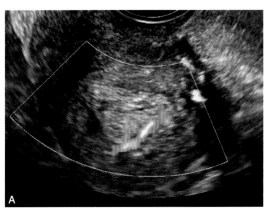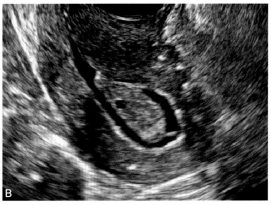

图 16.3　良性子宫内膜息肉,88 岁妇女,绝经后出血。A. 超声检查见子宫后倾、内膜厚、有"蒂动脉",怀疑为子宫内膜息肉。B. 盐水灌注宫腔声学造影,子宫腔内局灶性病变清晰可见,组织学证实为良性子宫内膜息肉

限清楚的结节[26]。典型的肌瘤具有周边或内部的血流[27-28](图 16.4)。子宫肌瘤和局灶性子宫腺肌病(子宫腺肌瘤)的血管模式

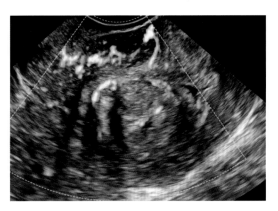

图 16.4　良性子宫肌瘤的多普勒超声表现,常见周边环形血流和肿块内血流

是不同的,彩色和能量多普勒超声有助于鉴别它们。

子宫腺肌病

　　子宫腺肌病可以用灰阶超声诊断[28-30],而子宫的组织学标本检测依旧是"金标准"。局灶性子宫腺肌病(子宫腺肌瘤)在灰阶超声检查中易与子宫肌瘤混淆。局灶性子宫腺肌病病变边界不清,有穿支血流,即血管垂直于子宫腔/浆膜方向并穿过病变组织[28]。

子宫恶性病变

子宫内膜癌

　　经阴道超声可以鉴别子宫内膜病变的

良恶性。灰阶超声表现为子宫内膜回声不规则,多提示是恶性病变。彩色和能量多普勒超声表现为子宫内膜不规则回声区伴丰富新生血管,且血管分支不规则,血管密集和血流增加,这些都提示子宫内膜恶性肿瘤的可能[31-33](图 16.5)。

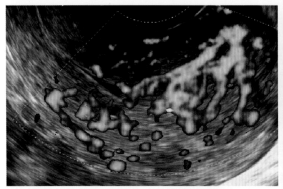
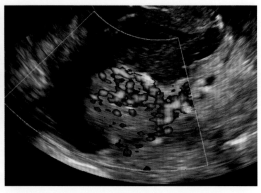

图 16.5 绝经后出血妇女子宫内膜腺癌 2 例。超声检查显示血管分布不均匀的子宫内膜,伴血管分支不规则和血流增加

子宫肉瘤

子宫肉瘤多表现为单一较大的肿瘤。它可以表现为类似良性的子宫肌瘤,或者表现为较大肿瘤合并不规则的血管及内部坏死区[34-35](图 16.6)。关于灰阶超声和多普勒超声在鉴别肌瘤和肉瘤中的作用的报道非常少,大多数研究都是小规模的回顾性病例。

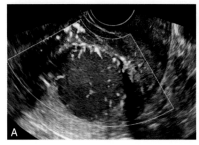
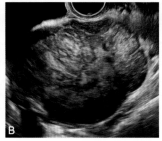
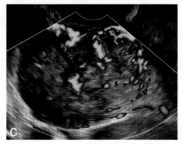

图 16.6 两例肉瘤。A. 子宫内膜肉瘤,30 岁女性,月经过多。超声显示子宫腔内圆形病灶伴血管增加,经宫腔镜检查及手术切除后确诊。B、C. 平滑肌肉瘤,45 岁女性,不规则出血,超声显示不均匀的单发大肿块伴血流增加

卵巢

正常卵巢

卵巢血管生成是早期卵泡形成和黄体生成的必要条件。卵巢中的血管分布可能在卵泡的生长和分化以及优势卵泡的选择中发挥重要作用[36-37]。绝经前女性的自然月经周期中,优势卵巢和优势卵泡的血管化在卵泡期增加,排卵后持续增加,黄体期血管化要高于卵泡期,而非优势卵巢血管化不明显[38]。黄体期结束时,黄体的血管化减少。

彩色和能量多普勒超声有助于黄体的鉴别,这种生理结构通常表现为丰富的外周血管像一个薄薄的圆圈围绕黄体——"火环"征[39](图 16.7)。彩色和能量多普勒超声可将黄体与其他附件包块区分开来,如子宫内膜异位囊肿,并且经阴道超声可以对不孕症患者在自然周期或人工周期的排卵情况进行监测[40]。

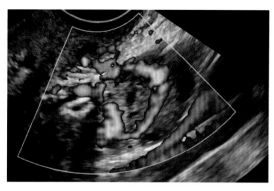
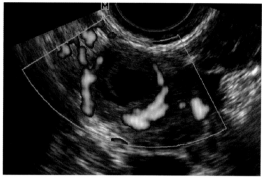

图 16.7　典型的黄体周围血管的"火环"征

有研究表明,黄体的血流信号与其功能有很密切的关系,在月经周期[41-42]和妊娠期[43]会有很大的变化。然而频谱多普勒的诊断作用却被认为不大[44]。绝经后女性卵巢较小。卵巢的大小与绝经的时间长短无关。只有大约 2/3 的绝经后妇女卵巢内可检测到彩色多普勒信号[45]。

卵巢扭转

卵巢扭转是急性盆腔痛的原因之一。经阴道灰阶超声检查卵巢扭转的征象为卵巢增大、卵巢间质水肿、缺少卵泡成分、出现周围囊肿、卵巢呈实性或位置异常。当使用彩色和能量多普勒时,可出现扭曲的卵巢蒂("漩涡征")。卵巢动脉血流减少或消失,但是正常的多普勒信号不能排除卵巢扭转的

可能(图 16.8)。

卵巢良性病变

新生血管的形成对良性卵巢囊肿、恶性组织的生长和转移都至关重要。肿瘤血管的形态和生物学行为不同于正常的血管系统[46],卵巢肿瘤的新生血管可以用彩色和能量多普勒超声来评估。可以主观或客观地估计组织中的血流含量。国际卵巢肿瘤分析(IOTA)组织建议用彩色评分来评估病变部位的血管情况:彩色评分 1 分=无血流;彩色评分 2 分=仅检测到少量血流;彩色评分 3 分=中等血流;彩色评分 4 分=病变血流丰富[47]。观察者内部和观察者之间对彩色评分的一致性良好[3]。已证明使用频谱多普勒对血流进行客观量化评估无法区分卵巢

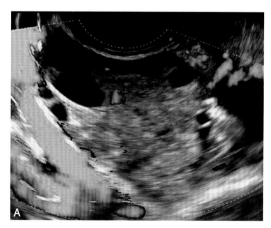
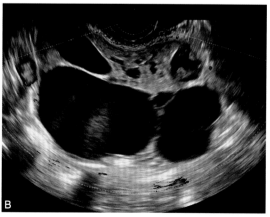

图 16.8　腹腔镜检查证实卵巢扭转 2 例。A. 超声检查显示卵巢增大,卵巢间质水肿和周围囊肿,仅见少量多普勒信号。B. 卵巢增大伴囊性病变,未见多普勒信号

219

良性和恶性病变,3D能量多普勒超声血管指数对于在普通肿瘤人群中筛查恶性肿瘤几乎没有帮助[48]。

　　大多数卵巢囊肿的诊断可通过灰阶超声进行,病灶彩色血流的主观评估对诊断的帮助不大[49-50]。经阴道超声诊断子宫内膜异位囊肿的准确度高,尤其是在35岁以下的妇女,诊断的灵敏度和特异度超过90%[51]。

同样,在卵巢囊性肿块的乳头状突起内观察到血流信号的病例中,只有2.5%的病例组织学确诊为子宫内膜异位囊肿,30%确诊为卵巢恶性肿瘤[52-53]。然而,子宫内膜异位囊肿中的血管化程度差异很大,从无血流到中度或丰富的血流都可以存在,因此,多普勒超声在确定子宫内膜异位囊肿的诊断方面几乎没有什么帮助[52](图16.9)。

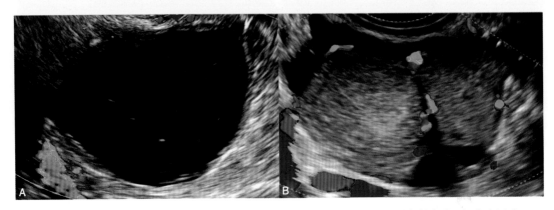

图16.9 卵巢子宫内膜异位囊肿2例。A.典型子宫内膜异位囊肿——单房囊肿,磨玻璃回声。B.具有磨玻璃回声的双房子宫内膜异位囊肿。子宫内膜异位囊肿的血管化可从无多普勒信号、彩色评分1分(A)到中度血管化即彩色评分3分(B)或丰富血流不等

卵巢恶性病变

　　卵巢癌是一种致死性疾病,早期发现十分重要。此外,附件病变的正确评估有助于选择正确的处理和手术入路[54]。不同类型的卵巢恶性肿瘤有不同的临床和超声表现。然而,超声诊断的准确度依赖于检查者的经验[56]。IOTA组织创建了简易标准和数学模型,可用于区分卵巢良、恶性病变[57-58]。简易标准报告了10个不同的特征,5个良性和5个恶性,用以描述卵巢肿瘤特点并帮助鉴别良、恶性[58]。简易标准在区分卵巢良、恶性肿块方面具有高的灵敏度和特异度,与其他预测模型相比,诊断效能相似或略有优势[57]。将彩色的1分作为良性特征,4分作为恶性特征。彩色2分和3分被认为是性质不确定[58],但当肿瘤中既没有良性也没有恶性特征时,反而会增加该病变恶性肿瘤的

风险[47,59]。

　　最近有学者发表了一个使用IOTA简易标准评估卵巢癌风险的预测模型[59]。虽然多普勒超声必须与灰阶超声特征一起用于最终的风险评估,但仅应用彩色血流评估恶性肿瘤时,彩色评分1分的恶性肿瘤发生率为3%~4%,而彩色评分4分的约占28%~31%,这表明缺乏血供的肿块更倾向是良性的[59]。

　　当对囊肿内部实性成分进行评估时,多普勒超声能帮助区分实性和非实性成分(如血块),可以帮助评估恶性肿瘤风险[59](图16.10)。实性成分内检测到血流就可以确定该肿块有实质成分;当无血流时,需要借助其他的超声特征进行鉴别[47]。

　　区分原发性和转移性卵巢恶性肿瘤对于选择适当的治疗方法也很重要。"主干血管"是实性卵巢转移性肿瘤的超声特征,可以在约1/3的卵巢转移性肿瘤中出现[60](图16.11)。

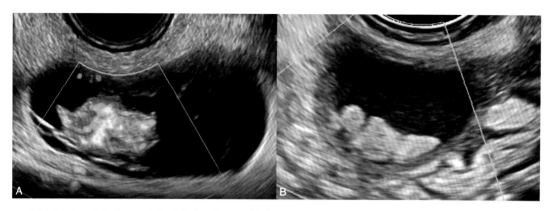

图 16.10　区分真正的实性成分和血块。A. 单个乳头状突起伴高度血管化。怀疑为恶性肿瘤,组织学证实为浆液性囊腺癌。B. 单房囊肿,组织突入囊腔。该组织不是实性成分,因为没有血流信号

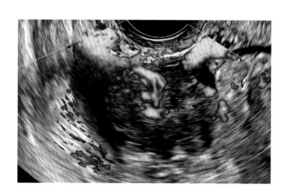

图 16.11　原发性乳腺癌,转移性卵巢癌患者,40 岁。多普勒超声检查显示"主干血管",大约 1/3 的卵巢实性转移灶中存在该征象

其他情况

输尿管功能

多普勒超声可以用来识别膀胱内口的尿液喷射(图 16.12)。这种评估提供了输尿管通畅性和功能的间接信息,输尿管流量的显著减少(主观上与对侧输尿管相比)表明在肾积水发生之前可能已经发生了持续性梗阻[61]。

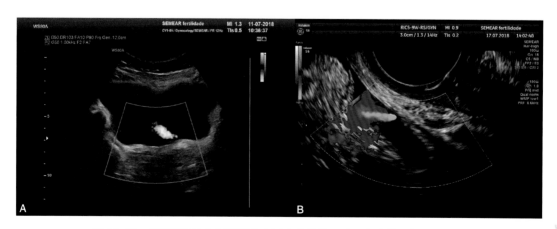

图 16.12　经腹部(A)和经阴道(B)超声多普勒显示尿液从输尿管进入膀胱

此外,多普勒超声可与膀胱 3D 超声一起用于膀胱三角区附近的子宫内膜异位病灶的精确定位,这些术前信息有助于确定最佳手术入路[62]。

盆腔静脉淤血综合征和输卵管积水

慢性盆腔痛患者在临床检查期间应至少进行一次经阴道超声检查,以协助正确诊断和发现盆腔静脉淤血综合征。宫旁静脉扩张主要表现为不同直径的无搏动的长管状结构,多为器质性病变。根据扩张静脉的直径和位置,超声易于诊断静脉扩张的程度,并且其结果与症状(疼痛)程度明显相关[63-64]。二维超声检查发现不完全分隔的细长肿块,多诊断为输卵管积水,但是在不明确的病例中,经阴道多普勒超声检查可区分这两种疾病,多普勒血流信号存在于扩张的血管内,而少量的血流信号则存在于扩张的输卵管管壁上[65]。

小结

2D 和 3D 经阴道超声扫查时使用多普勒评估可增加诊断信息,帮助评估女性生殖道。彩色多普勒超声和能量多普勒超声有助于良、恶性病变的鉴别诊断,预测子宫内膜和卵巢恶性肿瘤,分析输尿管功能及通畅情况。基于大量可用的数据,彩色和能量多普勒超声可推荐使用,以加强妇科诊疗的循证依据。

要点与技巧

- 在女性盆腔的评估中,应常规使用多种多普勒模式。
- 各种超声设备的设置都可能会影响多普勒输出。我们建议的设置是:PRF(0.3 或 0.6kHz),低的 WMF 和使用亚噪声技术调节增益。
- 在整个月经周期中,子宫内膜和卵巢内的多普勒信号都会发生变化。
- 彩色多普勒在 HyCoSy 或 HyFoSy 检查中的应用提高了输卵管通畅性评估的可靠性。

- 单一血管(蒂动脉)是子宫内膜息肉的病理学特征。
- 病灶周围环形血流以及病灶内部散在血流信号是子宫肌瘤的特征。
- 垂直的血管穿过"局灶性"肌瘤样病灶可能提示子宫腺肌瘤。
- 当子宫内膜病变中出现不规则、分支血管,血管数目增加时,提示恶性肿瘤可能性大。
- 卵巢内有血流不排除扭转可能。
- IOTA 的简易标准将彩色评分 1 分作为良性特征,将彩色评分 4 分作为恶性特征。
- 在卵巢肿块内,肿块或实质成分中检测到多普勒信号可以证明该团块是实质成分,而不是血块。
- 多普勒超声可能有助于诊断输尿管通畅性。

（刘艳　译　黄瑛　校）

参考文献

1. Bhide A, Acharya G, Bilardo CM, et al. ISUOG practice guidelines: use of Doppler ultrasonography in obstetrics. *Ultrasound Obstet Gynecol* 2013;41:233–9.

2. Naguib NN, Nour-Eldin NE, Serag-Eldin F, et al. Role of uterine artery Doppler in the management of uterine leiomyoma by arterial embolization. *Ultrasound Obstet Gynecol* 2012;40:452–8.

3. Zannoni L, Savelli L, Jokubkiene L, et al. Intra- and interobserver reproducibility of assessment of Doppler ultrasound findings in adnexal masses. *Ultrasound Obstet Gynecol* 2013;42:93–101.

4. Collins SL, Stevenson GN, Noble JA, Impey L, Welsh AW. Influence of power Doppler gain setting on Virtual Organ Computer-aided AnaLysis indices in vivo: can use of the individual sub-noise gain level optimize information? *Ultrasound Obstet Gynecol* 2012;40:75–80.

5. Jokubkiene L, Sladkevicius P, Rovas L, Valentin L. Assessment of changes in endometrial and subendometrial volume and vascularity during the normal menstrual cycle using three-dimensional power Doppler ultrasound. *Ultrasound Obstet Gynecol* 2006;27:672–9.

6. Raine-Fenning NJ, Campbell BK, Kendall NR, Clewes JS, Johnson IR. Quantifying the changes in endometrial vascularity throughout the normal menstrual cycle with three-dimensional power Doppler angiography. *Hum Reprod* 2004;19:330–8.

7. Jokubkiene L, Sladkevicius P, Valentin L. Transvaginal ultrasound examination of the endometrium in postmenopausal women without vaginal bleeding. *Ultrasound Obstet Gynecol* 2016;48:390–6.

8. Groszmann YS, Benacerraf BR. Complete

evaluation of anatomy and morphology of the infertile patient in a single visit; the modern infertility pelvic ultrasound examination. *Fertil Steril* 2016;**105**:1381–93.

9. Ludwin I, Martins WP, Nastri CO, Ludwin A. Pain intensity during ultrasound assessment of uterine cavity and tubal patency with and without painkillers: prospective observational study. *J Minim Invasive Gynecol* 2017;**24**:599–608.

10. Ludwin A, Nastri CO, Ludwin I, Martins WP. Hysterosalpingo-lidocaine-foam sonography combined with power Doppler imaging (HyLiFoSy-PD) in tubal patency assessment: 'flaming tube' sign. *Ultrasound Obstet Gynecol* 2017;**50**:808–10.

11. Ludwin I, Ludwin A, Nastri CO, et al. Inter-rater reliability of air/saline HyCoSy, HyFoSy and HyFoSy combined with power Doppler for screening tubal patency. *Ultraschall Med* 2019; **40**;47–54.

12. Khan MS, Shaikh A, Ratnani R. Ultrasonography and Doppler study to predict uterine receptivity in infertile patients undergoing embryo transfer. *J Obstet Gynaecol India* 2016;**66**:377–82.

13. Koo HS, Park CW, Cha SH, Yang KM. Serial evaluation of endometrial blood flow for prediction of pregnancy outcomes in patients who underwent controlled ovarian hyperstimulation and in vitro fertilization and embryo transfer. *J Ultrasound Med* 2018;**37**:851–7.

14. Wang J, Xia F, Zhou Y, et al. Association between endometrial/subendometrial vasculature and embryo transfer outcome: a meta-analysis and subgroup analysis. *J Ultrasound Med* 2018;**37**:149–63.

15. Polanski LT, Baumgarten MN, Brosens J, et al. Endometrial spatio-temporal image correlation (STIC) and prediction of outcome following assisted reproductive treatment. *Eur J Obstet Gynecol Reprod Biol* 2016;**203**:320–5.

16. Nandi A, Martins WP, Jayaprakasan K, et al. Assessment of endometrial and subendometrial blood flow in women undergoing frozen embryo transfer cycles. *Reprod Biomed Online* 2014;**28**:343–51.

17. Hoozemans DA, Schats R, Lambalk NB, Homburg R, Hompes PG. Serial uterine artery Doppler velocity parameters and human uterine receptivity in IVF/ICSI cycles. *Ultrasound Obstet Gynecol* 2008;**31**:432–8.

18. Martins WP, Welsh AW, Lima JC, Nastri CO, Raine-Fenning NJ. The 'volumetric' pulsatility index as evaluated by spatiotemporal imaging correlation (STIC): a preliminary description of a novel technique, its application to the endometrium and an evaluation of its reproducibility. *Ultrasound Med Biol* 2011;**37**:2160–8.

19. Nastri CO, Ferriani RA, Raine-Fenning N, Martins WP. Endometrial scratching performed in the non-transfer cycle and outcome of assisted reproduction: a randomized controlled trial. *Ultrasound Obstet Gynecol* 2013;**42**:375–82.

20. El-Sharkawy M, El-Mazny A, Ramadan W, et al. Three-dimensional ultrasonography and power Doppler for discrimination between benign and malignant endometrium in premenopausal women with abnormal uterine bleeding. *BMC Women's Health* 2016;**16**:18.

21. Sladkevicius P, Opolskiene G, Valentin L. Prospective temporal validation of mathematical models to calculate risk of endometrial malignancy in patients with postmenopausal bleeding. *Ultrasound Obstet Gynecol* 2017;**49**:649–56.

22. Lacey JV, Jr., Sherman ME, Rush BB, et al. Absolute risk of endometrial carcinoma during 20-year follow-up among women with endometrial hyperplasia. *J Clin Oncol* 2010;**28**:788–92.

23. Van den Bosch T, Van Schoubroeck D, Ameye L, et al. Ultrasound assessment of endometrial thickness and endometrial polyps in women on hormonal replacement therapy. *Am J Obstet Gynecol* 2003;**188**:1249–53.

24. Lee SC, Kaunitz AM, Sanchez-Ramos L, Rhatigan RM. The oncogenic potential of endometrial polyps: a systematic review and meta-analysis. *Obstet Gynecol* 2010;**116**:1197–205.

25. Timmerman D, Verguts J, Konstantinovic ML, et al. The pedicle artery sign based on sonography with color Doppler imaging can replace second-stage tests in women with abnormal vaginal bleeding. *Ultrasound Obstet Gynecol* 2003;**22**:166–71.

26. McLucas B. Diagnosis imaging and anatomical classification of uterine fibroids. *Best Pract Res Clin Obstet Gynaecol* 2008;**22**:627–42.

27. Epstein E, Valentin L. Gray-scale ultrasound morphology in the presence or absence of intrauterine fluid and vascularity as assessed by color Doppler for discrimination between benign and malignant endometrium in women with postmenopausal bleeding. *Ultrasound Obstet Gynecol* 2006;**28**:89–95.

28. Van den Bosch T, Dueholm M, Leone FP, et al. Terms, definitions and measurements to describe sonographic features of myometrium and uterine masses: a consensus opinion from the Morphological Uterus Sonographic Assessment (MUSA) group. *Ultrasound Obstet Gynecol* 2015;**46**:284–98.

29. Van den Bosch T, de Bruijn AM, de Leeuw RA, et al. Sonographic classification and reporting system for diagnosing adenomyosis. *Ultrasound Obstet Gynecol* 2019;**53**:576–82.

30. Munro MG, Critchley HO, Broder MS, Fraser IS. FIGO classification system (PALM-COEIN) for causes of abnormal uterine bleeding in nongravid women of reproductive age. *Int J Gynaecol Obstet* 2011;**113**:3–13.

31. Epstein E, Skoog L, Isberg PE, et al. An algorithm including results of gray-scale and power Doppler ultrasound examination to predict endometrial malignancy in women with postmenopausal bleeding. *Ultrasound Obstet Gynecol* 2002;**20**:370–6.

32. Opolskiene G, Sladkevicius P, Valentin L. Ultrasound assessment of endometrial morphology and vascularity to predict endometrial malignancy in women with postmenopausal bleeding and sonographic endometrial thickness >or= 4.5 mm. *Ultrasound Obstet Gynecol* 2007;**30**:332–40.

33. Opolskiene G, Sladkevicius P, Valentin L. Prediction of endometrial malignancy in women with postmenopausal bleeding and sonographic

endometrial thickness >/= 4.5 mm. *Ultrasound Obstet Gynecol* 2011;**37**:232–40.

34. Exacoustos C, Romanini ME, Amadio A, et al. Can gray-scale and color Doppler sonography differentiate between uterine leiomyosarcoma and leiomyoma? *J Clin Ultrasound* 2007;**35**:449–57.

35. Aviram R, Ochshorn Y, Markovitch O, et al. Uterine sarcomas versus leiomyomas: gray-scale and Doppler sonographic findings. *J Clin Ultrasound* 2005;**33**:10–13.

36. Richards JS. Maturation of ovarian follicles: actions and interactions of pituitary and ovarian hormones on follicular cell differentiation. *Physiol Rev* 1980;**60**:51–89.

37. Zeleznik AJ, Schuler HM, Reichert LE, Jr. Gonadotropin-binding sites in the rhesus monkey ovary: role of the vasculature in the selective distribution of human chorionic gonadotropin to the preovulatory follicle. *Endocrinology* 1981;**109**:356–62.

38. Jokubkiene L, Sladkevicius P, Rovas L, Valentin L. Assessment of changes in volume and vascularity of the ovaries during the normal menstrual cycle using three-dimensional power Doppler ultrasound. *Hum Reprod* 2006;**21**:2661–8.

39. Brezinka C. 3D ultrasound imaging of the human corpus luteum. *Reprod Biol* 2014;**14**:110–14.

40. Baerwald AR, Adams GP, Pierson RA. Form and function of the corpus luteum during the human menstrual cycle. *Ultrasound Obstet Gynecol* 2005;**25**:498–507.

41. Tamura H, Takasaki A, Taniguchi K, et al. Changes in blood-flow impedance of the human corpus luteum throughout the luteal phase and during early pregnancy. *Fertil Steril* 2008;**90**:2334–9.

42. Miyazaki T, Tanaka M, Miyakoshi K, et al. Power and colour Doppler ultrasonography for the evaluation of the vasculature of the human corpus luteum. *Hum Reprod* 1998;**13**:2836–41.

43. Valentin L, Sladkevicius P, Laurini R, Soderberg H, Marsal K. Uteroplacental and luteal circulation in normal first-trimester pregnancies: Doppler ultrasonographic and morphologic study. *Am J Obstet Gynecol* 1996;**174**:768–75.

44. Dal J, Vural B, Caliskan E, Ozkan S, Yucesoy I. Power Doppler ultrasound studies of ovarian, uterine, and endometrial blood flow in regularly menstruating women with respect to luteal phase defects. *Fertil Steril* 2005;**84**:224–7.

45. Sladkevicius P, Valentin L, Marsal K. Transvaginal gray-scale and Doppler ultrasound examinations of the uterus and ovaries in healthy postmenopausal women. *Ultrasound Obstet Gynecol* 1995;**6**:81–90.

46. Folkman J. Tumor angiogenesis. *Adv Cancer Res* 1985;**43**:175–203.

47. Timmerman D, Valentin L, Bourne TH, et al. Terms, definitions and measurements to describe the sonographic features of adnexal tumors: a consensus opinion from the International Ovarian Tumor Analysis (IOTA) Group. *Ultrasound Obstet Gynecol* 2000;**16**:500–5.

48. Jokubkiene L, Sladkevicius P, Valentin L. Does three-dimensional power Doppler ultrasound help in discrimination between benign and malignant ovarian masses? *Ultrasound Obstet Gynecol* 2007;**29**:215–25.

49. Valentin L. Pattern recognition of pelvic masses by gray-scale ultrasound imaging: the contribution of Doppler ultrasound. *Ultrasound Obstet Gynecol* 1999;**14**:338–47.

50. Valentin L, Hagen B, Tingulstad S, Eik-Nes S. Comparison of 'pattern recognition' and logistic regression models for discrimination between benign and malignant pelvic masses: a prospective cross validation. *Ultrasound Obstet Gynecol* 2001;**18**:357–65.

51. Guerriero S, Van Calster B, Somigliana E, et al. Age-related differences in the sonographic characteristics of endometriomas. *Hum Reprod* 2016;**31**:1723–31.

52. Van Holsbeke C, Van Calster B, Guerriero S, et al. Endometriomas: their ultrasound characteristics. *Ultrasound Obstet Gynecol* 2010;**35**:730–40.

53. Guerriero S, Ajossa S, Mais V, et al. The diagnosis of endometriomas using colour Doppler energy imaging. *Hum Reprod* 1998;**13**:1691–5.

54. Woo YL, Kyrgiou M, Bryant A, Everett T, Dickinson HO. Centralisation of services for gynaecological cancer. *Cochrane Database Syst Rev* 2012;**2012**:CD007945.

55. Valentin L, Ameye L, Jurkovic D, et al. Which extrauterine pelvic masses are difficult to correctly classify as benign or malignant on the basis of ultrasound findings and is there a way of making a correct diagnosis? *Ultrasound Obstet Gynecol* 2006;**27**:438–44.

56. Timmerman D, Schwarzler P, Collins WP, et al. Subjective assessment of adnexal masses with the use of ultrasonography: an analysis of interobserver variability and experience. *Ultrasound Obstet Gynecol* 1999;**13**:11–16.

57. Kaijser J, Sayasneh A, Van Hoorde K, et al. Presurgical diagnosis of adnexal tumours using mathematical models and scoring systems: a systematic review and meta-analysis. *Hum Reprod Update* 2014;**20**:449–62.

58. Timmerman D, Testa AC, Bourne T, et al. Simple ultrasound-based rules for the diagnosis of ovarian cancer. *Ultrasound Obstet Gynecol* 2008;**31**:681–90.

59. Timmerman D, Van Calster B, Testa A, et al. Predicting the risk of malignancy in adnexal masses based on the Simple Rules from the International Ovarian Tumor Analysis group. *Am J Obstet Gynecol* 2016;**214**:424–37.

60. Testa AC, Mancari R, Di Legge A, et al. The 'lead vessel': a vascular ultrasound feature of metastasis in the ovaries. *Ultrasound Obstet Gynecol* 2008;**31**:218–21.

61. Pepe F, Pepe P. Color Doppler ultrasound (CDU) in the diagnosis of obstructive hydronephrosis in pregnant women. *Arch Gynecol Obstet* 2013;**288**:489–93.

62. Thonnon C, Philip CA, Fassi-Fehri H, et al. Three-dimensional ultrasound in the management of bladder endometriosis. *J Minim Invasive Gynecol*

2015;**22**:403–9.

63. Labropoulos N, Jasinski PT, Adrahtas D, Gasparis AP, Meissner MH. A standardized ultrasound approach to pelvic congestion syndrome. *Phlebology* 2017;**32**:608–19.

64. Malgor RD, Adrahtas D, Spentzouris G, et al. The role of duplex ultrasound in the workup of pelvic

congestion syndrome. *J Vasc Surg Venous Lymphat Disord* 2014;**2**:34–8.

65. Guerriero S, Ajossa S, Lai MP, et al. Transvaginal ultrasonography associated with colour Doppler energy in the diagnosis of hydrosalpinx. *Hum Reprod* 2000;**15**:1568–72.